LA CLEF

DU

DIAGNOSTIC

OU

VADE MECUM DE L'ÉLÈVE ET DU PRATICIEN

SÉMÉILOGIE, DESCRIPTION, TRAITEMENT

PAR LE DOCTEUR

J.-C. CHARAZAC

Nocturnâ versate manu, versate diurnâ.

PARIS

ADRIEN DELAHAYE, LIBRAIRE-ÉDITEUR

PLACE DE L'ÉCOLE-DE-MÉDECINE

—

1866

LA CLEF DU DIAGNOSTIC

OU

VADE MECUM DE L'ÉLÈVE ET DU PRATICIEN

Les exemplaires non revêtus des signatures de MM. Cha-
razac et Philippe devront être regardés comme contrefaits, et
seront poursuivis selon la loi.

L'Auteur et M. Philippe se réservent les droits de traduction.

Lagny. — Imp. A. Varigault.

LA CLEF

DU

DIAGNOSTIC

OU

VADE MECUM DE L'ELÈVE ET DU PRATICIEN

SÉMÉIOLOGIE, DESCRIPTION, TRAITEMENT

PAR LE DOCTEUR

J.-C. CHARAZAC

Nocturnà versate manu, versate diurnà.

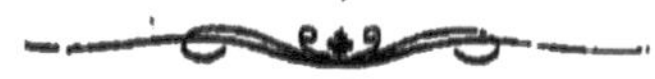

PARIS

ADRIEN DELAHAYE, LIBRAIRE-ÉDITEUR
PLACE DE L'ÉCOLE-DE-MÉDECINE

ET DANS LES BUREAUX DU *COURRIER MÉDICAL*
6, RUE GIT-LE-COEUR

1866

PRÉFACE

—

Douze années d'expérience et de labeurs nous ont
montré les écueils sur lesquels échouent les générations
médicales.

Avant le diplôme : la présomptueuse confiance de la
jeunesse; la vigueur de l'esprit sans cesse lassée par l'absence de méthode (1) et par la multiplicité des objets offerts à l'étude; le travail du jour, vraie toile de Pénélope,
sans liaison avec celui du lendemain, et presque effacé

(1) Il est bien entendu que nous parlons de l'élève et non de l'école
illustrée par tant de génies et d'intelligences supérieures.

par lui; enfin, la dernière épreuve, celle qu'on subit au lit du malade, toujours redoutée et souvent éludée.

Après le diplôme, la triste réalité : la nécessité d'une réponse précise, magistrale, pratique, se dressant vingt fois le jour; l'urgence du danger se riant de la longueur et de l'impossibilité des recherches, et bientôt, de par le public, le classement de bien des jeunes docteurs parmi les médiocrités. Tels sont les maux auxquels nous avons essayé d'apporter un remède.

Aux élèves, nous offrons *la Clef* pour guider et féconconder leurs études. Pour eux, elle sera comme un lien pour relier les éléments divers de leur instruction, ou comme un phare haut placé pour montrer les nombreux détails du champ médical. Nous l'offrons à nos confrères comme on offrirait une bonne bride au maître d'un cheval indompté. Elle obviera à la dissipation de l'esprit et aux défaillances de la mémoire. *Quandoque bonus dormitat Homerus*. Ainsi en est-il des meilleurs médecins. Combien de fois la bonne idée leur est-elle venue... trop tard.

Soit un malade porteur d'une tumeur du cerveau. A cette question : de quoi souffrez-vous? supposons qu'il réponde : j'ai des vertiges, ou, la tête me tourne.

Le lecteur cherchera dans le premier chapitre de la

première partie le symptôme vertige. Négligeant les variétés nombreuses de douleur, de tuméfaction ou tumeur... il passera directement aux symptômes fournis par les centres nerveux, où il trouvera le symptôme vertige suivi du n° 87. Ce numéro indique le 87ᵉ paragraphe du 2ᵉ chapitre de cette même première partie.

Ce paragraphe contient six aphorismes. Seule ou aidée des questions qu'elle fournit, et que le lecteur pourra adresser au malade, la lecture de ces aphorismes fera promptement connaître : 1° la physionomie des maladies vertigineuses; 2° que de ces six aphorismes, le dernier, ainsi conçu : *Douleur de tête plus ou moins ancienne, troubles de la vue ou des autres sens...* convient et s'adapte seul au malade présupposé.

Or, cet aphorisme est suivi de l'indication : (V. ch. XXVI). Le lecteur se transportera donc au chapitre XXVI de la deuxième partie.

Ce chapitre comprend toutes les maladies du cerveau, et quelques autres dont les symptômes ont des rapports avec elles, et peuvent faire illusion. Il est divisé en neuf sections ainsi désignées :

1ʳᵉ Section. — *Paralysie générale instantanément développée.*

2ᵉ Section. — *Paralysie générale graduellement développée.*

3ᵉ Section. — *Simple résolution, paralysie apparente.*

. . . .

Ainsi, le lecteur, même novice, arrive très-rapidement à ces neuf sections. Chacune d'elles étant désignée par un ou deux caractères saillants, palpables, la lecture très-attentive de ces caractères lui permet d'affirmer avec assumalade.

Supposons que ce soit la cinquième. Elle est ainsi caractérisée : *Paralysie limitée, graduellement développée,* et elle est subdivisée en deux paragraphes, le premier pour les paralysies qui ont une tendance à la généralisation, le deuxième pour celles qui n'ont point cette tendance. Ce dernier cas étant de beaucoup le plus fréquent, le lecteur sera le plus souvent conduit à ce paragraphe, dont le premier aphorisme lui fournira le Diagnostic : *Tumeur du cerveau* avec le chiffre 271 qui le renvoie à la 3ᵉ partie pour la description et le traitement.

Il nous paraît hors de doute que ces transformations, ces faces diverses d'un même symptôme, et aussi ces classifications synthétiques, révèleront à l'élève le véritable jour sous lequel il faut envisager les maladies. qu'elles éveilleront en lui le tact médical, et lui seront une source de satisfaction et d'encouragement. Il est certain que ces aphorismes si courts où ne sont conservés que les caractères essentiels, se graveront dans sa mémoire et lui permettront d'aborder avec plus de fruit les savantes descriptions des maîtres.

Ces descriptions, nous les avons sans doute laissées aux traités classiques ; toutefois nous avons voulu qu'une description concise, rapide, animée autant que faire se pouvait, permît au lecteur de contrôler son diagnostic, et fournît au médecin, dans les cas urgents, les principales indications de traitement. C'est ce que nous avons essayé de réaliser dans la troisième partie.

Avons-nous atteint le but ? C'est à nos savants confrères à prononcer le verdict. Nous sollicitons leur jugement, les priant de se souvenir de cette *circonstance atténuante*, que notre méthode est nouvelle en médecine, et que nul travail en dehors du nôtre, ne nous a secondés.

Nous prions le savant et généreux docteur Auzias-Turenne de ne point mesurer notre reconnaissance à la pauvreté des paroles dont nous nous servons pour l'exprimer. Il a bien voulu consacrer une part de son temps si précieux à l'examen de notre manuscrit ; le jugement flatteur qu'il en a porté a été la première, mais très-douce récompense de nos peines. C'est à lui que notre livre doit ce titre : *la Clef du Diagnostic,* c'est à lui encore qu'il doit cette épigraphe que de nous-mêmes nous n'aurions pas osé adopter : *Nocturná versate manu, versate diurná.*

Nous avons regretté que ses fonctions de médecin inspecteur du Mont-Dore ne permissent pas à M. le docteur Brochin de nous donner son jugement.

PREMIÈRE PARTIE

—

CHAPITRE I

Catalogue des symptômes accusés par le malade ou constatés par l'observation, et qui peuvent servir de point de départ pour le diagnostic.

SYMPTOME DOULEUR SANS AUGMENTATION DE VOLUME.

TUMÉFACTION DIFFUSE, LOCALE OU GÉNÉRALE, DOULOUREUSE OU INDOLENTE.

TUMEURS SOUS-CUTANÉES OU PLUS PROFONDES ; EXACTEMENT OU IMPARFAITEMENT CIRCONSCRITES.

V. chap. XXXI et XXXII

Ulcéres et ulcération v. nº 190 de la 3e partie.

SYMPTOMES FOURNIS PAR LES PREMIÈRES VOIES DIGESTIVES
(Bouche, pharynx, æsophage, estomac).

SYMPTOMES FOURNIS PAR L'ABDOMEN.

SYMPTOMES FOURNIS PAR LES ORGANES DE LA RESPIRATION.

SYMPTÔMES FOURNIS PAR LES ORGANES DE LA CIRCULATION.

SYMPTOMES FOURNIS PAR LES CENTRES NERVEUX
(CERVEAU, MOELLE).

SYMPTOMES FOURNIS PAR LES URINES ET LA FACILITÉ AVEC LAQUELLE
ELLES SONT GARDÉES OU EXPULSÉES

SYMPTOMES FOURNIS PAR L'UTÉRUS.

SYMPTOMES FOURNIS PAR LES YEUX.

SYMPTOMES FOURNIS PAR LE TEINT.

CHAPITRE II

Distribution des Symptômes

N. 1. — ANOREXIE.

L'absence d'appétit est de date récente, la langue offre divers enduits, blancs, jaunes, les relations sociales ne sont que peu ou point interrompues, point de fièvre. (V. n. 64, *maladie vermineuse, saburres*).

L'absence d'appétit s'accompagne de fièvre. (S'adresser à un autre symptôme.)

L'absence d'appétit est de date ancienne; elle s'accompagne de paralysie, de troubles des sens. (V. chap. XXVI.)

L'absence d'appétit est de date ancienne; elle s'accompagne:
D'urines huileuses; de coloration jaune de la peau. (V. chap. XVIII).
De coloration bronzée. (V. n. 524.)

L'absence d'appétit est de date ancienne; elle s'accompagne de tristesse profonde. (*Anorexie mélancolique, névroses.*)

L'absence d'appétit est venue par suite de l'habitude chez les personnes d'une piété mystique. (*Anorexie merveilleuse.*)

N. 2. — HALEINE FÉTIDE.

La fétidité de l'haleine s'accompagne d'altération des gencives, de maladie de la langue, de la bouche ou de l'arrière-bouche. (V. chap. IV, V, VI, VII, 2ᵉ part.)

La bouche est saine, le nez est écrasé, il a perdu le sens de l'odorat, ou bien il y a des ulcérations dans les narines. (V. chap. XXXVII.)

Une grave maladie de poitrine a immédiatement précédé et dure encore ; l'haleine est extrêmement pénétrante, aigre, gangréneuse. (V. 2ᵉ part., chap. XXIII.)

Date récente, nausées ou vertiges, langue plus ou moins large offrant divers enduits. (V. 2ᵉ part., chap. IX.)

N. 3. — LANGUE SÈCHE.

Age avancé, maladie grave intercurrente, s'accompagnant :

De toux et d'oppression. (2ᵉ part., chap. XXI à XXIV.)

De délire ou de prostration. (2ᵉ part., chap. II et III.)

De douleur et de troubles divers dans l'une des fonctions. (V. douleurs.)

Age indifférent, fièvre continue, douleur de tête, indifférence ou stupeur de la physionomie. (2ᵉ part., chap. II.)

La sécheresse de la langue disparait dans la journée, obstacle à la respiration par le nez. Santé ordinaire. (2ᵉ part., chap. XXXVII.)

Vomissements ou nausées, douleurs d'estomac. (2ᵉ part., chap. IX.)

Douleur de ventre aiguë ou sourde, diarrhée ou constipation, fièvre légère ou forte. (2ᵉ part., chap. X et XI.)

Douleur ou pesanteur au côté droit vers le rebord costal (hypochondre), coloration jaune de la face ou seulement des conjonctives. (2ᵉ part., chap. XVIII.)

N. 4. — LANGUE LARGE.

Vertiges, salive abondante, nausées, santé suffisante. (2ᵉ part., chap. IX.)

Enduit blanc ou jaune, nausées, vertiges, courbature, anorexie. (2ᵉ part., chap. ix.)

N. 5. — LANGUE ENDUITE OU SABURRALE.

Les indications sont les mêmes que pour le numéro précédent.

N. 6. — LANGUE ROUGE.

Point d'enduit, soif, vomissements avec ou sans diarrhée. (2ᵉ part., chap. ix.)

Rougeur avec enduit, excès antérieurs; point de fièvre. (V. n. 63, *état saburral et sub-inflammatoire.*)

Rougeur avec enduit, toux de date ancienne et fatigante; âge avancé. (2ᵉ part., chap. xxii.)

Date récente, fièvre continue, douleur de tête, tendance à la sécheresse. (2ᵉ part., chap. ii.)

N. 7. — LISÉRÉ DES GENCIVES.

Salivation abondante, absorption préalable du mercure, gencives gonflées. (2ᵉ part., chap. iv.)

Douleurs de ventre extrêmement vives retentissant au testicule; paralysie; douleurs comme névralgiques. *Colique de plomb.* (V. n. 94.)

Nᵒ 8. — DENTS FULIGINEUSES.

Fièvre continue, douleur de tête, délire ou stupeur. (2ᵉ part., chap. ii.)

Nᵒ 9. — ALTÉRATIONS DE LA MUQUEUSE BUCCALE.

(V. 2ᵉ part., chap. iv, v, vi, vii.)

Nº 10. — SALIVATION OU PTYALISME.

Altération ou gonflement de la muqueuse buccale, ou douleurs de dent. (chap. IV à VII.)

Vertiges avec ou sans enduit de la langue, nausées, anorexie. (V. chap. IX.)

Accès convulsifs, soif extrême et horreur de l'eau, morsure de chien enragé. (V. nº 291.)

Goûts bizarres, nausées chez une femme dans les conditions de la grossesse. (V. grossesse.)

Nº 11. — MACHONNEMENT.

La muqueuse buccale est altérée. (chap. IV à VII.)

Salivation, nausées, vertiges, agitation pendant le sommeil chez les enfants. (V. chap. IX, vermineuse.)

Nº 12. — NAUSÉES.

Les vers (nº 64), la grossesse, l'état saburral ou embarras gastrique (V. nº 63), les maladies du pharynx (V. chap. VII), l'allongement de la luette, les tumeurs du cerveau (V. nº 271) et une multitude de maladies peuvent déterminer ce symptôme.

Nº 13. — VOMISSEMENT.

Vomissement fortuit suivi d'évanouissement peu durable et accidentel. *Syncope.* (V. nº 260.)

Utérus formant tumeur à l'hypogastre, douleur du bassin ou de l'utérus, pertes. (V. chap. XX.)

Fièvre continue, forte céphalalgie, ou délire, ou stupeur et indifférence de la physionomie, ou raideurs et mouvements convulsifs. (V. chap. II.)

Fièvre continue, douleur des reins, de l'estomac et de la tête, éruption en deux ou trois jours de rougeurs ou boutons. (V. chap. III.)

Rougeur, ou gonflement, ou altération de la muqueuse de l'arrière-gorge ou pharynx. (V. chap. vii.)

Vomissement fortuit composé de sang ou non. (V. chap. ix, sect. 2.)

Difficulté pour avaler sans altération visible au pharynx ou arrière-gorge. (V. chap. viii.)

Douleur d'estomac avec ou sans fièvre, difficulté de la digestion. (V. chap. ix.)

Constipation et douleur vive ou légère du ventre. (V. chap. x.)

Douleur sous le rebord costal. (V. chap. x, sect. 3.)

Douleur de ventre avec diarrhée et avec fièvre. (V. chap. xi.)

Douleur de ventre, diarrhée, date récente, point de fièvre. (V. chap. xii.)

Diarrhée de date ancienne, point de fièvre. (V. chap. xiii.)

Constipation sans fièvre. (V. chap. xiv.)

Paralysie vraie ou fausse = (1) vertiges = engourdissement = douleur de tête, avec ou sans délire = convulsions = rigidité ou raideur. (V. chap. xxvi.)

Vomissements déterminés par la compression d'une tumeur de la tête. (V. chap. xxvi.)

Tumeurs circonscrites ou gonflements diffus chauds ou froids avec ou sans cordon rosé et douloureux. (V. chap. xxix à xxxii.)

Douleurs de reins ou du bas-ventre avec ou sans difficulté pour uriner et divers dépôts dans les urines. (V. chap. xix.)

Vomissements avec toux, oppression simple ou suffocante. (V. chap. xxi et xxii.)

Vomissement de pus. (V. chap. xxiii.)

umeur = douleur = matité de l'hypochondre droit plus idue = urines huileuses ou déposant en vert par l'acide ique = jaunisse. (V. chap. xviii.)

N. 14. — HOQUET.

Manducation précipitée, repas retardé.

Inflammations de l'estomac, de l'intestin. (V. chap. IX et X.

Hystérie, hypochondrie; épuisement, suite d'une maladie en voie d'amélioration. (V. n. 522.)

Maladies de la plèvre pneumo-diaphragmatique. (V. chapitre XXIII et XXIV.)

Fièvre intermittente, diarrhée, goutte, évacuation habituelle préalablement guérie.

Maladie grave voisine de l'agonie.

Sonorité épigastrique ou du ventre, douleur ou indolence des mêmes régions. (V. chap. XV.)

N. 15. — DIFFICULTÉ POUR AVALER.

Tumeur dure, osseuse, adhérente aux vertèbres cervicales ou à un os voisin de l'œsophage. Exostose. (V. n. 414 *bis*.)

Rougeur, gonflement ou altération de la muqueuse du pharynx. (V. chap. VII.)

Obstacle situé plus bas que le pharynx, celui-ci étant sain; déglutition commencée non achevée. (V. chap. VIII.)

Douleur et légère tuméfaction de plusieurs articulations. (V. rhumatisme, chap. XLVII.)

Voisinage de l'agonie à la suite d'une maladie grave.

Empâtement douloureux et large d'un côté du cou. *Phlegmon large du cou.* (V. n. 366.)

Douleur au larynx, raucité, oppression simple ou suffocante. (V. chap. XXI.)

Dyspnée, palpitations, murmure bruyant vers le cœur ou les gros vaisseaux. (V. chap. XXV.)

Tumeur du cou ou au niveau du corps thyroïde. (V. chapitre XXXVIII.)

Rigidité devenant progressivement générale. *Tétanos.* (Voyez n. 304).

Rigidité, douleur cervicale. (Tap. xxvii.)

Accès convulsifs et morsure den enragé. *Rage.* (V. n. 291.)

Déviation de la tête; douleurniveau des vertèbres cervicales. (V. chap. xxxix.)

N. 16. — Éations.

Douleur ou pesanteur d'estomnrès un repas indigeste, vomissement consécutif, vertiges. *Indigestion.* (V. n. 55.)

Langue jaune ou blanchâtre, ves, douleur sus-orbitaire, nausées, anorexie. *Embarras gaçe.* (V. n. 63.)

Suffocation, pesanteur sternale, ou sans douleur dans le bras gauche, sensation d'un obç au cou. *Hystérie; angine de poitrine.* (V. n. 302 et 230.)

Ptyalisme, nausées, langue larçint blafard, crépitus dans l'intérieur du ventre. *Maladie veçuse.* (V. n. 64.)

N. 17. — Selleårhéiques ou diarrhée.

Douleur de ventr seulement dans un de ses points; =

diarrhée sanguïnte ou non; = épidémique ou sporadique; = diarrhée çsant qu'interrompre la constipation. (V. chapitre xi, Xiii.)

Fièçntinue, céphalalgie ou délire, stupeur, météorisme. (V. ii).

çvre continue, douleurs de reins, d'estomac et de la tête; çuption de rougeurs ou de petits boutons épars. (V. chap. iii)

Altération de la muqueuse buccale, taches sanguines sur le corps, douleurs articulaires. *Scorbut.* (V. n. 523.)

Hydropisie mobile ou ambulante, urines mousseuses. (V. chapitre xix, sect. 6.)

Vertiges disparaissant durant l'immobilité, = engourdissement ou raideur, = convulsions fortuites que le bruit ramène. (V. chap. xxvi.)

Maladie de poitrine grave par sa longueur ou par l'importance rapidement acquise de ses symptômes. Haleine grangréneuse. (V. chap. xxiii.)

N. 18, — SELLES OVOÏDES ÑNÉES OU DÉCOLORÉES.

Les deux premières se rencon dans le rétrécissement du rectum, les autres dans les mes du foie. (V. chap. XVIII; dans le carreau, V. n. 92.

N. 19. — INCONTINI DES MATIÈRES.

Rectum obstrué par une ou purs tumeurs. (V. chap. XVII, sect. 3-1.)

Paralysie instantanément dippée en diverses régions autres que le rectum. (V. chap.)

Paralysie succédant à des drs du rachis, à des fourmillements, de la faiblesse. (V. chaVII.)

N. 20. — VENTRE DÉVELOPP SONORE A LA PERCUSSION
(MÉTÉOR.

Pesanteur ou douleur d'estomac, nu, langue enduite, courbature. (V. chap. IX.)

Céphalalgie ou délire, stupeur, langue sèche;e continue. (V. chap. II.)

Symptômes précédents plus ou moins accusés, e d le petites pustules éparses, coryza. (V. chap. III.)

Développement progressif à la suite des repas, = dépl ment de la sonorité stomacale, = maladie ancienne, diarrhée ou débâcle par intervalles. (V. chap. IX, sect. 4; V. chap. XIII, sect. 3.)

Constipation et douleur de ventre, = sonorité suivie de matité ou de fausse fluctuation, = sonorité concurremment avec matité dans un point fixe, = vomissements. (V. chap. X.)

Fluctuation franche, point de fièvre, sonorité ombilicale ou opposée à la fluctuation. (V. chap. XVI.)

Langue tendant à la sécheresse, fièvre continue, douleur de tête variable, constipation. *Fièvre ou entérite muqueuse.* (V. numéro 76.)

Douleur vive du ventre, diarrhée, fièvre. (V. chap. XI.)

Tumeurs du rectum fournissant quelquefois du sang. (V. chapitre XVII.)

Douleur au niveau d'une ou plusieurs veines, trainée douloureuse et rouge à leur niveau, tension, douleur, gêne des mouvements de la partie malade, fièvre. *Phlébite*. (V. n. 251.)

Douleur spontanée et par la pression dans la région utérine, accouchement préalable. (N. 163.) *Métrite*. (V. chap. XX.)

Météorisme suivi de froid glacial et général, abondance extrême des vomissements et des selles riziformes, début du choléra. (V. n. 83.)

N. 21. — VENTRE DÉVELOPPÉ ET MAT A LA PERCUSSION.

Douleurs de ventre et vomissements, constipation. (V. chapitre X.)

Ventre plus développé et mat à la partie supérieure du côté droit, ictère, urines bilieuses. (V. chap. XVIII.)

Constipation interrompue de loin en loin par la diarrhée, ventre progressivement plus développé. (V. chap. XIII.)

Ventre développé et fluctuant. (V. chap. XVI.)

Tumeur globuleuse à l'hypogastre, l'émission des urines n'ayant pas lieu. *Rétention d'urine*. (Voy. chap. XVI et XIX, sect. .)

...isson et même syncope, douleur de ventre, selle composée de sang. *Mélœna*. (V. n. 82.)

N. 22. — VENTRE DÉVELOPPÉ ET FLUCTUANT.

Douleur de ventre vive augmentant par la pression, peau empâtée ou non. (V. chap. X.)

Fluctuation plus ou moins nette, plus ou moins générale, = maladie ancienne ou récente, = matité verticale du foie plus ou moins étendue. (V. chap. XVI.)

N. 23. — CONSTIPATION.

Tout le ventre est douloureux à la pression. (V. chap. X.)

Douleurs de ventre mobiles, légères ou nulles ; langue peu humide ou tendant à la sécheresse, fièvre continue. (V. chap. x, sect. 4.)

Intervalles de diarrhée et de constipation, maladie ancienne. (V. chap. xiii, sect. 3.)

Vomissements, rotondité du ventre, maladie de date ancienne. (V. chap. xiv, sect. 2.)

Douleur d'estomac et vomissements, langue souvent rouge, digestion pénible, souvent accompagnée d'un léger mouvement fébrile. *Gastro entérite grêle*. (N. 78.)

Tumeur du rectum, ou légère crevasse extrêmement doulou-reuse pendant la défécation. (V. chap. xvii.)

Matité verticale du foie plus étendue, foie bosselé, teint jaune paille. (V. chap. xviii.)

Vertiges au moindre mouvement, douleur d'estomac. *Vertige à stomacho læso*. (V. n. 254.)

Chaleur et douleur de tête, délire, rigidités musculaires. (V. chap. xxvi, sect. 7.)

Douleurs du bassin, des lombes, de l'utérus, avec ou sans augmentation du volume de ce dernier. (V. chap. xx.)

Syphilis présumée ou constatée ; possibilité d'une exostose s'opposant au cours des matières. (n. 414.)

N. 24. — VENTRE RÉTRACTÉ.

Vomissements et selles riziformes extrêmement abondantes, crampes horribles, froid général. *Choléra morbus*, (V. n. 83.)

Douleurs de ventre atroces, liséré ardoisé des gencives. *Colique de plomb*. (V. n. 94.)

Vomissement, douleur de tête, coma, cri hydrencéphalique, tache méningitique. *Méningite tuberculeuse*. (V. n. 266.)

Ventre dur et pelotonné vers l'ombilic, crépitant sous la pression, date ancienne. *Péritonite chronique*. (V. n. 91.)

Fièvre hectique, épuisement extrême ou marasme, ventre en carène. *Période avancée des phthisies*, etc.

N. 25. —
TUMEUR ABDOMINALE.

Douleur, matité et tension vers l'une des fosses iliaques.
(V. chap. x.)

Douleur en un point fixe, maladie de date ancienne, teint
jaune paille, intervalles de diarrhée et de constipation. (V. chapitre XIII.)

Constipation et diarrhée par intervalles, indurations isolées
peu mobiles, selles décolorées. (V. chap. XIII, sect. 3.)

N. 26. — **VENTRE LAISSANT PERCEVOIR LES SAILLIES
INTESTINALES.**

La *Péritonite chronique* (91), le rétrécissement de l'intestin grêle (93), la tympanite (95), peuvent offrir ce symptôme.

N. 27. — **ANUS TÉTANISÉ.**

Ce symptôme a lieu dans la colique de plomb (94) et dans
l'hystérie (302) pendant l'attaque; les fissures à l'anus (109) le
produisent un peu.

N. 28. — **TÉNESME ET SELLES DOULOUREUSES A L'ANUS.**

La névralgie vésico anale (111), la colite (85), l'hystéralgie
(174), la dysenterie (77), les oxyures vermiculaires,
hémorrhoïdes (101) et la chute du vagin (179) produisent ces
symptômes ainsi que toutes les tumeurs et ulcérations de l'anus.
(V. chap. XVII.)

N. 29. — **HYPOCHONDRE DROIT GONFLÉ, TENDU.**

Tumeurs à l'anus fournissant par intervalles un suintement
sanguin ou même une hémorrhagie. (V. chap. XVII.)

Matité verticale du foie, plus étendue. (V. chap. XVIII, section
2 et 3.)

N. 30. — OPPRESSI[ON]

Oppression sans toux notable, épuise[ment...]
ladie, paleur de la face ou au contraire
rences. L'anhémie du poumon (214), l[a]
la chlorose (522), la pléthore (521), [...]
ce symptôme.

Langue rouge, vomissement et do[...]
traire langue naturelle, salivation,
naux, toux sans crachats. La gastrit[e...]
ce symptôme.

Fièvre continue, avec céphalalgi[e...]
suivie d'éruptions, de taches rouge[s...]
corps, ou provoquée par une plaie s[...]

Ventre tendu, douloureux, sonor[e...]
toux notable. (V. chap. x).

Déglutition gênée; tumeur ou [...]
(V. chapitre vii.)

Eternuement, tumeur ou gon[flement...]
(V. chap. xxxvii.)

Tumeur au cou ou dans le voi[sin...]
tre xxxviii.)

Vertèbres cervicales ou dorsales[...]
douleurs des parois du thorax, r[...]
sies. V. chap. xxvi et xxvii.)

Urines mousseuses, œdème a[...]
(V. chap. xix.)

Gonflement chaud ou froid très-[...]

Douleur ou matité précordiale [...]
désordonnés; bruits du cœur an[...]
ou anasarque. (V. chap. xxv.)

Douleur au larynx, raucité de[...]
(V. chap. xxi).

Crachats opaques ou le devena[nt...]
ou non, sonorité de la poitrine n[...]

Crachats rouillés ou sanguins [...]

[...]nent causé par une ma-
[...]rougeur et belles appa-
dyspnée nerveuse (232),
[...]leucorrhée (177), offrent

[...]leur d'estomac ou au con-
vertiges, crépitus abdomi-
(52) et les vers (64) offrent

[...]et stupeur de la face, ou
ou de boutons sur tout le
[...]ppurante. (V. ch. ii et iii.)

[...]ou mat; oppression sans

[...]ougeur à l'arrière-gorge.

[...]ement des fosses nasales.

[...]age du larynx. (V. chapi-

[...]douloureuses à la pression,
[...]eurs musculaires, paraly-

[...]ulant, pesanteur des reins.

[...]endu. (V. ch. xxix et xxx.)
[...]attements du cœur forts ou
[...]naux. — Lividité de la face

[...]a voix, toux souvent sèche.

[...]rapidement, toux quinteuse
[...]nale. (V. chap. xxii.)
[...]nuls, douleurs de la poitrine,

suffocations, sonorité de la poitrine exagérée ou remplacée par la matité. (V. chap. XXIII.)

<h2 style="text-align:center">N. 31. — SUFFOCATION.</h2>

Premiers mois de l'enfance, inspiration sifflante, raucité de la voix. *Laryngite simple.* (V. chap. XXI ou n. 192.)

Deux premières années de la vie, accès de suffocation séparés par un intervalle de plusieurs jours. *Asthme thymique.* (V. n. 201.)

Enfance, voix de plus en plus étouffée ainsi que la toux, respiration sifflante, bruyante au niveau du cou. (V. n. 198, chap. XXI.)

Enfance, réveil de l'enfant subit par un accès de suffocation, suivi de quelques autres qui vont en diminuant. (V. ch. XXI.)

Enfance, expiration facile, inspiration impossible durant l'accès. (V. chap. XXI.)

Douleur au larynx, raucité de la voix, toux. (V. chap. XXI.)

Douleur d'estomac, suffocation calmée après le repas, apparences d'asthme. *Hernie du diaphragme.* (V. n. 233.)

Accès de suffocation durant une heure ou plus terminés par l'expectoration de crachats opaques, petits, paraissant moulés sur les tuyaux bronchiques. *Asthme.* (V. n. 228.)

Abondante expectoration de crachats aqueux dans le cours d'une bronchite. *Bronchite suffocante.* V. n. 204.)

Suffocation accusée par le malade mais peu apréciable à l'observation, douleur sternale du côté gauche et du bras gauche, sentiment de fin prochaine. *Angine de poitrine.* (V. n. 230.)

Déformation et sonorité exagérée de la poitrine. (V. ch. XXIII.)

Déplacement du cœur, dépérissement, toux, expectoration variée. (V. chap. XXIII.)

Battements du cœur violents ou désordonnés, douleur ou matité précordiale, bruits du cœur anormaux ou profonds et à peine accessibles à l'oreille. (V. chap. XXV.)

Soif extrême et horreur des liquides; convulsions, morsure préalable par un chien enragé. *Rage.* (V. n. 291.)

N. 32. — ENCHIFRÈNEMENT, ÉTERNUMENT.

Toux, oppression, chaleur de la poitrine et crachats consécutifs. (V. chap. XXIII.)

Symptômes analogues, larmoiement, éruption de taches rouges sur le corps, douleurs de reins, d'estomac et du cœur. (V. chap. III.)

Fièvre continue, prostration, taches gangréneuses, petits boutons ou pustules globuleuses éparses sur le corps. (V. chapitre III, section 3.)

Tumeur ou simple boursouflement des fosses nasales. (V. chap. XXXVII.)

N. 33. — TOUX.

Oppression légère ou nulle, toux brève, sèche, sonorité normale de la poitrine, point de bruits anormaux, douleur d'estomac ou, si le malade est un enfant, agitation, mâchonnement. *Gastrite.* (V. n. 52; *Vers* n. 64.)

Toux quinteuse, avec ou sans hurlement à la fin de la quinte, crachats transparents, sonorité normale de la poitrine. (V. chapitre XXI, sect. 1 et chap. XXII, sect. 2.)

Toux voilée, aphone ou rauque, sonorité normale de la poitrine, douleur au larynx. (V. chap. XXI.)

Caractères analogues, difficulté pour avaler, rougeur ou tumeur à l'arrière-gorge. (V. chap. VII.)

Toux sans expectoration ou, si les crachats existent, ils sont transparents, peu abondants, douleur dans l'un des côtés, matité. (V. chap. XXIII.)

Toux concurremment avec des battements dans la poitrine, palpitations, bruits anormaux du cœur. (V. chap. XXV.)

Toux et crachats opaques ou teints de sang, sonorité normale de la poitrine. (V. chap. XXIII.)

Mêmes caractères, la sonorité étant exagérée ou remplacée par la matité. (V. chap. XXIII et XXIV.)

Toux sans crachats, douleur et sonorité du ventre. *tympanite* (V. n. 95.)

Toux et douleur de l'hypochondre droit, teint jaune du visage ou des conjonctives, langue jaune. *Hépatite*. (V. n. 113.)

Toux revenant ou s'exaspérant aux mêmes heures, quotidiennement ou de deux jours l'un, rate plus volumineuse. *Fièvre intermittente*. (V. n. 5.)

Toux, palpitations, douleur des vertèbres cervicales ou dorsales et de la poitrine. *Irritation spinale*. (V. n. 282.)

N. 34. — EXPECTORATION OU CRACHATS

Crachats visqueux, aqueux, transparents, sans mélange de sang, sonorité de la poitrine normale. (V. chap. XXII.)

Mêmes caractères, sonorité de la poitrine diminuée ou nulle. (V. chap. XXIII.)

Crachats opaques, sonorité normale de la poitrine à moins que la maladie ne soit très-ancienne, et, dans ce cas, le dépérissement n'est pas en rapport avec l'ancienneté de la maladie. (V. chap. XXII.)

Crachats opaques, purulents, dépérissement progressif, fièvre hectique. (V. chap. XXIV.)

Crachats opaques, perlés, globuleux, terminant un accès de suffocation. *Asthme essentiel* ou non. (V. n. 228.)

Crachats jus de pruneaux, rouillés, mélangés avec du sang. (V. chap. XXIII, sect. 1.)

N. 35. — SONORITÉ DE LA POITRINE AUGMENTÉE.

Voussure partielle en un point du thorax, bronchite chronique coexistente, bruits respiratoires diminués, dépérissement léger eu égard à l'ancienneté du mal. *Emphysème pulmonaire*. (V. n. 231.)

Oppression quelquefois suffocante, respiration amphorique, dépérissement remarquable. *Pneumo thorax*. (V. n. 222.)

N. 36. — SONORITÉ NORMALE OU UN PEU DIMINUÉE.

Malgré la gravité qu'elle acquiert dans sa marche, la phthisie pulmonaire au début ne se révèle quelquefois que par une très-légère diminution de sonorité.

N. 37. — MATITÉ A LA PERCUSSION.

Simple diminution de sonorité, matité très-légère.

La *pneumonie* au premier degré (216), la *congestion pulmonaire* (211), la *bronchite capillaire* (203), l'*œdème du poumon* (215) surtout peuvent offrir ce signe. Cette matité n'est pas résistante comme celle de l'hépatisation ordinaire ou celle de la pleurésie; elle n'est pas limitée mais générale, excepté pour certains cas de congestion.

Matité résistante limitée à un poumon ou à une portion plus ou moins grande de son étendue, mais n'occupant que très-rarement les deux côtés. L'épanchement de la *pleurésie* (218) la *pneumonie* au deuxième et au troisième degré (216), l'*hydrothorax* (227) offrent ce caractère. La résistance est souvent celle de la cuisse percutée (*percussi femoris.*)

Matité au niveau du cœur ou adjacente à cette région. La *péricardite* avec épanchement (234), l'*hypertrophie du cœur* (238), l'*hydropéricarde*, la *dilatation du cœur* (240), les *anévrysmes de l'aorte* (244), offrent ce caractère.

Matité limitée à l'un des sommets du poumon. Caractère spécial de la *phthisie pulmonaire* (221). L'apoplexie du poumon (212), les bronchites anciennes (204 *bis*), la cirrhose du poumon (225), peuvent aussi offrir quelques points circonscrits plus ou moins mats.

N. 38. — INSPIRATION PLUS LONGUE.

Toux et oppression plus ou moins ancienne, voussures de la poitrine au niveau desquelles la sonorité est exagérée. *Emphysème pulmonaire.* V. n. 231.)

N. 39. — RESPIRATION LENTE.

Les narcotiques, certains poisons septiques, ralentissent la respiration.

— N. 40. — RESPIRATION SUSPENDUE.

La syncope seule suspend la respiration. Cette fonction est cependant très-entravée, entrecoupée, momentanément suspendue par les narcotico âcres, les septiques, la baryte, l'épilepsie.

N. 41. — RESPIRATION DIAPHRAGMATIQUE.

La paralysie ou la rigidité des muscles du thorax immobilisent la cage thoracique et la respiration ne se révèle que par les mouvements de l'abdomen dans le *tétanos* (304), la *myelite cervicale* (287) et la *congestion veineuse de la moelle* (281).

N. 42. — INSPIRATION SIFFLANTE.

Un sifflement ou plutôt un bruit de scie, de râpe se produit dans la trachée des malades atteints de croup.

N. 43. — VOIX RAUQUE OU ALTÉRÉE OU APHONE.

Voix rauque. (V. chap. VII et XXI.)

Voix soufflée ou aphone. Le choléra (83), les maladies du chapitre XXI, certains états nerveux, produisent l'aphonie.

Voix altérée dans son timbre ou dans sa force. Le cri des enfants naissants est altéré dans l'apoplexie pulmonaire. L'hépatite chronique, l'intoxication saturnine, les anévrismes de la crosse de l'aorte, les tumeurs blanches du cou et les exostoses de la même région, l'hypertrophie du sein et les prolapsus utérins altèrent ou affaiblissent la voix. Les maladies du nez lui donnent un timbre nazillard.

N. 44. — VOUSSURES.

La *pleurésie*, l'*hydrothorax* p oduisent l'écartement des espaces intercostaux, une voussure partielle ou générale d'un côté du thorax, et la percussion fournit un son mat à ce niveau.

Le *pneumothorax* et l'*emphysème* produisent les mêmes voussures, mais la percussion fournit une sonorité exagérée.

N. 45. — RESPIRATION INÉGALE D'UN CÔTÉ A L'AUTRE.

Ce caractère est quelquefois appréciable dans l'hémiplégie produite par l'*hémorrhagie cérébrale* (257).

N. 46. — RALES SONORES SANS BULLES.

Fréquents dans toutes les variétés de *bronchites*, dans l'*emphysème pulmonaire* (231), la *compression* des conduits aérifères par des tumeurs anévrysmatiques ou autres. On l'observe aussi dans la pneumonie chronique.

N. 47. — RALE CRÉPITANT AUX DEUX TEMPS (1)

Observé dans la *bronchite capillaire* (203). Dans toute autre maladie, on ne l'entend que pendant *l'inspiration*. — *Pneumonie, congestion pulmonaire, œdème* et *apoplexie du poumon.*

N. 48. — RALE CRÉPITANT PENDANT L'INSPIRATION.

Voir le numéro précédent.

N. 49. — RALE MUQUEUX OU SOUS-CRÉPITANT.

Il est constaté dans la bronchite aiguë à la deuxième période, la bronchite chronique dans toutes ses variétés, l'hémoptysie, certaines congestions et apoplexies pulmonaires, la phthisie à la période de fonte des tubercules.

Il est bien plus rare et seulement accessoire dans la pneumonie.

La fièvre typhoïde, l'infection purulente se compliquant des maladies précédentes, peuvent aussi offrir ce râle.

---

(1) Le râle sous-crépitant fin peut être confondu avec le crépitant, lorsque celui-ci paraît aux deux temps; mais le sous-crépitant fin est plus généralisé, il n'est pas accompagné ni suivi de souffle bronchique.

N. 50. — GARGOUILLEMENT OU RALE CAVERNEUX (1).

Il est constaté dans le cas d'excavation tuberculeuse ou bien dans les abcès, les dilatations des bronches.

N. 51. — CRAQUEMENTS PULMONAIRES.

Ils ont lieu seulement dans l'inspiration, et, selon qu'ils sont secs ou humides, ils indiquent une période plus ou moins avancée de la phthisie.

N. 52. — TINTEMENT MÉTALLIQUE (2).

Il indique soit une très-grande caverne pulmonaire, soit un *pneumo-thorax* (222), soit un hydro-pneumo-thorax, avec ou sans perforation fistuleuse des bronches.

N. 53. — RESPIRATION TUBAIRE.

L'hydrothorax, la pleurésie et la pneumonie sont les maladies où on l'observe le plus souvent. — On la constate aussi quelquefois dans la dilatation des bronches, dans la phthisie, et même dans l'apoplexie du poumon et la compression de celui-ci par un anévrysme.

Ce bruit s'observe aux deux temps; on l'imite en soufflant rapidement et avec force dans la main arrondie en tube.

La respiration puérile ressemble à la respiration tubaire mal accusée. La respiration caverneuse a un caractère plus creux et s'accompagne de râles muqueux gros.

N. 54. — RESPIRATION EXAGÉRÉE.

Elle consiste en une rudesse, une sécheresse de l'inspiration;

___

(1) Ses bulles sont peu nombreuses, grosses. inégales et mêlées de respiration caverneuse, ce qui le distingue du gros sous-crépitant.

(2) Analogue, tantôt au son d'un grain de sable, tombant dans une grande coupe de métal, tantôt à celui de plusieurs grains de plomb, tantôt à la vibration d'une corde métallique. (BARTH ET ROGER.)

2

cette rudesse peut exister aux deux temps, et il n'est pas rare (période de crudité des tubercules pulmonaires, 221) que l'expiration soit alors beaucoup plus prolongée que l'inspiration. La respiration rude ou rapeuse en dehors de l'expiration prolongée est observée dans *l'emphy-ème pulmonaire* (231), dans certaines pneumoni s (216) au début ; dans quelques pleurésies au-dessus du niveau de l'épanchement et aussi dans certains cas de bronchite.

N. 55. — RESPIRATION AMPHORIQUE OU MÉTALLIQUE.

On l'imite bien en soufflant dans une carafe à goulot étroit. Elle pourrait être confondue avec le souffle caverneux qui n'a cependant pas son timbre métallique et au niveau duquel (sommet du poumon le plus souvent) on constate un bruit de pot fêlé au lieu de la sonorité tympanique.

On l'observe dans les vastes excavations pulmonaires ou dans le pneumothorax avec perforation du poumon.

N. 56. — FROTTEMENT PLEURÉTIQUE ASCENDANT ET DESCENDANT.

Il peut exister à la fois aux deux temps ; il est cependant plus fréquent au premier temps seulement, et très-rare au deuxième temps seul. — Son intensité varie depuis certains craquements que l'on observe au sommet des poumons tuberculeux jusqu'au caractère plus uniforme du frottement et du raclement. (Barth et Roger. *Passim.*)

Il ne se rencontre que dans la pleurésie, les tubercules de la plèvre. Quelques auteurs prétendent l'avoir observé dans l'emphysème pulmonaire.

N. 57. — PECTORILOQUIE.

Elle existe quand la voix semble sortir directement du point sur lequel l'oreille est appliquée. Elle est toujours plus circonscrite que la bronchophonie, avec laquelle elle est d'ailleurs quelquefois confondue. Elle indique toujours, lorsqu'elle est bien constatée, une excavation pulmonaire, suite d'abcès, de gangrène ou d'apoplexie, mais surtout de fonte tuberculeuse.

N. 58. — ÆGOPHONIE.

C'est la voix de mirliton ou chevrotante perçue par l'oreille appliquée sur la poitrine.

Perçue d'un côté seulement, elle indique une pleurésie ; des deux côtés, un hydrothorax. — Dans le cours d'une pneumonie, elle indique que la plèvre participe à l'inflammation.

N. 59. — BRUIT RESPIRATOIRE DIMINUÉ.

Cette diminution a lieu le plus souvent en même temps qu'une diminution dans la durée et l'ampleur des mouvements respiratoires. La douceur du murmure respiratoire est d'ailleurs normale ou altérée.

Les faibles épanchements pleurétiques, les pseudo-membranes épaisses, la pleurodynie intense, certaines maladies du larynx, l'obstruction, la compression ou le rétrécissement des canaux bronchiques, donnent lieu à ce phénomène ainsi que l'emphysème et la phthisie.

Les mêmes maladies et le pneumothorax sans fistules produisent aussi quelquefois un silence complet du murmure respiratoire.

N. 60. — COTES IMMOBILES.

La mobilité des côtes est plus ou moins diminuée au niveau d'une pleurésie avec épanchement d'un hydrothorax. Ce phénomène est encore observé sur le thorax de quelques phthisiques et au niveau d'un poumon hépatisé par la pneumonie.

N. 61. — DIMINUTION DES VIBRATIONS DU THORAX.

Les vibrations vocales perçues par la palpation diminuent lorsque le poumon est hépatisé ou séparé des côtes par un épanchement.

N. 62. — POULS FRÉQUENT.

Il ne suffit pas pour constituer la fièvre. Celle-ci est surtout caractérisée par l'augmentation de chaleur, etc.

Certaines maladies du cœur, la chlorose dans certains cas, quelques états nerveux déterminent la fréquence du pouls.

N. 63. — LENTEUR OU PETITESSE DU POULS.

Quelques maladies cérébrales, telles que la méningite simple (265) et quelquefois aussi la méningite tuberculeuse (266), l'hypertrophie et la compression du cerveau (279), l'encéphalopathie saturnine (295) ainsi que l'action des poisons narcotiques, de quelques narcotico-âcres, tels que la ciguë et la belladone, celle des poisons septiques, celle du camphre, ralentissent le pouls. Il en est de même de l'atrophie du cœur, de la chlorose parfois, de la leuchorrée, de la pléthore. Le pouls est nul longtemps avant la mort dans la gangrène du cœur (241).

N. 64. — POULS IRRÉGULIER.

Il indique toujours soit un état nerveux, soit une maladie du cœur. (V. chap. XXV.)

On l'a aussi observé dans l'inflammation de la plèvre. (Voyez n. 218.)

N. 65. — BATTEMENTS ÉPIGASTRIQUES.

On les a observés dans la suette miliaire, dans un certain nombre d'états nerveux. Les palpitations de la péricardite et de l'hypertrophie du cœur retentissent souvent à l'épigastre. Les anévrysmes de l'aorte ou les tumeurs qui compriment ce vaisseau peuvent les produire.

N. 66. — PALPITATIONS.

Fièvre continue, douleurs de reins, d'estomac et de tête, éruption consécutive de taches ou boutons à la peau. (Voir chap. III.)

Toux, oppression de date récente avec diminution de la sonorité pulmonaire, ou de date ancienne avec augmentation de cette sonorité. (V. chap. XXVII.)

Dyspnée, bruits anormaux du cœur, matité ou voussure précordiale. (V. chap. XXV.)

Engourdissement = raideurs = paralysie = délire = convulsions. (V. chap. XXVI.)

Pâleur de la face et des gencives, oppression facile ou suspension et arrêt des époques mensuelles. (V. chlorose, 522, aménorrhée, 176.)

Tumeur pulsatile au corps thyroïde, occlusion des yeux difficile ou douleur du globe; suffocations. (V. n. 448, *Goître exophthalmique.*

Gonflement général. (V. chap. XXIX.)

N. 67. — BATTEMENTS DU CŒUR DÉPLACÉS.

On n'a observé ce déplacement, et, par conséquent, celui du cœur, que dans la cirrhose du poumon (225), l'emphysème pumonaire (231), et la hernie du diaphragme (233).

N. 68. — LYPOTHYMIES OU DÉFAILLANCES.

Frisson, douleur d'estomac ou de ventre, sang pur rendu par le vomissement ou les selles. *Hematémèse* (54), *mélœna* (82).

Douleur de ventre avec augmentation de sonorité, point de fièvre ni de matité. *Tympanyte.* (V. n. 95.)

Douleur brûlante au niveau de l'aorte, palpitations. *Aortite* (n. 243), *névralgie de l'aorte.*

Respiration gênée, interrompue, convulsions que le bruit ramène. *Narcotico-âcres* (263), *septiques* (264).

Raideur ou paralysie à la suite de douleurs rhumatismales, douleur des vertèbres. *Hématomyélie* (284).

Tuméfaction chaude et rapidement envanissante à la suite de symptômes généraux. *Charbon malin* (360).

La métrite puerpérale et même la métrite simple, la métrorrhagie (173), la chlorose (522), les tumeurs communiquant avec le cerveau et la rectocèle vaginale peuvent déterminer ce symptôme.

N. 69. — ÉVANOUISSEMENT, SYNCOPE.

Repas indigeste chez une personne âgée, retour de l'intelligence après quelques évacuations. *Congestion cérébrale par indigestion.* (V. n. 253).

Gencives et muqueuse buccale altérées, ecchymoses sur la peau, abcès ou ulcérations, douleurs articulaires. *Scorbut.* (V. n. 523).

Faiblesse habituelle des battements du cœur, débilité, apathie générale. *Atrophie* (V. n. 239), *dilatation du cœur* (240).

Paralysie, engourdissement, douleurs de tête ou du rachis, convulsions. (V. chap. XXVI et XXVII.)

Évanouissement passager à la suite d'une émotion morale. Sensibilité nerveuse, leucorrhée. *Syncope.* (V. n. 260.)

N. 70. — BRUITS DE TAFFETAS FROTTÉ OU DE RAPE.

Fièvre, douleur précordiale, suffocation ou oppression, vomissement. *Péricardite aiguë* (234).

La même maladie à l'état chronique s'accompagne aussi de ces bruits.

Toux, expectoration aqueuse abondante, hémorrhagies passives, œdème ou anasarque, un seul bruit de râpe ou de souffle. *Rétrécissement des orifices du cœur.* (V. n. 242.)

Symptômes analogues, bruit morbide plus souvent partagé en deux. *Insuffisance valvulaire.* (V. n. 242.)

L'absence des bruits morbides n'est pas une preuve contre l'existence d'un rétrécissement ou d'une insuffisance.

N. 71. — BRUIT DE SOUFFLE DOUX.

Il peut être observé dans les maladies précédentes et les anévrysmes de l'aorte, mais il se trouve plus souvent dans la chlorose (522), l'anémie, l'hypochondrie, l'hystérie (302), les palpitations nerveuses (249).

N. 72. — BRUIT DE CUIR NEUF.

On a quelquefois l'occasion de l'observer dans la péricardite (234).

N. 73. — BRUIT DE RAPPEL.

On l'observe dans les cas de rétrécissement et d'insuffisance des valvules (242).

N. 74. — FRÉMISSEMENT CATAIRE.

Ce sont des vibrations que perçoit la main, appliquée sur la région précordiale dans certains cas de *péricardite sèche* dans l'anévrysme variqueux et simple de l aorte (244).

N. 75. — MURMURE BRUYANT OU BRUISSEMENT.

Il s'accompagne ordinairement de frémissement cataire ou vibratoire et coïncide avec divers anévrysmes de l'aorte (244).

N. 76. — VEINES DU COU DILATÉES.

Cette dilatation est observée dans l'anévrysme *variqueux de l'aorte* (247), dans la dilatation passive du cœur.

N. 77. — BRUITS DU COEUR FAIBLES.

La péricardite avec épanchement (234), l'hydropéricarde, la dilatation du cœur (240), l'atrophie du cœur (239), les déplacements et d'autres maladies peuvent les produire.

N. 78. — BOUFFÉES DE CHALEUR.

La pléthore (521), l'époque critique et l'aménorrhée (176), l'hypertrophie du cœur (238), la constipation peuvent les produire.

N. 79. — RIRE SARDONIQUE.

On l'a observé dans la *péricardite*, dans la *pleurésie diaphragmatique* et dans la diaphragmatite ou inflammation isolée du diaphragme. Cette dernière maladie serait, d'après un fait non suivi d'autopsie, caractérisée par un état convulsif général avec trismus, respiration haletante, rétraction des mains et des pieds.

N. 80. — HÉMORRHAGIES.

Hémorrhagie par l'anus :

Voir fièvre typhoïde, mélæna, hémorrhoïdes, dysenterie, cancer de l'intestin, anévrysme de l'aorte abdominale, la fièvre jaune.

Hémorrhagie par la bouche :

Voir les maladies de cette cavité, l'hémathémèse, la congestion du foie, la coqueluche et les maladies du poumon, l'hypertrophie du cœur...

Hémorrhagies par l'urèthre :

Voir les maladies du chapitre XIX.

Hémorrhagies par la vulve :

Voir le chapitre XX.

Hémorrhagies diverses :

Voir scarlatine, purpura, scorbut, maladies du nez, congestions du foie, de la rate...

N. 81. — DÉLIRE.

M. Sandras en admet quatre classes :

1re *classe. — Délire par excitation cérébrale.*

Passions, délires aigus des aliénistes, manies, fièvres de toutes formes, affections organiques éloignées du cerveau.

2e *classe. — Délire par épuisement nerveux.*

L'âge, l'inanition, certaines aliénations aiguës ou chroniques.

***3ᵉ classe. — Délire par oblitération matérielle propre au cerveau
ou à ses annexes.***

Métastases, cérébrites, méningites avec ou sans épanchements, tubercules, ramollissement cérébral.

4ᵉ classe. — Délire par la présence d'un corps étranger.

L'alcool, le plomb, le mercure, la bile, le sperme, le lait.

Fièvre continue, douleur des reins, de l'estomac et de la tête, éruption consécutive de taches, boutons. (V. chap. III.)

Fièvre ardente, mais se terminant dans vingt-quatre heures environ. (V. chap. I.)

Fièvre continue avec ou sans exacerbations, vomissements et teinte bilieux. (V. chap. II, *F. bilieuse.*)

Fièvre continue, prostration, stupeur empreinte sur la physionomie et dans les réponses, douleur de tête, etc. (V. chapitre II.)

Douleur de ventre, constipation et vomissements. (V. chap. X.)

Douleur de l'hypochondre droit, fièvre, **teinte bilieuse,** nausées ou vomissements. (V. chap. XVIII.)

Toux, oppression, fièvre avec ou sans douleur et diminution de la sonorité pulmonaire. (V. chap. XXIII et XXIV.)

Douleur de l'hypogastre avec ou sans tumeur de l'utérus, avec ou sans difficulté pour uriner. (V. chap. XIX et XX.)

Douleur dans l'un des flancs ou aux lombes, vomissements, difficultés pour uriner. (V. chap. XIX.)

Paralysie ou engourdissement = douleurs de tête ou des vertèbres = raideurs musculaires, convulsions. (V. chap. XXVI et XXVII.)

Excès alcooliques ou absorption de substances telles que le plomb, le mercure, la belladone, etc.

N. 82. — STUPEUR.

Fièvre continue, douleur de tête ou délire, météorisme, prostration. (V. chap. II.)

Convulsions que le bruit ramène, respiration entravée, irrégulière. (V. chap. XXVI.)

Odeur vineuse, résolution générale, somnolence ou délire. *Ivresse.*

Immobilité, regard fixe, mutisme, accident momentané. *État nerveux.*

N. 83. — PROSTRATION.

La peste, les gangrènes du cœur, les fièvres continues du chapitre second, l'infection purulente, la période ultime des maladies qui doivent se terminer par la mort, offrent cet accablement extrême de l'activité physique et morale.

N. 84. — COMA OU SOMMEIL PROFOND.

Préalablement il y a eu fièvre continue, douleurs de tête, vomissements, sans rigidité musculaire. (V. chap. II.)

Fièvre continue, douleurs de reins, d'estomac et de tête, éruption de taches ou boutons ont précédé. V. chap. III.)

Une perte de connaissance, ou la paralysie, ou des raideurs musculaires, ou des convulsions ont précédé le coma.. (Voyez chap. XXVI.)

Symptôme récent: le malade n'a pas uriné, la vessie pleine forme tumeur à l'hypogastre. (V. chap. XIX.)

N. 85. — SURDITÉ.

La fièvre typhoïde (10), les tumeurs du cerveau (271), les fièvres exanthématiques, les maladies qui produisent le coma (voir le numéro précédent) ou une perte plus ou moins prolongée de connaissance (V. chap. XXVI), la pléthore (521), l'aménorrhée (176), les maladies herpétiques, la syphilis, peuvent produire ce symptôme.

N. 86. — INSOMNIE.

Extrêmement fréquente dans toutes les maladies, elle est absolue dans le tétanos, et quelquefois aussi dans la chorée.

Elle offre, dans cette dernière maladie, cette curieuse circonstance que la maladie et ses bizarres mouvements cessent.

N. 87. — VERTIGES.

Vertige fortuit après un repas indigeste, pesanteur ou douleur d'estomac, vomissement. *Indigestion*. (V. n.   .)

Santé peu altérée, nausées, langue avec ou sans enduits et naturelle, pesanteur épigastrique. (V. chap. IX.)

Consécutivement au vertige se déclarent un froid général, des vomissements et des selles extrêmement abondants, une atroce douleur d'estomac. *Choléra*. (V. n. 83.)

Constipation habituelle, existence de petites tumeurs hémorroïdales à l'anus, embonpoint ou faciès sanguin, aménorrhée, *hémorrhoïdes* (V. n. 101), *constipation* (V. n. 100), *pléthore* (Voir n. 521.)

Urines extrêmement abondantes, faim et soif exagérées. *Diabète*. (V. n. 138.)

Douleur de tête plus ou moins ancienne = trouble de la vue ou des autres sens = paralysie, ou engourdissement, ou raideurs = convulsions, douleurs variées concurremment avec une douleur des vertèbres. (V. chap. XXVI et XXVII.)

N. 88. — ANGOISSE, AGITATION.

Fièvre continue, douleurs de reins, d'estomac et de tête, éruption consécutive de taches, boutons. (V. chap. III.)

Pesanteur fortuite de l'estomac, frisson quelquefois, vomissement de sang. *Hématémèse*. (V. n. 54.)

Fièvre et douleur de ventre augmentant par la pression, constipation ou diarrhée, vomissements ou non. (V. chap. X et XI)

Point de fièvre, douleur de ventre, vomissements. (V. chapitres XII et XIV.)

Oppression, suffocation avec ou sans expectoration, sans bruits anormaux du cœur. (V. chap XXI, XXII et XXIII.)

Douleur et chaleur de la tête, rigidité ou convulsions, délire, vomissements. (V. chap. XXVI.)

Oppression, douleur sur le devant de la poitrine, palpitations ou bruits anormaux du cœur. (V. chap. xxv.)

Raideurs musculaires = douleur des vertèbres avec ou sans oppression, selon la hauteur des vertèbres douloureuses. (Voyez chap. xxvii.)

N. 89. — SENSATION DE FROID, FRISSONS.

Frisson périodique, reparaissant après un intervalle plus ou moins long, chaque jour ou après un ou deux jours, mais toujours à la même heure ou à peu près. (V. chap. i.)

Frisson, tremblement, froid extrêmement prononcé et durable... *F. pernicieuse.* (V. chap. i.)

Toutes les fièvres, continues, simples, éruptives; toutes les maladies inflammatoires, les malaises prononcés pendant les saisons froides et humides, débutent souvent par des frissons, lesquels peuvent être erratiques, uniques et sans retours, ou reparaître sans qu'il y ait des périodes régulières entre deux frissons.

Frisson fortuit, douleur de ventre, syncope, flux de sang par l'anus ou la vulve. *Melæna* (82), *hémorrhagies après l'accouchement.*

Matité précordiale plus étendue, battements faibles, mollesse du pouls, hémorrhagies diverses, syncopes ou défaillances, douleur de tête le long des sinus, oppression. (V. chap. xxv.)

Abondance extrême des urines, soif et faim exagérées. (V. chap. xix.)

Le froid est général et glacial dans le choléra. Le frisson de l'hydrophobie (rage) est remarquable; la gangrène, les narcotico-âcres peuvent aussi déterminer une sensation de froid ou un froid réel.

N. 90. — SUEURS.

Elles peuvent se montrer dans un fort grand nombre de maladies.

Elles sont souvent de fort bon augure dans les maladies inflammatoires lorsqu'elles arrivent à une période avancée.

Sueurs extrêmement abondantes disparaissant au bout d'un certain nombre d'heures pour reparaitre périodiquement. *Fiévre pernicieuse.* (Chap. I.)

Sueurs abondantes traversant la literie, éruption générale de petites vésicules perlées de la grosseur d'un grain de millet. *Suette miliaire,* (V. n. 14.)

La syncope, l'agonie s'accompagnent de sueurs froides.

N. 91. — ENGOURDISSEMENT.

Douleur de tête, morosité, avec ou sans douleurs d'estomac et vomissements, le tout fortuitement survenu et de courte durée. *Migraine.* (V. n. 349 *ter.*)

Pesanteur et petites tumeurs siégeant à l'anus et fournissant du sang par intervalles. *Hémorrhoïdes* (101).

Tumeur pulsatile ou autre siégeant dans la profondeur de la région engourdie. (V. *Tumeurs,* chap. XXXI.)

Nodosités vasculaires, molles, disparaissant par la pression ou la position. (V. *Varice,* n. 406.)

Phlyctènes, anesthésie, refroidissement de la région engourdie, (V. *Gangrène sèche,* n. 390.)

Engourdissement borné aux pieds et aux mains qui en même temps sont rouges. (V. *Acrodynie,* n. 255.)

Paralysie = raideurs = convulsions = douleur de tête = du rachis = douleurs diverses avec ou sans oppression, ou désordre dans l'évacuation des selles et des urines. (V. chap. XXVI et XXVII.

N. 92. — CRAMPES ET RAIDEURS FUGITIVES.

Douleurs de tête ou des vertèbres concurremment avec des douleurs en d'autres régions ; paralysies = convulsions = (V. chap. XXVI et XXVII.

Froid général même de l'haleine ; vomissements et selles extrêmement abondants et répétés ; cardialgie atroce, urines nulles, sang figé. (V. n. 83. — *Choléra, flux bilieux.*)

Pesanteur, petites tumeurs, flux de sang periodiques à l'anus. (V. hémorrhoïdes, n. 101.),

Tumeur voisine de la région où ont lieu les crampes. (V. tumeurs, chap. xxxi.)

Douleurs de rein ou de ventre vers l'un des flancs, douleur de la vessie, de la cuisse; urines cuisantes émises difficilement et plus souvent. (V. n. 144 et 129) *gvavelle dans les reins.*

Flux de sang par la vulve. *Métrorrhagie*, (V. n. 173.)

Règles absentes ou n'ayant jamais eu lieu; utérus formant tumeur globuleuse à l'hypogastre. *Hydrométrie* (V. n. 170.)

N. 93. — RAIDEUR PERMANENTE.

(V. chap. xxvi et xxvii.)

Engourdissement borné aux pieds et aux mains qui en même temps sont rouges (V. *Acrodynie*, n. 255.)

N. 94. — CONTRACTURE.

La contracture existe à l'une des mains ou aux deux en dehors de tout symptôme morbide ayant rapport avec elle. (V. *rétraction des doigts; n. 510.)*

La rétraction ou contracture s'accompagne de perte de connaissance ou de paralysie ou de convulsions ou de douleur de tête = du rachis. (V. chap. xxvi et xxvii.)

N. 95. — CONVULSIONS.

Fièvre continue, douleur de reins, d'estomac ou de tête; éruption consécutive de taches, boutons ou sueurs abondantes (V. chap. iii.)

Douleur d'estomac fortuite et suivie de vomissements de sang. *Hémathémèse.* (V. n. 54.)

Douleur de ventre, vomituritions, constipation. (V. chap. x.)

Palpitations, bruits et battements anormaux du cœur, douleur précordiale et de l'estomac, vomituritions. (V. chap. xxv.)

Soif et horreur de l'eau et des objets brillants, morsure préalable d'un chien enragé. *Hydrophobie*. (V. n. 291.)

Odeur vineuse, délire furieux ou loquace, hallucinations. (V. n. 293, *délirium tremens*.)

Exagération du moi, aliénation, paralysie, *paralysie des aliénés*.

Urine extrêmement abondantes, faim et soif exagérées. *Diabète*. (n. 138.)

La *rétention d'urine*, *l'hydrométrie* par rétention du sang menstruel; les exostoses, la chlorose peuvent aussi s'accompagner de convulsions.

Paralysie, engourdissement, douleurs de tête, du rachis, des membres, contractures... (V. chap. XXVI et XXVII.)

N. 96. — TREMBLEMENT.

(V. chap. XXVI, sect. 8, paragraphe 2ᵉ)

N. 97. — EMBARRAS DE LA PAROLE.

(V. chap. XXVI.)

N. 98. — TROUBLE DES SENS.

(V. chap. XXVI.)

N. 99. — RÉPONSES BRUSQUES.

Elles ont été remarquées principalement dans l'encéphalite locale, mais elles existent dans plusieurs maladies.

N. 100. — PARALYSIE.

La compression d'un tronc nerveux par une tumeur, la pellagre à sa dernière période (90) la spermatorrhée (486), un bon nombre de maladies aiguës laissent à leur suite des paralysies.

L'usage ou le contact de matières contenant du plomb peut déterminer une paralysie saturnine.

Le plus grand nombre des maladies des chap. XXVI et XXVII produisent la paralysie.

N. 101. CARACTÈRE PROGRESSIF DE LA PARALYSIE.

Ce caractère appartient plus particulièrement aux maladies suivantes : apoplexie méningée, apoplexie séreuse, ramollissement et tumeurs du cerveau, méningite rachidienne, myélite chronique et productions accidentelles du rachis.

N. 102. — ANESTHÉSIE.

Un grand nombre des maladies des chapitres XXVI et XXVII produisent ce symptôme

N. — 103. TRAITS DÉVIÉS.

L'apoplexie, la paralysie de la 7° paire (V. chap. XXXVI.) dévient les traits et les immobilisent d'un côté.

Les maladies convulsives, ecclampsie, etc., les dévient momentanément en les convulsant.

N. 104. — TINTEMENT D'OREILLE.

L'aménorrhée, la chlorose, la pléthore, la paralysie du nerf acoustique avec éréthisme..., produisent des tintements d'oreille.

N. 105. — RÉTENTION D'URINE.

Prostration, stupeur, vomissement, diarrhée, sang dans les selles ou les vomissements. (V. chap. II.)

Froid glacial et général, vomissements et selles extrêmement abondants, crampes, cardialgie. *Choléra.* (V. n. 83.)

Douleur vive et remarquable sonorité du ventre, apyrexie. *Tympanite.* (V. n. 95.)

Très-long intervalle entre deux selles, obstacle mécanique ou constitutionnel. *Constipation*. (n. 100.)

Pesanteur du bassin, des lombes, des fesses, tumeur ou déplacement utérin. (V. chap. xx.)

Tumeur osseuse ou autre voisine du col de la vessie. (V. *tumeurs* chap. xxxi.)

Prostate engorgée, difficulté de siéges divers et habituelle pour l'émission des urines. (V. chap. xix.)

Douleur du rachis, engourdissement ,crampes, paralysie (V. chap. xxvii et xxvi.)

N. 106. — EMISSION DE L'URINE SUSPENDUE AU MILIEU DU JET OU NE SORTANT QUE GOUTTE A GOUTTE OU PAR ÉMISSIONS FRÉQUENTES.

Douleurs cruelles et rétraction de l'abdomen, liséré ardoisé des gencives, ouvrier travaillant le plomb, pression calmante. *Colique de plomb*. (n. 94.)

Douleurs analogues à siége fixe d'un côté, vomissements, pression douloureuse (V. chap. xix et *Pyélite calculeuse*, n. 129

Douleurs du bassin, des fesses, des lombes avec ou sans fièvre, pertes blanches, tumeur intra ou extra vaginale. (V. chap. xx.)

Tumeur osseuse ou autre voisine du col. (V. *Tumeur*, chapitre xxxi.)

Ecoulement, gonflement et chaleur ou tumeur du canal de l'urèthre. (V. chap. xlv.)

N. 107. — INCONTINENCE D'URINE.

L'incontinence est nocturne ou diurne, mais d'ailleurs sans altération spéciale de la santé. (V. incontinence, n. 143.)

Des douleurs vives dans le voisinage du col et la sonde indiquent un calcul qui y est engagé. (V. chap. xix.)

Paralysie, engourdissement = perte de connaissance = convulsion = douleur de tête ou du rachis. (V. chap. xxvi et xxvii.)

N. 108. URINES MOINS ABONDANTES.

Toutes les maladies qui sont accompagnées de fièvre prononcée.

Diarrhées, sueurs ou évacuations abondantes par le vomissement.

OEdème, anasarque, ascite, surtout si elles proviennent d'une affection du foie ou du cœur.

La pyélite calculeuse, la néphrite albumineuse, la néphrite aiguë, la gravelle dans les reins (V. chap. XIX.)

N. 109. — URINES TRÈS-ABONDANTES.

Elles existent dans la polydipsie, le diabète, l'hystérie.

N. 110. — URINES LACTESCENTES.

Les vers chez les enfants, le carreau (92) peuvent donner cette apparence aux urines.

La cystite muqueuse (147) et les troubles des urines ne nous paraissent pas pouvoir être confondus avec cette apparence. Elle offre d'ailleurs d'autres symptômes indiqués dans le chapitre XIX.

La présence du chyle peut aussi leur donner cette apparence.

N. 111. — URINES HUILEUSES.

Elles sont à peu près spéciales aux maladies du foie telles que l'hépatite, la cholécystite; le ramollissement, l'irritation, le cancer du foie; la colique hépatique et l'ictère. (V. chapitre XVIII.)

La présence du chyle peut encore leur donner un aspect oléagineux.

112. — URINE SAFRAN.

Ce caractère peut se retrouver dans les maladies du n° précédent, mais il est surtout prononcé dans la colique hépatique et dans le cancer du foie.

N. 113. — URINES D'UN JAUNE PALE.

La néphrite albumineuse, la cystite muqueuse, le diabète. (V. chap. XIX.)

N. 114. — URINES ROUGES.

Se rencontrent dans les maladies inflammatoires, les fièvres...

Les néphrites albumineuses ou simples, aiguës ou chroniques rougissent aussi les urines. (V. chap. XIX.)

N. 115 — URINE AYANT UNE ODEUR DE BOUILLON DE BOEUF.

Néphrite Albumineuse (n. 133 chap. XIX.)

N. — 116. URINES VERTES OU MÊME VERT NOIR.

Toutes les maladies du foie peuvent donner aux urines une couleur verte. Cette couleur ne devient quelquefois apparente que par l'addition de quelques gouttes d'acide nitrique.

Dans l'hépatite et la cholécystite, les urines sont quelquefois vert foncé, noirâtres.

N. 117. — SANG DANS LES URINES.

La pyélite calculeuse, l'apoplexie rénale, la néphrite albumineuse, la gravelle dans les reins, le cancer des reins, le mélange du sang menstruel. (V. chap. XIX.)

Quelques maladies de la vessie (*fongus*, etc.) peuvent produire le même symptôme.

Les cantharides, le scorbut, le purpura, les cahots violents, l'arsenic, le sublimé produisent l'hémathurie.

N. 118. — URINES MOUSSEUSES.

Ce symptôme a lieu dans la néphrite albumineuse chronique,

laquelle s'accompagne aussi d'œdème ambulant, d'oppression (V. chap. XIX.)

N. 119.

Présence dans l'urine de granulations comme de semoule.

Ce symptôme est spécial à la spermatorrhée. (V. n. 486.

N. 120. — URINES CONTENANT DES FLOCONS COTONNEUX.

La pyélite calculeuse, les calculs de la vessie, les abcès du rein, la néphrite chronique, la cystite chronique, les ulcères de la vessie peuvent présenter ce symptôme. (V. chap. XIX.)

N. 121. — URINES PURULENTES.

La pyélite calculeuse, la néphrite chronique, le cancer du rein, l'hydronéphrose purulente ou pyonéphrose, les ulcères de la vessie peuvent offrir ce caractère. Les urines alcalines sont ordinairement troubles. (V. chap. XIX.)

N. 122. — URINES CONTENANT DES GRAVIERS.

Pyélite calculeuse (129), gravelle dans les reins (144).

N. 123. — URINE ALCALINE.

Cette urine est ordinairement louche et trouble. Elle rend au papier de tournesol sa couleur bleue ; l'alcalinité, suivant M. Becquerel, ne se manifesterait que par suite de sa décomposition ultérieure à l'émission.

L'alcalinité est observée dans les néphrites aiguës et chroniques, la maladie de Bright, quelques maladies de vessie avec rétention prolongée de l'urine, dans quelques affections du cerveau et de la moelle.

N. 124. — URINE ACIDE.

C'est la réaction que présente toujours l'urine dans l'état de santé. Elle peut être transparente ou offrir des nuages, l'acidité des urines varie du plus au moins selon la proportion d'acide urique et d'urates qu'elle contient.

N. 125. — URINE ALBUMINEUSE.

Dans la néphrite albumineuse, ce symptôme est constant. Il est quelquefois observé dans la scarlatine, et, en petite quantité, dans la néphrite aiguë...

N. 126. — DENSITÉ AUGMENTÉE.

La densité est augmentée dans les maladies inflammatoires des divers organes, mais elle l'est spécialement dans la néphrite albumineuse.

N. 127. — JET DE L'URINE DÉTOURNÉ.

Le prolapsus utérin, l'antéversion utérine peuvent dévier le jet en haut. (V. chap. XX.)

Les maladies de l'urèthre peuvent affaiblir le jet, le contourner en vrille. (Chap. XIX et XLV.)

N. 128. — COL UTÉRIN DÉFORMÉ.

Dans le *cancer*, le col est induré, bosselé, plus ou moins immobile et déformé.

Dans la métrite il est seulement plus gros, plus dur ou plus mou.

Un polype naissant peut donner au col des caractères particuliers, par exemple, celui d'un gland dans sa cupule.

N. 129. — COL UTERIN ENTOURÉ D'UNE GANGUE PATEUSE.

Ce caractère appartient au phlegmon péri-utérin.

N. 130. — COL UTÉRIN PLUS DUR OU PLUS MOU.

Les deux consistances se trouvent à la fois dans le cancer.

L'une ou l'autre peuvent se trouver dans la métrite.

Dans la leucorrhée, le col est souvent ramolli.

N. 131. — UTÉRUS MOINS MOBILE.

La métrite, le phlegmon péri-utérin et les maladies du numéro suivant diminuent la mobilité de l'utérus.

N. 132. — UTERUS PLUS GROS.

La métrite, l'engorgement, le prolapsus augmentent le volume de l'utérus.

Les polypes, l'hydrométrie... produisent le même résultat.

N. 133. — PERTES ROUGES.

Elles constituent la *métrorrhagie* quand elles sont abondantes, elles peuvent se montrer dans les cas de *métrite chronique, d'hydrometrie*, mais elles sont compagnes assidues des *polypes* et surtout du *cancer* de la matrice.

N. 134. — TUMEUR INTRA OU EXTRA VAGINALE.

L'*introversion*, le *prolapsus*, les polypes et la chute de l'utérus (V. chap. xx.) peuvent constituer ces tumeurs ; — le renversement partiel ou total de la muqueuse vaginale peut aussi former une tumeur à la vulve. (V. chap. xLVI.)

N. 135. — UTÉRUS ABSENT.

Dans l'absence congéniale, le toucher par l'anus et le toucher ordinaire ne découvrent aucune résistance, aucun corps indiquant l'utérus.

L'introversion complète ou la chute sont dans le même cas. (V. chap. xx.)

N. 136. — VAGIN DÉFORMÉ.

L'antéversion et la rétroversion de l'utérus, la chute de la muqueuse vaginale et diverses tumeurs altèrent la forme du vagin.

N. 137. — LEUCORRHÉE.

Quand la *leucorrhée* n'est pas *essentielle, idiopathique*, elle est l'indice de l'une des maladies suivantes : *métrite chronique, rougeurs* et *excoriations* de l'utérus, *ulcérations, polypes, cancer.*

L'*hystéralgie* peut s'accompagner de leucorrhée à un faible degré. Les *folliculles vulvaires enflammés* et prurigineux déterminent aussi un écoulement vulvaire.

N. 137 *bis.* — MENSTRUES IRRÉGULIÈRES.

La chlorose (522) l'hypertrophie du sein (457) l'hystéralgie (174) les polypes (181) la rectocèle vaginale (180), etc. déterminent cette irrégularité.

La chlorose peut aussi provoquer l'aménorrhée.

N. 138. — COL UTÉRIN ANORMALEMENT PLACÉ.

Il en est ainsi dans l'antéversion et la rétroversion de l'utérus. (Chap. xx.)

N. 139. — LARMOIEMENT.

La coqueluche, la grippe, la rougeole, trois maladies dans lesquelles la toux est un syptôme important ou nécessaire, s'accompagnent toujours de larmoiement.

Dans le tétanos, l'œil finit par s'irriter et larmoyer.

Le larmoiement est aussi observé dans l'acrodynie. (255).

N. 140. — PUPILLE DILATÉE.

La belladone et quelques maladies cérébrales parmi lesquelles l'é   , dilatent la pupille.

N. 141. — PUPILLE CONTRACTÉE.

On observe cette contraction dans quelques maladies céré-brales.

N. 142. — SENSIBILITÉ DES YEUX A LA LUMIÈRE.

Épidémie d'engourdissement des pieds et des mains, sensibi-lité diminuée, paralysie possible, éruption. *Acrodynie* (Voir n. 255.)

Les *hydrophobes* craignent la lumière et les objets brillants.

La méningite simple (douleurs de tête, délire, raideurs du cou et convulsion) s'accompagne de ce symptôme ainsi que la mé-ningite épidémique ou cérébro-spinale.

La migraine et en général toutes les maladies dans lesquelles la tête est douloureuse.

N. 143. — EXORBITISME.

Dans le goître exophthalmique, outre les palpitations, la faim canine et la dyspnée, l'œil est douloureux et saillant. (Voir aussi : kystes et abcès des sinus maxillaires, exostoses.

N. 144. — DOULEUR DES YEUX.

La douleur des yeux, en dehors des maladies de cet organe, se rencontre dans le goître exophthalmique.

N. 145. — COULEUR OU TEINT BLAFARD.

Langue naturelle ou avec enduit, vertiges, nausées, vomisse-ments, salivation (*maladie vermineuse* (64) *embarras gastrique* (63).

Certaines variétés de chlorose, d'anémie ; les maladies orga-niques de vieille date et principalement le cancer.

Dans ce dernier, la couleur est jaune paille.

N. 146. — COULEUR JAUNE.

Nausées, vomissements ; fièvre continue et douleurs de tête. (V. chap II.)

Douleur sous l'hypochondre droit augmentant par la pression, urines contènant ou non de la bile = matité du foie plus ou moins étendue. (V. chap. x et xviii.)

Douleur de ventre générale ou locale, sonorité persistante dans les mêmes points. (Chap. x.)

Toux plus ou moins intense, avec ou sans douleurs en un point fixe de la poitrine. (V. chap. xxii et xxiii.)

Douleur du bas-ventre, des cuisses, des lombes de date plus ou moins ancienne avec ou sans fièvre ou pertes par la vulve. (V. chap. xx.)

N. 147. COULEUR TERREUSE.

Lorsque cette couleur n'est pas constitutionnelle, mais acquise, elle résulte souvent des fièvres intermittentes.

Fièvre continue avec délire, vomissement, plaie ultérieure aux accidents généraux. *Infection purulente* (V. n. 885.)

Anorexie (défaut d'appétit) vomissements, couleur naturelle aux ongles et à l'aréole du mamelon. (V. *peau bronzée,* n. 524)

N. 147. — CYANOSE OU COULEUR VIOLETTE.

La dilatation du cœur et surtout l'anévrysme variqueux de l'aorte déterminent cette couleur. — La couleur bleue est prononcée dans la période algide du choléra.

N. 149. — COULEUR PALE.

La chlorose, l'anémie déterminent cette couleur.

N. 150. — DOULEUR OU PESANTEUR DE REINS.

Peau chaude avec ou sans sueurs ; douleurs de tête, durée de quelques jours jours avec ou sans intervalles périodiques. Pression indolente. (V. chap. 1.)

Douleur d'estomac et de tête, fièvre continue, éruption de rougeur ou de boutons sur tout le corps (V. chap. III.)

Toux quinteuse avec ou sans larmoiement, sonorité de la poitrine normale (V. chap. XXII).

Douleur très-vive de l'abdomen, vomissements, plaintes, flexion et extension répétée du tronc. (V. *colique hépathique,* (n. 116.)

Douleur de la vessie, urines douloureuses, ou fréquemment rendues en petite quantité ou mousseuses. (V. chap. XIX.)

Douleur de l'hypogastre, des fesses, des lombes, des cuisses = ou tumeur extra ou intra-vaginale ou pertes diverses par la vulve. (V. chap. XX.)

Pression douloureuse à l'aîne, dans la fosse iliaque, impossibilité d'étendre la cuisse, claudication ou le lit. *Psoïtis.* (V. n. 343.)

La douleur de reins augmente uniformément par la pression et surtout par les mouvements qui sont parfois très-difficiles; courte durée. *Lumbago* (V. n. 324.)

Douleur du rein s'étendant à la hanche, aux fesses, à la cuisse et même à tout le membre; pression douloureuse dans les foyers seulement. Eclairs de douleurs surajoutés à la douleur continue. (V. n. 352.) *Nev. sciatique.*

Douleur des vertèbres et des parois de l'abdomen, engourdissement ou crampes dans les membres. Effort préalable (V. n. 352. 282.) *Iritation spinale.*

Mêmes symptômes plus une paralysie; incontinence. (V. chapitre XXVII.)

Douleur des vertèbres; froideur des organes génitaux; crampes, engourdissement; tronc se fléchissant et finissant par ne se pouvoir redresser. Paralysie... (V. n. 331.) *Mal de Pott.*

Engorgement des bourses, vermiforme au toucher, disparaissant dans la position horizontale. *Varicocèle.* (V. n. 480.)

Douleur fixe dans l'une des fosses iliaques augmentant par la pression, ne gênant que très-peu ou point les mouvements de la cuisse, tumeur par la palpation. Fièvre. *Ovarite*. (V. n. 182.)

Simple courbature, vertiges, langue enduite, nausées ou simplement une constipation prolongée (V. *Constipation* (100), *embarras gastrique*, n. 63.

N. 151. — DOULEUR DES MEMBRES SUPÉRIEURS.

(V. chap. XLVIII.)

Douleurs d'une ou plusieurs articulations. (V. chap. XLVII.)

Douleur de l'épaule gauche ou droite augmentant par la pression et les mouvements. Durée courte. (V. chap. XLVII.)

Douleur de l'épaule gauche seulement, n'augmentant point par la pression, ni par les mouvements, revenant par accès avec suffocation et sentiment d'un fardeau sur la poitrine. (V. n. 230.) *Angine de poitrine.*

Douleur de l'épaule gauche, douleur horrible au cœur, mort subite. (V. *Rupture du cœur*, n. 237.)

Douleur dans tout le bras gauche; accès de suffocation; constriction du thorax. (V. *Angine de poitrine*, n. 230.)

Douleur de l'épaule droite, non influencée par la pression ni par les mouvements, accès de douleurs vives sous le rebord costal droit, vomissements, jaunisse (ictère). (V. *Colique hépatique*, n. 116.)

Mêmes régions douloureuses, mêmes symptômes, à part les accès, la douleur étant continue et s'accompagnant de fièvre et de matité plus étendue du foie. (V. *Hépatite*, n. 113.)

Douleurs d'apparence rhumatismale plus ou moins répandues dans les bras et la poitrine, palpitations, dyspnée. — Effort préalable et vertèbres voisines douloureuses. (V. *Irritation spinale*, n. 282.

Symptômes et causes semblables, paralysie en plus. (V. *Hématomyélie*, n. 284.)

Les douleurs de rhumatisme, névralgiques simples ou avec intoxication saturnine, les douleurs ostéocopes sont communes aux membres supérieurs; mais, comme elles ne le sont pas moins aux membres inférieurs, nous renvoyons à ce dernier article et aux n. 324, 348 et 352 de la troisième partie et particulièrement à la névralgie brachiale. (V. chap. XLVIII.)

N. 152. — DOULEUR DE TÊTE.

Peau chaude, fièvre d'une durée de un ou plusieurs jours, mais, dans ce dernier cas, offrant des intervalles périodiques où tous les symptômes disparaissent. (V. chap. I.)

Prostration, stupeur, vertiges, fièvre continue, ventre développé, vomissements. (V. chap. II.)

Douleur remarquable aux reins et à l'estomac, éruption en quelques jours de taches rouges ou de boutons sur tout le corps. (V. chap. III.)

Difficulté pour avaler, rougeur ou tumeur du fond de la bouche. (V. chap. VI et VII.)

Délire et douleurs brusquement survenus après la disparition inopinée d'un rhumatisme. (V. *Rhumatisme cérébral.*)

Douleur d'estomac, nausées, vertiges, vomissements avec ou sans fièvre, de date récente ou plus éloignée. (V. chap. IX.)

Douleur avec toux simple ou quinteuse sans palpitations, ni bruits anormaux du cœur, ni diminution de la sonorité du thorax. (V. chap. XXI et XXII.)

Douleur avec toux sèche ou non et diminution de la sonorité du thorax. (V. chap. XXIII.) Les maladies du cœur (l'hypertrophie parmi les apyrétiques ; la péricardite, etc., parmi les inflammatoires) peuvent s'accompagner de cette douleur. Celle qui est produite par la dilatation du cœur dessine le trajet des sinus du cerveau. (V. chap. XXV.)

Fièvre et douleur vive du ventre avec constipation ou diarrhée. (V. chap. X.)

La douleur est de date ancienne, vive, avec ou sans délire, ou raideurs, ou paralysies, ou troubles des sens, ou convulsions. (V. chap. XXVI.)

Vertèbres douloureuses à la pression, douleurs diverses, raideurs, paralysies. (V. chap. XXVII.)

Bas-ventre douloureux à la pression, tumeur formée par l'utérus, pertes variées par la vulve. (V. chap. XX.)

Pesanteur des reins, du bas-ventre, des fesses, des cuisses, pertes blanches, ou autres par la vulve. — La douleur de tête produite par les maladies de cette section est nulle ou sous forme de pesanteur. (V. chap. xx.)

Douleurs de reins ou de la vessie, difficulté pour uriner, fièvre. La douleur de tête n'existe fort souvent pas, à moins que le caractère inflammatoire ne soit bien accusé. (V. chap. xix.)

Nausées, vertiges, langue enduite, courbature des membres, et, dans la saison d'hiver, sensibilité au froid. (V. *Embarras gastrique*, n. 63.)

Pesanteur plus ou moins forte de la tête, constitution forte, coloris souvent riche du visage, constipation avec ou sans tumeurs à l'anus. — Bouffées de chaleur. (V. *Plethore*, n. 521, *hémorrhoïdes*, n. 101.)

Tumeur chaude, lancinante ou suppurante en un point du corps. (V. *Tumeurs* chap. xxxi.)

Douleur de tête superficielle, uniforme, augmentant par la pression et surtout par le froncement du sourcil. (V. n. 321, *Rhumatisme épicranien*.)

Douleur de tête continue, offrant de temps à autres des élancements, des éclairs douloureux, et que la pression n'augmente qu'en certains points nommés foyers. (V. n. 349 *bis*, *névralgie cervico-occipitale*, et n. 349 *quarto*, *névralgie occipito-brachiale*.)

Tempérament nerveux ou même attaques convulsives, douleur de la gouttière vertébrale gauche, de l'épigastre, du muscle pyramidal. — Douleur de tête occupant l'étendue d'un clou au sinciput. (V. n. 302, *clou hystérique*.)

Liséré ardoisé des gencives, ouvrier peintre ou travaillant le plomb, coliques de plomb antérieures ou paralysie convulsive. (V. 295, *encéphalopathie saturnine*.)

Douleur augmentant beaucoup la nuit, soupçon de syphilis antérieure. (V. n. 575, *céphalée*. V. *Syphilis*.)

N. 153. — DOULEUR D'ESTOMAC.

Fièvre continue, teint jaune, langue avec enduits, vomissements de bile ou noirs = stupeur. (V. *Fièvre bilieuse*, n. 8; *fièvre jaune*, n. 9.)

Fièvre continue, douleurs de reins, d'estomac et de tête; éruption de taches rouges ou de boutons sur tout le corps. (V. chap. III.)

Langue rouge, relations sociales conservées ou interrompues par un mouvement fébrile plus ou moins fort, vomissements. (V. chap. IX.)

Langue jaune ou blanche, vertiges, nausées, borborygmes. (V. *embarras gastrique*, n. 63, *vers*, n. 64.)

Digestions tantôt douloureuses, tantôt bonnes. Travail intellectuel, relations sociales conservées, langue naturelle. (V. *dyspepsie*, n. 68.)

Douleur continue au niveau de la rate; matité de cette région augmentée, fièvre continue sans indices de maladie de la plèvre ou du poumon. *Splénite* (n. 75.)

Vomissements, douleur d'estomac et de ventre; diarrhée, ou même, si la maladie est plus légère ou ancienne, simple mollesse des selles, avec ou sans éruption aux mains, aux pieds et au cou. (V. *Pellagre*, n. 90, *gastro-entérite*, n. 89.)

Douleur atroce à l'estomac, crampes, froid général, vomissements et selles extrêmement abondants. (V. *choléra*, n. 83, *flux bilieux*. n. 84.)

Palpitations, douleur précordiale, oppression avec ou sans bruits de râpe au cœur.. (V. chap XXV.)

Vertiges cessant dans l'immobilité. (V. 254, *vertige à stomacho læso*.)

Palpitations, oppression, douleur des vertèbres, effort préalable = paralysie. (V. chap. XXVII.)

Douleur de la gouttière vertébrale gauche, des apophyses épineuses, du muscle pyramidal, tempérament nerveux ou même convulsions. (V. *hystérie*, n. 302.)

Urine diminuée, émise douloureusement, douleur de reins. (V. chap. XIX.)

Douleur ou pesanteur du bas-ventre, des fesses, des cuisses = aménorrhée = pertes rouges irrégulières = leucorrhée. (V. chap. XX.)

Douleurs de plusieurs articulations avec gonflement, rougeur, fièvre. (V. chap. XLVII.)

Tumeur chaude envahissante, à marche rapide, fièvre, délire. (V. *tuméfaction*, chap. XXIX et XXX.)

N. 154. — DOULEUR DES HYPOCHONDRES.

Douleur de l'hypochondre droit sans augmentation de la matité du foie ni saillie de l'organe; fièvre continue, vomissement avec ou sans prostration et stupeur. (V. chap. II et XVIII.)

Douleur de l'hypochondre droit vers la limite droite de l'estomac, n'augmentant que par une pression profonde, vomissements ou selles bilieux. (V. *duodénite*, n, 81, *cholécystite*, n. 114.)

Augmentation de la matité verticale du foie, saillie de l'organe ou tumeur, teinte jaune ou jaune paille, anorexie, durée longue. (V. chap. XVIII.)

Douleur revenant par accès avec flexion du tronc en avant, plaintes; teinte bilieuse; vomissement (V. *colique hépathique*, n. 116.)

Grande sonorité de la région douloureuse, fièvre souvent nulle, ventre développé si la douleur est ancienne ou très-étendue. (V. *tympanite*, n. 95.)

Douleur continue de l'hypochondre gauche; fièvre, sans indices morbides du côté des urines ni de la plèvre. (V. *splénite*, n. 75.)

Relations sociales peu ou point interrompues, douleur augmentant par la pression en un point voisin des vertèbres, au niveau de la partie moyenne de l'espace intercostal et souvent vers l'épigastre. (V. n. 349 *quinto*.) *Névralgie dorso-intercostale.*

N. 155. — DOULEUR DU RACHIS.

Maladie épidémique, délire et lucidité alternatifs, pétéchies, taches gangréneuses, rachialgie, céphalalgie. (V. *méningite cérébro-spinale* (12.)

Douleur avec palpitations, matité, oppression ou, selon la hauteur, battement expansif des artères de l'abdomen. (V. 246. *Anévrysmes.*

Fièvre, paralysie ou raideurs, incontinence ou rétention des matières = point de fièvre, douleurs rhumatismales avec ou sans paralysie ou convulsions = palpitations, dyspnée. (V. chapitre XXVII.)

Deglutition commencée non achevée, vomissements, langue rouge, douleur épigastrique, fièvre légère ou bien accusée, doudouleur entre les épaules ou au niveau de l'estomac. (V. chap. VIII et IX.)

Douleur dans la gouttière vertébrale gauche, des apophyses épineuses, du muscle pyramidal, anesthésie de la pulpe digitale, de la pituitaire, de la rétine, tempérament nerveux ou convulsions. (V. *hystérie*, n. 302.)

Déviation de la tête, douleur des vertèbres cervicales. (V. n. 331.) *tumeur blanche vertébrale.*

Relations sociales peu ou point troublées, douleur augmentée par la pression en un point voisin des vertèbres et, selon la hauteur, au milieu d'un espace intercostal et vers le sternum, ou l'épigastre ou la ligne blanche. (V. n. 349.) *Névralgie dorso-intercostale* ; (n. 349 *quinto*) *névralgie dorso-abdominale.*

Pour les autres douleurs du rachis. (V. douleur de rein.)

N. 156. — PESANTEUR OU DOULEUR THORACIQUE.

Pesanteur ou chaleur de la poitrine avec ou sans toux, fièvre continue, éruption en quelques jours de taches rouges ou de boutons sur tout le corps ; douleurs de reins, d'estomac et de tête. (V. chap. III.)

Toux, expectoration plus ou moins abondante, sonorité de la poitrine conservée, fièvre ou non, selon l'ancienneté du mal. (V. chap. XXI et XXII.)

Douleur vague, oppression, agitation, sang pur dans les crachats, sonorité du thorax naturelle ou diminuée en un point. V. n. 212 et chap. XXIII.) *Apoplexie du poumon.*

Douleur bien accusée en un point fixe de la poitrine, fièvre, céphalalgie, crachats rouillés et visqueux ou toux sèche, sonorité remplacée par la matité. (V. chap. XXIII.)

Douleur de la glande mammaire sans toux ni oppression. (V. *névralgie de la mamelle*, n. 352.)

Douleur avec tuméfaction ou tumeurs. (V. chap. XXIX et XXXI.)

Santé normale ou habituelle, douleur traversant la poitrine mais seulement par intervalles plus ou moins éloignés. (V. n. 224.) *Névralgie du poumon.*

Pesanteur remarquable par accès qui s'accompagnent d'un sentiment de suffocation. Cette suffocation, n'est pas en rapport avec la respiration, celle-ci étant très-peu accélérée, douleur dans l'épaule ou le bras gauche. (V. *angine de poitrine*, n. 230.)

Accès de suffocation, respiration haletante, santé dans l'intervalle, expectoration variée. (V. *Asthme essentiel*, n. 228.)

Palpitations, oppression, bruits du cœur profonds ou râpeux, douleur d'estomac, vomissements (V. chap. XXV.)

Tuméfaction diffuse et douloureuse en un point du corps, cordon noueux à ce niveau, frissons, fièvre, plaie préalable. (V. n. 251, *phlébite*.)

Palpitations, douleurs comme rhumatismales de la poitrine, oppression, douleur des vertèbres, effort préalable. (V. *irritation spinale*, n. 282.)

Battements énergiques et douleur brûlante au niveau de l'aorte, oppression, fièvre. (V. *aortite*. n. 243.)

Pesanteur extrême au sternum, obtusion des sens, résolution des muscles, angoisse inexprimable, marbrures de la peau (V. *asphyxie* n. 259.)

N. 157. — DOULEUR DU COU.

Douleur au devant du cou, toux, raucité de la voix = oppression, respiration sifflante ou non — sonorité normale du poumon. V. chap. XXI et XXII.)

Toux, oppression, agitation, crachats mêlés de sang pur. (V. n. 212.) *Apoplexie du poumon.*

Soif extrême et horreur des liquides et de tout objet brillant, impossibilité d'avaler, convulsions, morsure de chien enragé. (V. *hydrophobie*, n. 291.)

Sensation d'un corps étranger qui remonte le long du cou sous forme de boule, de noix, etc. (V. *hystérie*, n. 302, *vers*, n. 64.)

Douleur du cou avec tumeur du corps thyroïde ou du voisinage ou tuméfaction diffuse. (V. chap. XXXVIII et XXXIX.)

Douleur du cou sans tuméfaction ni tumeur, augmentant par la pression et les mouvements, tête déviée ou non (V. chapitre XXXIX.)

N. 158. — DOULEUR DU PÉNIS.

(V. chap. XLV.)

N. 159. — DOULEUR DES ARTICULATIONS.

(V. chap. XLVII.)

N. 160. — DOULEURS DES MEMBRES INFÉRIEURS.

(V. chap. XLIX.)

Douleur en un point du rachis ou dans toute sa longueur = paralysie ou raideurs, incontinence ou rétention des matières = convulsions (V. chap. XXVII.)

Douleur en un point du rachis, crampes, frigidité des organes génitaux, incurvation du tronc. (V. *mal de Pott*, n. 331.)

Tumeurs à l'anus ou dans le rectum fournissant du sang par intervalles plus ou moins éloignés. (V. *hémorrhoïdes*, n. 101.)

Douleur des cuisses, des fesses, des lombes, de l'hypogastre, pertes variées par la vulve, aménorrhée. (V. chap. XX.)

Pour les autres maladies, voir le chapitre XLIX.)

N. 161. — DOULEURS DE L'AINE.

Voir chapitre XLIII.

N. 162. — DOULEURS DE LA CUISSE, DES FESSES, DES LOMBES, DE L'HYPOGASTRE.

Voir la coxalgie, la tumeur blanche des articulations pelviennes, la sciatique et les maladies du chapitre xx.

N. 163. — DOULEUR DU SEIN.

Voir chapitre xl.

N. 164. — DOULEURS DE L'ANUS.

Voir chapitre xvii.

N. 165. — DOULEUR DU TESTICULE.

Voir chapitre xliv.

N. 166. — DOULEUR DU VENTRE.

Simple pesanteur du ventre de fraîche date et sans altération grave de la santé, langue enduite, vertiges, anoréxie, nausées. (V. *embarras gastrique*, n. 63.)

Fièvre, constipation et douleur de ventre vive et permanente, sans intermittence ni difficulté pour les urines. (V. chap. x.)

Fièvre, diarrhée muqueuse ou sanguine et douleurs de ventre vives ou légères, disséminées ou fixes. (V. chap. xi.)

Point de fièvre, date récente (ou durée courte), diarrhée simple ou sanguine. (V. chap. xii.)

Point de fièvre, diarrhée, maladie longue. (V. chap. xiii.)

Point de fièvre, constipation et vomissements. (V. chap. xiv.)

Constipation sans vomissement ni fièvre, durée courte. (Voir chap. xv.)

Constipation sans vomissement ni fièvre et de longue durée; ventre ballonné ou non. (V. chap. xvi.)

Vomissements, rire sardonique, oppression ou suffocation,

douleur atroce à la hauteur de l'estomac. — Convulsions. (Voyez *hernie du diaphragme*, n. 233; *diaphragmatite.*

Douleur au niveau de l'un des reins ou de la vessie, difficulté pour uriner. (V. chap. XIX.)

Douleur du bas-ventre, émission des urines normale, utérus douloureux formant ou non tumeur à l'hypogastre, pertes variées par la vulve. (V. chap. XX.)

Douleur en un point du rachis, raideurs, crampes, paralysies, rétention ou incontinence des matières = douleurs comme rhumatismales = convulsions possibles. (V. chap. XXVII.)

Douleur superficielle au niveau du pyramidal, à l'épigastre, dans la gouttière vertébrale gauche et les apophyses épineuses; anesthésie de la pulpe digitale, de la pituitaire, de la rétine; convulsions. (V. n. 302, *hystérie*.)

Santé et digestion bonnes ou suffisantes; contraction douloureuse des parois de l'abdomen. *Rhumatisme préabdominal.* (V. n. 320.)

N. 167. — TUMÉFACTION DE LA FACE OU DE L'EXTRÉMITÉ SUPÉRIEURE DU CORPS.

Voir chapitres XXX-XXIX.

La rougeole, la scarlatine, mais surtout la petite vérole parmi les fièvres éruptives; le scorbut, la gangrène de la bouche et même certaines stomatites et la néphrite albumineuse aiguë parmi les maladies aiguës; la péricardite chronique, l'anévrysme de la crosse, l'anévrysme variqueux parmi les maladies chroniques, peuvent produire l'une ou l'autre des tuméfactions indiquées. — La leuchorrée, une exostose, produisent aussi la bouffissure de la face.

N. 168. — TUMÉFACTION DES MEMBRES, DES PIEDS ET DES MAINS.

Voir chapitres XXIX et XXX.

Voir le numéro précédent et les tuméfactions chaudes (V. chap. XXX), la phlegmatia alba dolens pour les membres inférieurs, l'éléphantiasis. — Maladies des articulations.

N. 169. — TUMÉFACTION LOCALE DE SIÉGES DIVERS.

Voir chapitres XXIX et XXX.

N. 170. — TUMÉFACTION GÉNÉRALE.

Voir chapitre XXIX.

N. 171. — CORDON LINÉAIRE OU STRIES RAMIFIÉES SUR UN EMPATEMENT LOCAL.

Voir la phlébite superficielle, l'angioleucite, la phlegmatia alba dolens. — L'éléphantiasis.

N. 172. — TUMEURS QUI SONT MOBILES, SOIT CONSTAMMENT, SOIT A UNE CERTAINE PÉRIODE.

Le squirrhe au début, les tumeurs fibreuses, fibro-celluleuses, bon nombre de kystes, sont notablement mobiles; le névrome peut être quelque peu mobilisé latéralement; le lipome et le kyste synovial sont très-peu mobiles.

N. 173. — TUMEUR PULSATILE OU L'AYANT ÉTÉ.

L'encéphalocèle, le fongus de la dure-mère, l'anévrysme variqueux, l'anévrysme externe vrai ou faux, le cancer et l'anévrysme des os, le goitre exophthalmique et, par exception, le céphalœmatome et les nœvi.

N. 174. — TUMEURS RÉDUCTIBLES.

L'encéphalocèle, les nœvi, les varices, l'anévrysme variqueux, les hernies, le spina bifida, l'anévrysme des os, l'emphysème.

FIN DE LA PREMIÈRE PARTIE.

[illegible]

[illegible]

[illegible]

[illegible]

[illegible]

[illegible]

[illegible]

[illegible]

DEUXIEME PARTIE

—

CHAPITRE PREMIER

Fièvre de courte durée avec ou sans retours périodiques. — Fièvre lente et durable par suppuration ou épuisement.

SECTION I, — Peau chaude, accélération du pouls, soif, céphalalgie, et courbatures de un à sept jours sans intermittence.

SECTION II. — Frissons, chaleur et sueurs disparaissant pour reparaître à la même heure un certain nombre de fois.

SECTION III. — Pas d'intermittence franche, mais une simple [rémission avec exacerbation consécutive.

SECTION I.

FIÈVRE DE UN A SEPT JOURS DE DURÉE SANS INTERMITTENCE.

La chaleur de la peau, l'accélération du pouls, la soif, la céphalalgie, la courbature, et, exceptionnellement chez les enfants, un léger délire tombent en un jour ou trois au plus après des sueurs ou des urines critiques. La maladie débute par un frisson.

Fièvre éphémère, n. 3.

Frisson initial plus violent, dureté du pouls, face plus colorée, durée de 5 à 7 jours. D'ailleurs mêmes symptômes.

Fièvre inflammatoire, n. 4.

SECTION II.

Les stades de frisson, de chaleur et de sueurs constituant l'accès de fièvre, reparaissent et disparaissent chaque jour à peu près aux mêmes heures, l'intervalle entre l'accès de la veille et celui du lendemain étant parfaitement apyrétique, c'est-à-dire sans fièvre.

Fièvre intermittente quotidienne, n. 5 et 2.

L'accès de fièvre revient de deux jours l'un, l'intervalle apyrétique entre deux accès durant au moins vingt-quatre heures.

Fièvre I. Tierce, n. 2 et 3.

L'intervalle entre deux accès ou l'apyrexie dure deux jours pleins.

Fièvre. I. quarte, n. 2 et 5.

On reconnaît aussi les doubles quotidiennes, les doubles tierces, les doubles quartes, etc., etc.

L'un des trois stades acquiert des proportions extrêmes de durée ou d'intensité, ou simplement un syptôme grave ou une maladie grave se suspend d'une manière inattendue aux mêmes heures.

Fièvre I. pernicieuse, n. 5.

SECTION III.

FIÈVRE RÉMITTENTE.

Point d'apyrexie complète ou d'intervalle sans fièvre, mais aux mêmes heures, un certain nombre de fois, la chaleur, la sueur, la fièvre en un mot diminue notablement, puis à peu près aux mêmes heures, la chaleur, la céphalgie, tous les symptômes offerts par le malade, redoublent d'intensité.

***Fièvre rémittente*, n. 6.**

Fièvre lente, épuisement, phthisie, vaste abcès extérieur ou intérieur. Facies pâle, maigreur ou bouffissure, redoublements quotidiens, longue durée, sueurs nocturnes.

Fièvre hectique, n. 13

CHAPITRE II

Fièvres continues de un à plusieurs septenaires de durée, et dont les symptômes les plus saillants sont l'un des suivants.

SECTION I. — Vomissements *constants sans convulsions ni rigidité.*

SECTION II. — Forte douleur de tête, cachet de stupeur, d'indifférence empreinte dans les réponses et sur le visage du malade.

SECTION III. — Vomissements constants, mouvements convulsifs, rigidité, délire *précoce* et céphalalgie.

SECTION I.

VOMISSEMENTS CONSTANTS SANS CONVULSIONS NI RIGIDITÉ.

En quelques heures, le malade passe de la santé à une prostration cadavérique. Stupeur. Bubons aux aines, tumeurs charbonneuses en d'autres régions. (V. n. 7. 3e partie.)

Peste.

Jaunisse (ictère) générale ou au moins des conjonctives; évacuations bilieuses, céphalalgie sus-orbitaire; chaleur ardente; soif; exacerbations. (V. n. 8 p. 3.)

Fièvre bilieuse des pays chauds.

Ictère, vomissements et selles bilieux et fort souvent couleur café ou noirs; taches ecchymotiques, pétéchies; hémorrhagies.

Fièvre jaune, n. 9.

SECTION II.

FORTE DOULEUR DE TÊTE, CACHET DE STUPEUR, D'INDIFFÉRENCE EMPREINT SUR LA PHYSIONOMIE ET LES RÉPONSES DU MALADE.

Diarrhée; ballonnement du ventre; gargouillement de la

fosse iliaque droite ; épistaxis ; taches lenticulaires, sang dans les selles ; délire. (V. n. 10. 3e partie.)

Fièvre typhoïde.

Ni diarrhée, ni gargouillement, ni météorisme. Délire plus précoce ; terminaison plus rapide ; taches sans ordre.

Typhus d'Europe, n. 11.

Taches groupées régulièrement, point de météorisme.

Tiphus Fever des Anglais.

Stupeur nulle, apathie, langue peu ou point humide, rouge sur les bords, divers enduits au fond, constipation interrompue quelquefois par la diarrhée, coliques légères ou indolence surtout à la pression. Anorexie.

Fièvre muqueuse, n. 76.

Plaie suppurante préalable, consécutivement frisson, délire, fluctuation articulaire, stupeur.

Infection purulente, n. 385.

SECTION III.

VOMISSEMENTS CONSTANTS, MOUVEMENTS CONVULSIFS, RIGIDITÉ, DÉLIRE *précoce* ET CÉPHALALGIE.

Maladie non épidémique, céphalalgie, délire précoce, vomissements, constipation, chaleur et pouls souvent naturels, sauf la chaleur de la tête, convulsions de la face ou des membres, opisthotonos.

Méningite aiguë, n. 265.

Maladie épidémique, délire et lucidité alternatifs, pétéchies, taches gangréneuses, rachialgie, céphalalgie.

Méningite cérébro-spinale, n. 12.

CHAPITRE III

Fièvres continues éruptives, c'est-à-dire dans lesquelles la peau se couvre de taches, boutons.

SECTION I. — Plaques rouges, fièvre continue, douleurs de reins et d'estomac.

SECTION I.

PLAQUES ROUGES, DOULEURS DE REINS ET D'ESTOMAC.

Semis de vésicules de la grosseur d'un grain de millet, globuleuses, d'aspect perlé — Ou simplement des sueurs abondantes en temps d'épidémie. Desquammation le 10e ou le 12e jour

Suette miliaire, n. 14

Fines saillies papuleuses qui, en 24 heures se changent en vésicules acuminées et le 7e jour en gros boutons opaques, ombiliqués, pustuleux; gonflement.

Variole, n. 18.

Pustules non ombiliquées desséchées en huit jours sans gonflement. La rougeur de la peau qui supporte les pustules, est-elle constante?

Varicelle pustuleuse, n. 22.

Pustules ombiliquées point de fièvre secondaire le 7e jour.

Varioloïde, n. 19.

Larmoiement, éternuements, gonflement des yeux. Eruption exclusivement constituée par la rougeur de la peau. Cette éruption a lieu le 4e ou le 5e jour sous forme de taches légèrement saillantes au toucher pouvant former des groupes. Peau saine dans l'intérieur.

Rougeole, n. 15.

Même éruption devenant livide le 7e ou le 8e jour.

Rougeole noire, n. 15.

Même éruption ayant lieu trop lentement ou brusquement, hativement.

Rougeole anormale.

Douleur de gorge, éruption exclusivement constituée par une multitude de petits points rouges, moins saillants que ceux de la rougeole et tellement rapprochés qu'il en résulte non des taches mais des plaques écarlates framboisées. Furfuration plus fine.

Scarlatine, n. 16.

SECTION II.

ERUPTION GÉNÉRAE OU LOCALE DE VÉSICULES PERLÉES OU CONTENANT UNE SÉROSITÉ TRANSPARENTE.

Eruption générale de vésicules perlées, globuleuses du volume du millet — sueurs, — peau rouge.

Miliaire (suette), n. 14.

Les mêmes limitées à un point du thorax ou de l'abdomen — peau naturelle.

Sudamina.

Vésicules acuminés acquérant en trois jour le volume d'un pois s'ombilicant alors et devenant pustuleuses.

Variole, n. 18.

Vésicule contenant une sérosité blanche ou jaune paille se desséchant en croûtes le 7ᵉ jour.

Varicelle vesiculeuse (Chiken-Pox), n. 17.

Vésicules au nombre de trois plus ou moins aplaties, entourées d'une auréole inflammatoire et de gonflement et se transformant en pustules ombiliquées.

Vaccine.

SECTION III.

ÉRUPTION DE PUSTULES GÉNÉRALE OU LOCALE.

Pustules ombiliquées du volume d'un pois ou davantage, s'accompagnant de gonflement et se desséchant en croûtes le onzième jour — consécutivement cicatrices irrégulières persistantes.

Variole, n. 18.

Confluence des pustules précédentes, teinte framboisée de la peau par contiguité des auréoles, ecchimoses, pétéchies, soulèvements épidermiques noirs, hémorrhagies, pneumonie.

Variole maligne.

Pustules de la variole plus éparses et se desséchant le 7ᵉ jour, sans fièvre secondaire.

Varioloïde, n. 19.

Pustules non ombiliquées, éparses, globuleuses, diarrhée, flux nasal infect et coyza, sanie buccale, noyaux engorgés, épars, traînées rouges et douloureuses (Lymphangite)

Morve aigüe, n. 20.

Pustules non ombiliquées ; désséchées en huit jours — point de fièvre après l'éruption, point de gonflement.

Varicelle pustuleuse (Swine-Pox), n. 22.

CHAPITRE IV

Maladies des gencives (1).

SECTION I.

TOTALITÉ DES GENCIVES ALTÉRÉE OU GONFLÉE.

Gonflement indolent ; gencives séparées de l'alvéole ; la pression fait sourdre du pus ; personnes gloutonnes.

Suppuration des gencives, n. 23.

Gencives gonflées, rouges, violacées, saignantes, érodées, détachées, dents chancelantes.

Scorbut des gencives, n. 24.

Petits boutons et ulcérations grisâtres sur les gencives — boursoufflement — absorption récente du mercure.

Atération mercurielle des gencives, n. 25.

---

(1) Les maladies de la bouche sont classées ici en quatre chapitres : 1° Maladies des gencives ; 2° Maladies de la langue ; 3° maladies des parois ou de toute la cavité ; 4° Maladies du pharynx.

SECTION II.

TUMÉFACTION OU ULCÉRATION LOCALE.

Tumeur douloureuse, chaude, rouge, à progrès ou marche rapides, perforation et issue de pus.

Parulis, n. 26.

Tuméfaction plus diffuse, peu étendue, peu saillante, point chaude ni douloureuse, fournissant continuellement un pus séreux par une ouverture fort étroite. Longue durée.

Fistules dentaires, n. 27.

Tumeur persistante, saillante, provenant de la gencive elle-même ; couleur rouge obscur et mollesse ou au contraire fermeté et rougeur vive.

Epulis, n. 29.

Tumeur rouge, violacée, surgissant du fond d'une alvéole dentaire — gonflement du maxillaire.

Végétations sarcomateuse, fongueuses, n. 30.

CHAPITRE V

Maladies de la langue.

SECTION I.

ROUGEUR AVEC OU SANS SOULÈVEMENT DE L'ÉPITHÉLIUM
AVEC OU SANS GONFLEMENT.

Douleur augmentée par le passage de l'air ou des aliments. — Pas de gonflement.

Glossite superficielle, n. 31.

Douleur, rougeur, gonflement variable, papilles **érigées**.
Glossite profonde, n, 32

SECTION II.

VÉSICULES, ULCÉRATIONS.

Vésicule aplatie, suivie d'une ulcération arrondie, à base dure, lenticulaire, non envahissante, rarement unique, douloureuse.

Apthes, n. 40.

Ulcération grisâtre, taillée à l'emporte pièce, à base quelquefois indurée, syphilis concomitante.

Ulcère syphilitique. V. n. 564

Gencives altérées, ulcération grisâtre de la langue très-légèrement taillée à l'emporte-pièce, usage récent du mercure.

Ulcération mercurielle (V. gencives).

Ulcération simple, bénigne, irrégulière au niveau d'une dent ébréchée ou gênante.

Ulcération traumatique.

Ulcère chronique, à surface dure, livide, sanieuse, infecte. Siége sur un noyau ou tumeur dure et longtemps indolente.

Cancer de la langue, n. 34.

Ecchymoses sur le corps; infiltration; ptyalisme infect, hémorrhagies; douleurs; donts chancelantes, gencives altérées.

Scorbut, n. 523.

SECTION III.

FAUSSES MEMBRANES BLANCHES.

Fausses membranes semées sur la langue et souvent aussi sur toutes les parois buccales comme des gouttes de lait ou en nappe. point d'érosion sous la pellicule — mâchonnement — langue rouge, luisante.

Muguet, n. 37.

Fausses membranes plus étendues sous forme de plaques. Ulcération sous-jacente; fétidité de l'haleine; ganglions.

Stomatite diphtéritique, **n. 38.**

SECTION IV.

TUMEUR CIRCONSCRITE.

Siége sous la langue; surface régulière, ronde ou oblongue. Consistances molle ou élastique, fluctuation. Parole et mastication gênées.

Grenouillette, n. 33.

Siége à la pointe et sur les bords au début, consistance dure, surface bosselée, progrès d'abord insensibles, douleurs tardives.

Cancer de la langue, n. 34.

CHAPITRE VI

Maladies des parois latérales de la bouche et maladies qui affectent toute cette cavité.

SECTION I. — Simple rougeur.
SECTION II. — Vésicule pleine de liquide.
SECTION III. — Pellicules blanches ou grises.
SECTION IV. — Gonflement.

SECTION I.

SIMPLE ROUGEUR.

Simple rougeur, s'il y a du gonflement il est extrêmement léger. Sécheresse, puis douleur.

Stomatite érythémateuse, n. 41.

SECTION II.

VÉSICULE PLEINE DE LIQUIDE.

Vésicule gris perle à base dure suivie d'une ulcération douloureuse lenticulaire.

Aphtes, n. 40.

Vésicule demi-transparente ou parfaitement transparente

grosse comme un grain de millet ou comme un pois. Siége sur les lèvres.

Tumeur transparente.

SECTION III.

PELLICULES BLANCHES OU GRISES.

Pellicules semées comme des gouttes de lait ou même réunies en nappe. Pas d'ulcération sous-jacente.

Muguet, n. 37.

Pellicules blanches ou grises noircies quelquefois par une exsudation sanguine. Ulcération sous-jacente. Haleine infecte.

Stomatite diphtéritique, n. 38.

Simple enduit blanchâtre, gonflement, liséré blanchâtre des gencives ; celles-ci sont gonflées, détachées de la dent. Salivation.

Stomatite mercurielle, n. 39.

SECTION IV.

GONFLEMENT.

Gonflement unilatéral diffus, chaud, rouge ou violacé aboutissant rapidement à la fluctuation et à une perforation spontanée ou artificielle.

Abcès de la joue, n. 367.

Gonflement unilatéral, expuition sanguinolente, tache blanchâtre, indolente, entourée d'une auréole violacée; la tache noircit, une bulle gangréneuse se forme en dehors de la joue. L'ulcère intérieur perfore la joue.

Gangrène de la joue, n. 35.

Gonflement général de la bouche; gencives décollées, boursoufflées, saignantes; faiblesse ; hémorrhagies, taches bleues et ulcères sur le corps à la plus légère pression. — Douleurs.

Scorbut, n. 523.

Tuméfaction de la cavité buccale ; simple enduit blanchâtre, liséré blanchâtre du bord des gencives. Salivation ; goût métallique, haleine fétide.

Stomatite mercurielle, n. 39.

CHAPITRE VII

Maladies du pharynx (arrière bouche).

SECTION I. — Douleur avec ou sans rougeur apparente, mais sans gonflement.

SECTION II. — Pellicules blanches sans ulcère consécutif; taches blanches avec auréole rouge suivies d'ulcère.

SECTION III. — Tuméfaction de la paroi rétro-pharyngienne; tuméfaction des amygdales.

SECTION I.

DOULEUR AVEC OU SANS ROUGEUR, PAS DE GONFLEMENT.

Douleur de gorge pour avaler, sécheresse initiale de la gorge remplacée par des mucosités visqueuses, rougeurs.

Angine gutturale et pharyngée aiguë, n. 42.

Douleur au moins aussi vive pour avaler, mais point de rougeur visible.

Angine pharyngée inférieure, n. 42.

Date ancienne, surface rouge et comme mamelonnée.

Angine pharyngée chronique. n. 42.

SECTION II.

PELLICULES BLANCHES AU PHARYNX SANS ULCÈRE CONSÉCUTIF, TACHES BLANCHES SUIVIES D'ULCÈRE

Pellicules ou pseudo-membranes grisâtres, sous lesquelles la muqueuse n'est pas ulcérée; déglutition difficile, voix altérée, douleur d'oreille, caractère envahissant, peut compliquer la scarlatine.

Angine pseudo-membraneuse, n. 43.

Taches blanches entourées d'une auréole rouge, fièvre forte, torticolis. éruption rouge, mais par places à la peau; ulcère douloureux consécutif aux taches.

Angine gangréneuse, n. 44.

SECTION III.

TUMÉFACTION DE LA PAROI RÉTRO-PHARYNGIENNE OU DES AMYGDALES.

Rougeur et voussure, bombement de la paroi rétropharyngienne, parfois jusqu'à la langue — fluctuation, respiration gênée d'une manière permanente, dysphagie.

Abcès rétro-pharyngiens, n. 365.

Piliers du voile du palais dépassés de chaque côté par une tumeur rouge (l'amygdale) les deux tumeurs latérales peuvent ainsi se toucher si l'engorgement est considérable. Grimaces en avalant. Quelques jours de durée.

Amygdalite, angine tonsillaire, n. 45.

Symptômes analogues de date ancienne, point de fièvre.

Engorgemennt chronique des amygdales, n. 46.

CHAPITRE VIII

Maladies de l'œsophage.

SECTION I.

DIFFICULTÉ PERMANENTE POUR AVALER.

Fièvre légère ou forte, début récent. Douleur dans le milieu du dos; sensation d'arrêt, puis rejet du bol.

Œsophagite, n. 47.

Point de fièvre, dysphagie progressivement développée et de date ancienne ; sensation de difficulté vaincue.

Rétrécissement de l'œsophage, n. 48.

Souvent il est possible d'avaler une grande quantité tout d'un coup mais non pas lentement ; facilité plus grande pour les solides que pour les liquides, les aliments s'arrêtent dans l'arrière-bouche.

Paralysie de l'œsophage, n. 49.

SECTION II.

DIFFICULTÉ ÉPHÉMÈRE.

Bol rejeté au moment où l'on ne s'y attend pas, à un deuxième essai la déglutition se fait quelquefois, mais avec des douleurs syncopales.

Spasmes de l'œsophage, n. 50.

Un corps étranger imprudemment avalé produit aussi des syptômes analogues.

CHAPITRE IX

Maladies de l'estomac.

SECTION I. — Douleur épigastrique, vomissements fréquents ou constants; fièvre.

SECTION II. — Vomissement fortuit.

SECTION III. — Vomissement pendant longtemps, quelquefois incoercibles. — Fièvre nulle, ou légère, ou hectique.

SECTION IV. — Douleurs et vomissements sans fièvre, avec ou sans déplacement de la sonorité et de la matité stomacale.

SECTION V. — Simple douleur d'estomac.

SECTION I.

DOULEUR EPIGASTRIQUE, VOMISSEMENTS FRÉQUENTS OU CONSTANTS, FIÈVRE.

Douleur d'estomac augmentant par la pression et les boissons elles-mêmes; peau chaude, langue le plus souvent rouge — les vomissements peuvent être bilieux. Oppression.

Gastrique aiguë, n. 52.

Début brusque après un repas ou une boisson; ardeur au pharynx et le long de l'œsophage; muqueuse altérée ou même désorganisée.

Gastrite par empoisonnement, n. 53.

Douleur moins vive et moins permanente, vomissements

moins fréquents ; fièvre légère ou nulle ; date ancienne. Langue rouge, soif après le repas (V. section 4 vomissements, grossesse).

Gastrite chronique, n. 61.

Douleur principale à droite de l'estomac au niveau de la vésicule sous le rebord costal, vomissement bilieux. Jaunisse possible.

Cholécystite, n. 114.

Douleur moins vive un peu à droite de l'estomac, abondante évacuation de bile par haut ou par bas.

Duodénite, n. 81.

Douleur par accès, indolence et calme parfois complet dans l'intervalle. — La douleur courbe le malade en avant et non dans tous les sens, siége à droite de l'estomac, apyrexie.

Colique hépatique, n. 116

SECTION II.

VOMISSEMENT FORTUIT.

Sang mêlé avec des matières ou même vomissement composé de sang, anxiété, lypothymies et convulsions possibles.

Hématémèse, n. 54.

Douleur vive de la tête, des reins quelquefois, mais rarement. Désir de l'obscurité et du silence.

V. *Migraine,* n. 349 *ter.*

Repas indigeste ou le malade étant mal disposé ; vomissement composé de matières alimentaires ; sensation de plénitude à l'estomac ; vertiges.

Indigestion, n. 55.

Tangage d'un vaisseau, roulis d'une voiture, balançoire.

Vomissement nerveux, n. 56.

Douleur atroce à l'estomac se propageant très-rapidement dans le ventre avec ce caractère — Mort rapide. Facies altéré, météorisme.

Perforation de l'estomac, n. 57.

SECTION III.

LE MALADE ÉPROUVE DEPUIS PLUS OU MOINS DE TEMPS DES VOMIS-SEMENTS PARFOIS INCOERCIBLES. FIÈVRE LÉGÈRE OU NULLE.

Vomissement à chaque prise de liquide ou de solide, maladie grave antérieure, marasme, mort.

Ramollissement d'estomac, n. 58.

Vomissements fréquents alimentaires, ou liquides ou glaireux; grossesse. Longue durée.

Vomissements des femmes enceintes.

Faiblesse, anorexie, couleur bronzée générale, sauf aux mamelons et aux ongles, longue durée.

Maladie d'Addisson, n. 524.

Dépérissement en rapport avec la date de la douleur d'estomac; teint jaune paille; vomissements divers, puis ayant la nuance chocolat; tumeur à l'épigastre constatée par la palpation.

Cancer de l'estomac, n. 60.

Date ancienne, marasme, bile dans les urines par les réactifs; selles décolorées.

Ramollissement du foie.

Douleur et vomissements de date très-ancienne, dépérissement non proportionné à l'ancienneté du mal, renvois.

Gastrite chronique, n. 61.

Les vomissements sont glaireux, ils n'ont lieu que le matin a jeun ou quatre heures après le repas.

Gastrorrhée ou pituite, n. 62.

SECTION IV.

DOULEUR D'ESTOMAC ET VOMISSEMENTS SANS FIÈVRE AVEC OU SANS DÉPLACEMENT DE LA SONORITÉ ET DE LA MATITÉ DE L'ESTOMAC.

Voir, section précédente, la *gastrite chronique* et la *gastrorrhée.*

Vomissements muqueux à de longs intervalles, douleur d'estomac calmée par les aliments ou par une boisson excitante.

Gastralgie, n. 67.

Langue sale, bouche pâteuse, dégoût pour les aliments, maladie de fraîche date, simple pesanteur d'estomac, haleine fétide, traits tirés, teint blafard.

Embarras gastrique, n. 63.

Salive abondante, nausées, vertiges, selles mêlées avec des glaires. Chez les enfants : mâchonnement, toux brève, sèche, aigreur de l'haleine, langue souvent naturelle, mais plus large, plus humide.

Maladie vermineuse, n. 64.

Ballonnement du ventre, sonorité et matité stomacale déplacées. Le malade est depuis longtemps atteint gravement à la rate ou au foie, ou bien il est porteur d'une hernie volumineuse.

Déplacement de l'estomac, n. 65.

Sonorité stomacale plus étendue à la suite d'une débâcle de selles abondantes ; matité augmentant au fur et à mesure des repas à partir de ce moment — rétrécissement antérieur du pylore ou de l'intestin — constipation habituelle.

Dilatation de l'estomac, n. 66.

SECTION V.

SIMPLE DOULEUR D'ESTOMAC.

Douleur souvent analogue à celle de la faim ; d'autrefois elle est contusive, ou vive, déchirante, calmée par les aliments ou un verre de liqueur. Vomissements à longs intervalles.

Gastralgie n. 67.

Point de vomissements, pesanteur ou même douleur d'estomac durant la digestion — bon nombre de repas sont bien supportés. Ballonnement épigastrique ou de l'abdomen.

Dyspepsie, n. 68.

Indisposition accidentelle bien qu'elle puisse être plus ou

moins fréquente, sonorité stomacale remarquable ; douleurs vives soulagées par l'expulsion des gaz.

Tympanite stomacale, n. 95.

Tumeur réductible à l'épigastre, dans un point de l'abdomen ou à l'aine ; caractères de la tumeur différents avant et après le repas. Vomissements possibles.

Hernie de l'estomac.

Vertèbres dorsales douloureuses à la pression, douleurs sous-sternales, palpitations, toux, gastralgie, douleur des membres supérieurs. Effort préalable.

Irritation spinale, n. 282.

CHAPITRE X *

Maladies avec fièvre, constipation et vive douleur de ventre.

SECTION I. — Tout le ventre est douloureux à la pression.
SECTION II. — Abdomen plus douloureux en un point fixe.
SECTION III. — Douleurs plus vives sous l'un des hypochondres.
SECTION IV. — Douleurs mobiles, *légères* ou nulles ; constipation.

SECTION I.

TOUT LE VENTRE EST DOULOUREUX A LA PRESSION.

Nausées, vomituritions ; sonorité tympanique et développement du ventre au début ; puis matité et fluctuation par places, sonorité en d'autres points — Douleur très-vive et permanente.

Péritonite aiguë, 69 bis.

Empâtement si le mal est superficiel, fluctuation seulement s'il est plus profond ; douleur vive et vomituritions.

Abcès pariétal de la bande moyenne, n. 70.

* Maladies de l'intestin, divisées en sept chapitres.

Douleur atroce, partie de l'épigastre; mort rapide; maladie antérieure.

Perforation de l'estomac, n. 57.

Sonorité permanente, bruits intérieurs dans le ventre, point de fièvre généralement.

Tympanite, n. 95.

SECTION II.

ABDOMEN PLUS DOULOUREUX EN UN POINT FIXE.

Douleur, tension, résistance et tumeur constatées par la pression dans la fosse iliaque gauche, constipation ou selles irrégulières, coliques convergeant vers le point désigné.

Abcès ou phlegmon iliaque, n. 72.

Mêmes caractères constatés dans la fosse iliaque droite au niveau du cæcum.

Pérityphlite, n. 71.

Constipation *invincible;* vomissements incoercibles et d'une odeur stercorale, du moins au bout de quelques heures ou un jour, douleur permanente plus vive en un point fixe et par accès.

Volvulus, invagination intestinale, n. 73.

Douleur fixe en un point, permanente et suivie de fluctuation.

Péritonite partielle, n. 69 bis.

Douleur vive à l'ombilic ou dans l'une des fosses iliaques; oppression; immobilité parfaite ou agitation; vomissements.

Entérite phlegmoneuse, n. 79.

Douleur, tension, matité, puis tumeur dans l'une des fosses iliaques; engourdissement du membre correspondant et des lombes; fièvre rare.

Tumeur stercorale du cæcum, n. 74.

Tumeur stercorale du colon, n. 74.

Douleur au niveau de la fosse iliaque droite, cuisson dans l'anus, douleur dans la région droite du sacrum, dans la cuisse droite et dans le testicule qui est rétracté, selles pendant deux jours.

Typhlite aiguë, n. 80.

Fièvre rare; douleur qui, de la région correspondante à l'un des reins, s'étend à la vessie, à la cuisse; émission goutte à goutte des urines; vomissements; la douleur courbe le malade dans tous les sens et non pas constamment dans le même.

Coliques néphrétiques, n. 129.

Dans la colique hépatique, la douleur est sous le rebord costal.

SECTION III.

DOULEUR PLUS VIVE SOUS L'UN DES HYPOCHONDRES.

Matité plus étendue au niveau de la rate, douleur de cette région augmentant par la toux, la pression, la respiration, le décubitus. Fièvre plus souvent rémittente. Estomac et poumon indemnes.

Splénite, n. 75.

Douleur souvent sourde de l'hypochondre droit, augmentant par la pression, la toux, la respiration. Langue avec enduit jaune ou vert ou noir, jaunisse des yeux, du visage, ou générale.

Hépatite, n. 113.

Douleur au niveau de la vésicule du fiel, jaunisse, vomissement.

Cholécystite, n. 114.

Douleur précédente plus profonde, moins exactement située au niveau de la vésicule, mais cependant à droite de l'estomac; abondantes évacuations bilieuses par haut ou par bas.

Duodénite, n. 81.

Sonorité remarquable sous l'hypochondre, point de fièvre. Courte durée de la douleur au moins *in situ.*

Tympanite partielle, n. 95.

Douleur dans l'un des hypochondres, oppression, toux sèche, retentissement œgophonique de la voix ou matité plus étendue.

Pleurésie, n. 218 et 219.

Dans la colique hépatique, la douleur est sous le rebord costal droit, mais il n'y a pas de fièvre.

SECTION IV.

DOULEURS MOBILES, LÉGÈRES OU NULLES, CONSTIPATION.

Langue peu ou point humide, rouge sur les bords. Divers enduits au fond. Constipation interrompue quelquefois par la diarrhée. Coliques légères ou indolence, surtout à la pression ; anorexie. Tension ou ballonnement.

Fièvre muqueuse, entérite muqueuse, villeuse, n. 76

Nausées ou vomissements, langue rouge sur les bords, jaune au fond ; douleurs légères au ventre ; épigastre et ventre plus chauds ; diarrhée ou constipation.

Gastro entérite, n. 78.

CHAPITRE XI

Maladies de l'intestin avec Fièvre, diarrhée, douleurs du ventre, vives ou légères, disséminées ou fixes.

SECTION I. — Douleur spontanée dans tout le ventre.
SECTION II. — Douleurs plus vives en un point fixe.
SECTION III. — Douleurs plus vives un peu à droite de l'estomac.

SECTION I.

DOULEUR SPONTANÉE DANS TOUT LE VENTRE.

Douleur vive à l'ombilic ou dans l'une des fosses iliaques ; immobilité ou agitation, oppression ; vomissements rarement stercoraux. Tension locale, selles muqueuses ou sanguinolentes quand elles existent.

Entérite phlegmoneuse, n. 79.

Simples coliques ou indolence ; la diarrhée n'a lieu que par intervalles ; tension du ventre ou ballonnement ; langue peu humide et rouge avec enduits vers le fond.

Fièvre muqueuse, n. 76.

Selles glaireuses, mêlées avec du sang, et si petites qu'**elles** tiendraient souvent dans une coquille de noix. Leur nombre **est** de dix à deux cents dans les 24 heures. Cuisson à l'anus, efforts de selles sans résultat (ténesme).

Dysenterie, n. 77.

Langue rouge à la pointe et sur les bords, jaune au milieu; nausées, vomissements; épigastre tendu; ventre et épigastre plus chauds; diarrhée ou constipation.

Gastro entérite, n. 78.

Coliques mobiles aboutissant à l'anus; besoins d'aller sans résultat (ténesme); appétit souvent conservé.

Colite aigüe, n. 85.

Fièvre médiocre ou nulle, selles diarrhéiques sans douleur, sueurs faciles, durée courte, saison humide.

Entérite catarrhale.

SECTION II.

DOULEURS PLUS VIVES EN UN POINT FIXE.

Douleur vive à l'ombilic ou dans l'une des fosses iliaques; immobilité ou agitation; oppression; vomissements rarement stercoraux, selles muqueuses, sanguinolentes quand elles existent.

Entérite phlegmoneuse, n. 79.

Douleur vive au niveau de la fosse iliaque droite, cuisson à l'anus, douleur dans la région droite du sacrum, dans la cuisse du même côté et le testicule qui est rétracté. Selles pendant deux jours.

Typhlite aiguë, n. 80.

SECTION III.

DOULEURS PLUS VIVES UN PEU A DROITE DE L'ESTOMAC OU SOUS L'HYPOCHONDRE DROIT.

Douleur que la pression n'augmente qu'à la condition d'être

profonde, teinte bilieuse, abondante évacuation bilieuse par les vomissements ou les selles.

Duodénite, n. 81.

La *colique hépatique,* la *cholécystite* et l'*hépatite,* mais surtout les deux premières s'accompagnent ordinairement de constipation.

CHAPITRE XII

Maladies sans fièvre, de date récente ou de courte durée, avec diarrhée.

SECTION I. — Sang dans les selles.

SECTION II. — Point de sang, diarrhée épidémique.

SECTION III. — Point de sang; diarrhée non épidémique.

SECTION I.

SANG DANS LES SELLES.

Sang mélangé avec des glaires, selles très-peu volumineuses, besoins et efforts sans résultat.

Dysenterie légère, n. 87 et 77.

Une ou plusieurs selles composées de sang pur ou mêlé; point d'effort d'expulsion ni de cuisson à l'anus, horripilations, lipothymies, syncopes.

Mélœna, n. 82.

Le flux hémorrhoïdal s'accompagne ordinairement de constipation.

SECTION II.

POINT DE SANG, DIARRHÉE ÉPIDÉMIQUE.

Selles fréquentes, coliques, malaise, abattement, anxiété; pesanteur et quelquefois ardeur de l'épigastre à la gorge. Vomissements quelquefois.

Diarrhée prémonitoire en temps de choléra.

Vomissements et selles remarquables par leur fréquence, par leur extrême abondance et par la présence de grumeaux semblables à des grains de riz crevés. Crampes horribles, refroidissement même de l'haleine.

Choléra-morbus, n. 83.

SECTION III.

POINT DE SANG DANS LES SELLES, POINT D'ÉPIDÉMIE.

Vomissements et selles constamment bilieux; refroidissement seulement des extrémités; pouls petit, mais toujours appréciable; crampes.

Choléra sporadique, flux bilieux, n. 84.

Coliques légères, superficielles, mobiles, aboutissant à l'anus qui est cuisant; ténesme; appétit souvent conservé.

Colite aigüe, n. 85.

Selles copieuses après un repas indigeste, diarrhée éphémère avec ou sans vomissement préalable.

Indigestion, n. 55.

Ventre plus ou moins collé au rachis, urines suspendues ou émises par gouttes, douleurs telles que le malade rugit et se roule; liséré ardoisé des gencives; ouvrier travaillant le plomb; constipation bien plus fréquente que la diarrhée.

Colique de plomb n. 94.

CHAPITRE XIII

Maladies apyrétiques avec diarrhée et de longue durée.

SECTION I. — Glaires ou sang dans les selles.

SECTION II. — Ni glaires, ni sang; diarrhée ancienne et souvent quotidienne.

SECTION III. — Intervalles de diarrhée et de constipation.

SECTION I.

GLAIRES OU SANG DANS LES SELLES.

Teint jaune paille, douleurs toujours fixes en un point de l'abdomen, tumeur stercorale ou même tumeur persistante dans le même point, intervalles de diarrhée et de constipation, puis diarrhée colliquative terminale.

Cancer de l'intestin, n° 86.

Date moins ancienne, cuisson à l'anus, quelque appétit, parfois même beaucoup; anasarque.

Dysenterie chronique, n° 87.

SECTION II.

NI GLAIRES NI SANG; DIARRHÉE ANCIENNE ET SOUVENT QUOTIDIENEE.

Appétit et relations extérieures conservés, coliques aboutissant à l'anus qui est cuisant, efforts d'expulsion; amélioration par intervalles.

Colite chronique.

Diarrhée abondante avec ou sans coliques, dépérissement rapide, point de trêve ni d'amélioration.

Ramollissement de la muqueuse intestinale. N° 88.

Appétit diminué, soif augmentée; coliques après le repas; vomissements ou nausées; selles molles, mais pas plus fréquentes qu'à l'état normal, excepté lorsque le mal est invétéré.

Gastro entérite chronique, n° 89.

Rougeurs, papules, épaississement de la peau des pieds, des mains et de toutes les régions exposées à l'air; épigastre pesant; vomissement; diarrhée; amélioration l'hiver dans le début; paralysie.

Pellagre, n° 90.

SECTION III.

INTERVALLES DE DIARRHÉE ET DE CONSTIPATION.

Ventre fortement développé ou au contraire rétracté, dur. Fluctuation dans le premier cas; dans le second, la pression produit comme un bruit de cuir, et l'intestin est comme pelotonné vers l'ombilic, digestion fort pénible.

Péritonite chronique, n. 91.

Enfant de un à cinq et même douze ans; rotondité du ventre et indurations isolées, comme marronnées; appétit diminué ou vorace; selles blanchâtres, décolorées.

Carreau, n. 92.

Vomissements fréquents ou, en leur absence, météorisme du ventre, borborygmes; douleur constatée par la palpation en un point toujours le même — si le rétrécissement est au rectum, les matières sont rubannées ou ovoïdes.

Rétrécissement de l'intestin, n. 93

Douleur et tumeur en un point toujours fixe, teint jaune paille.

Cancer de l'intestin, n. 86.

Sonorité et matité stomacales déplacées; douleurs d'estomac, vomissements; maladie ancienne du foie, de la rate; hernie.

Déplacement de l'estomac, n. 65.

Véritables débâcles de selles par intervalles; sonorité plus étendue de l'estomac aussitôt après; matité de l'estomac augmentant au fur et à mesure des repas à partir de ce moment.

Dilatation de l'estomac, n. 66.

CHAPITRE XIV

Maladies apyrétiques avec constipation et vomissements.

SECTION I. — Maladie de courte durée, mais très-douloureuse.

SECTION II. — Constipation et vomissements dans une maladie du ventre ancienne et sans fièvre.

SECTION I.

MALADIE DE COURTE DURÉE MAIS TRÈS-DOULOUREUSE.

Douleur sous le rebord costal à droite de l'estomac revenant par accès, pouvant retentir à l'épaule droite, courbant le malade en avant; jaunisse.

Colique hépatique, n. 116.

Douleur unilatérale au niveau du flanc ou aux reins, urines suspendues ou émises douloureusement, douleur de la cuisse et du testicule ou du ligament rond.

Colique néphrétique, n. 129.

Douleur dans tout le ventre qui est collé au rachis, anus tétanisé; nausées plus fréquentes que les vomissements; urines par gouttes; testicule rétracté, douleur plus souvent ombilicale.

Colique de plomb, n. 94.

Tension du ventre, matité dans l'une des fosses iliaques, puis tumeur constatée par la palpation, douleur au même point, engourdissement du membre correspondant.

Tumeur stercorale n. 74.

SECTION II.

CONSTIPATION ET VOMISSEMENT DANS UNE MALADIE ANCIENNE
ET APYRÉTIQUE DU VENTRE.

Vomissements fréquents, région sus-ombilicale développée, anses intestinales paraissant faire saillie, renvois gazeux, alternatives de diarrhée.

Rétrécissement intestinal n. 93.

Développement du ventre et fluctuation obscure ou au contraire rétraction des parois et pelotonnement de l'intestin vers l'ombilic; bruit de cuir par la pression; dureté; digestions pénibles.

Péritonite chronique, n. 91.

Fluctuation franche d'un côté du ventre à l'autre, rotondité du ventre.

Ascite, n. 99.

Même caractère graduellement parti de l'une des fosses iliaques; santé relativement bonne.

Kyste de l'ovaire, n. 184.

Teint jaune paille, douleur et tumeur dans un point fixe de l'intestin.

Cancer de l'intestin, n. 86.

Côté droit de l'abdomen occupé par un corps volumineux, résistant, bosselé ou non, se continuant avec le foie sous l'hypochondre, urines huileuses; teint jaune paille ou simplement jaune.

Cancer du foie (115) *hypertrophie du foie* (119).

Douleur et fluctuation partielle, obscure.

Péritonite partielle, n. 91 et 69 bis.

CHAPITRE XV

Maladies avec constipation sans vomissement ni fièvre et de courte durée.

SECTION I. — Douleur sans tumeur.

SECTION I.

DOULEUR SANS TUMEUR.

Développement du ventre, résistance à la pression et sonorité — Ces symptomes sont parfois localisés dans un point de l'abdomen.

Tympanite, n. 95.

Douleur superficielle, augmentée par l'action de se courber mais non point par la pression — santé et digestion non altérées notablement par cette douleur.

Rhumatisme préabdominal, n. 96.

La pression n'est douloureuse que : 1º dans le milieu du ligament de Fallope (foyer inguinal) 2º au scrotum ou aux grandes lèvres ; 3º au-dessus de l'anneau inguinal.

Névralgie abdominale, n. 97.

Douleur le plus souvent ombilicale, soulagée par la pression. Pouls, langue, volume du ventre et digestion ou selles normales.

Entéralgie, n. 98.

Douleur dans les vertèbres dorsales à la suite d'efforts ; parois du ventre douloureuses ; engourdissement des membres inférieurs.

Irritation spinale, n. 282.

CHAPITRE XVI

Maladies avec constipation sans vomissements, ni fièvre et de longue durée.

SECTION I. — Rotondité du ventre et fluctuation.
SECTION II. — Rotondité du ventre sans fluctuation.
SECTION III. — Développement normal ou même rétraction.

SECTION I.

ROTONDITÉ DU VENTRE ET FLUCTUATION.

Fluctuation franche soit d'un côté à l'autre du ventre, soit de chaque côté ; urines moins abondantes, veines bleuâtres sous la peau, sonorité refoulée vers l'ombilic ou même vers l'épigastre.

Ascite, n. 99.

Fluctuation unilatérale ou, si la fluctuation se fait sentir d'un côté du ventre à l'autre, elle était unilatérale dans le début. Sonorité du côté opposé à la fluctuation ou reléguée inférieurement vers les flancs, déplacement possible quelquefois.

Kyste de l'ovaire, n. 184.

Fluctuation générale précédée de douleurs de ventre et de vomissements ; fluctuation partielle ne se déplaçant ni par la pression, ni par la position.

Péritonite partielle ou générale, n. 91.

Fluctuation obscure ou nulle; développement du ventre augmentant jusqu'à une véritable débâcle de selles — fluctuation et développement disparaissant alors.

Dilatation de l'estomac, n. 66.

Teint jaune paille, constitution extrêmement détériorée, fluctuation obscure, bosselures.

Vaste encéphaloïde, n. 399.

Tumeur globuleuse, régulière, médiane à l'hypogastre, utérus plus développé au toucher et fluctuant; urines émises régulièrement; aménorrhée fréquente.

Hydrométrie, n. 170.

Tumeur globuleuse, régulière, médiane à l'hypogastre, urines suspendues, sexe indifférent.

Rétention d'urine, n. 142.

SECTION II.

ROTONDITÉ DU VENTRE SANS FLUCTUATION.

Matité du côté droit et tumeur solide se continuant avec le foie sous l'hypochondre; teint jaune, urines huileuses.

Hypertrophie du foie, n. 119.

Mêmes caractères, surface bosselée, teint jaune paille.

Cancer du foie, n. 115.

Développement du ventre variable dans la même journée, borborygmes, douleur en un point fixe, si le rétrécissement est au rectum, les selles sont caractéristiques.

Rétrécissement de l'intestin, n. 93.

Enfance ou très-jeune âge, rotondité du ventre puis indurations isolées, peu mobiles, sensibles au toucher; appétit diminué ou vorace, selles cendrées, urines lactescentes, fièvre hectique.

Carreau, n. 92.

Développement du ventre croissant jusqu'à une débâcle; bruits intérieurs par la succussion du ventre, celui-ci tombe après la débâcle.

Dilatation de l'estomac, n. 66.

Sonorité et matité de l'estomac déplacée, hernie ou maladie de la rate, du foie.

Déplacement de l'estomac, n. 65.

Borborygmes, tension et dureté du ventre; long intervalle entre deux selles, bouffées de chaleur, pesanteur de tête, selles *liquides* possibles.

Constipation, n. 100.

SECTION III.

DÉVELOPPEMENT NORMAL DU VENTRE OU MÊME RÉTRACTION.

Douleur nulle ou si faible qu'elle ne se manifeste qu'à la suite d'un cahot, d'un éternument; digestions pénibles dans toute la longueur de l'intestin; ventre pelotonné vers l'ombilic; dureté; bruit de cuir neuf.

Péritonite chronique, n. 91.

Tension et dureté du ventre; borborygmes; long intervalle entre deux selles; bouffées de chaleur, pesanteur de tête, selles *liquides* possibles.

Constipation, n. 100.

CHAPITRE XVII

Maladies du rectum, de l'anus et du périnée.

SECTION I.

TUMEUR OU TUMÉFACTION DOULOUREUSE OU PESANTE.

Tumeur sous forme de plaque sessile de un à plusieurs millimètres de saillie, de un ou plusieurs centimètres de diamètre, humide, rouge, avec ou sans crevasses, siégeant à l'anus et entre les fesses. Syphilis.

Plaque ou tubercule muqueux, n. 574.

Tumeur unique ou multiple, située à la marge de l'anus, ou dans le rectum, recouverte par la muqueuse ou par la peau, sujette à des gonflements ou à un flux sanguin par intervalles.

Hémorrhoïdes, n. 101.

Tumeur pédiculée ou sessile, de consistance molle ou charnue, implantée dans le rectum, à développement progressif, mais sans gonflement ni retrait périodique.

Polypes du rectum, n. 102.

Tumeur intérieure du rectum, dure par places, molle en d'autres, sans limites bien circonscrites, ulcérée tôt ou tard ; selles sanieuses, incontinence des matières.

Cancer de l'intestin, n. 86.

Tumeur extérieure siégeant à l'anus ayant l'aspect d'un bourrelet membraneux, lie de vin, gluante et implantée à peu près comme une figue dont la queue aurait été introduite dans le rectum, orifice au centre du bourrelet.

Chute du rectum, n. 103.

Tumeur de même couleur, de forme cylindrique, entre laquelle et l'orifice anal le doigt peut passer, vomissement du volvulus, constipation.

Invagination du rectum, n. 104.

Tuméfaction diffuse, fluctuante, matières tachées de pus, pertuis avec un léger bourrelet dans le rectum, plus tard se formera une ouverture fistuleuse extérieure.

Fistule borgne interne, n. 105.

Tuméfaction constamment unilatérale, circonscription et fluctuation rapidement déterminées, saillie extérieure.

Abcès tuberculeux.

Constipation et douleur préalables, douleur spontanée ou provoquée par les selles et les urines, désorganisation rétro et périrectale avant qu'ils proéminent à l'extérieur.

Abcès phlegmoneux.

Rétention préalable de l'urine, obstacle ou plaie de l'urèthre, puis tuméfaction œdemateuse, crépitante quelquefois, puis induration partielle et rougeur.

Abcès urinaires, n. 156.

Douleur préalable dans un point du squelette, coccyx, ischion, vertèbres dorsales, tuméfaction froide.

Abcès symptomatiques et migrateurs. n. 364.

SECTION II.

DOULEUR AVEC ULCÉRATION ÉTROITE OU SANS FORME DE PERTUIS.

Matières tachées de pus, suintement du pertuis mélangé de matières stercorales, douleur et souvent abcès préalable, un stylet introduit pénètre jusque dans le rectum si la fistule est double.

Fistule à l'anus, n. 105.

Douleur comme d'un fer rouge pendant la défécation, ulcération allongée extrêmement superficielle, cachée dans les plis radiés de la marge de l'anus, constriction du sphincter.

Fissure de l'anus, n. 106.

Ulcération allongée, plus profonde, extérieure, à fond grisâtre, à produits plus abondants, douleur simple, signes de syphilis.

Rhagade syphilitique. n. 578.

SECTION III.

DOULEUR SANS TUMEUR NI ULCÈRE VISIBLE.

Sensation de bouchon pesant dans le rectum, constipation absolue, efforts d'expulsion.

Concrétion stercorale du rectum,, n. 107.

Tumeur irrégulière, mal limitée, ulcérée, selles mélangées de sanie, de sang ; incontinence tardive des matières.

Cancer du rectum, n. 108.

Bride variée dans sa forme, plus ou moins résistante et ferme, constatée par le doigt ou une bougie à empreinte, matières ovoïdes ou filées, rubannées.

Rétrécissement du rectum, n. 109.

Douleurs vives à l'anus, efforts pour expulser une selle qui n'a point lieu, suspension de l'urine au milieu du jet.

Névralgie vésico-anale, n. 110.

Vives démangeaisons à l'anus ou mêmes douleurs atroces; ténesmes surtout le soir et la nuit; vers innombrables filimormes et courts sur les matières.

Oxyures vermiculaires, n. 111.

SECTION IV.

INCONTINENCE DES MATIÈRES AVEC OU SANS DOULEURS.

Les matières liquides s'échappent involontairement, les matières solides s'accumulent.

Paralysie du rectum, n. 112.

Les maladies de la moelle rachidienne et plus rarement celles du cerveau qui s'accompagnent de paralysie peuvent offrir le même symptôme.

CHAPITRE XVIII

Maladies du foie.

SECTION I. — Douleur à l'hypochondre droit spontanée ou par la pression.

SECTION II. — Matité verticale du foie plus étendue.

SECTION III. — Tumeur extérieure ou tuméfaction. Voussure de l'hypocondre droit.

SECTION IV. — Ventre plus développé et fluctuant.

SECTION V. — Ventre plus développé à la partie supérieure.

SECTION VI. — Urines huileuses, ou déposant en vert par l'acide nitrique; selles décolorées, argileuses.

SECTION I.

DOULEURS A L'HYPOCHONDRE DROIT, SPONTANÉES OU PAR LA PRESSION.

Fièvre, douleur sourde ou vive, augmentant par la toux, la pression, pouvant s'étendre à l'épaule droite. Langue chargée, bouche amère.

Hépatite aiguë, n. 113.

Fièvre, douleur plus intense et fixe au niveau de la vésicule, point de douleur d'épaule, vomissements ; continuité de la douleur.

Cholécystite, n. 114.

Douleurs lancinantes ou pénible sensation de pesanteur ; teint jaune paille ; bosselures souvent constatées au foie par la palpation ; remarquable dépérissement, fièvre nulle ou hectique.

Cancer du foie, n. 115.

Matité plus étendue, œgophonie, bruit de frottement ascendant et descendant, toux, oppression.

Pleurésie chronique, n. 219.

Douleur très-vive sous le rebord costal. Le malade se courbe en avant ; douleur ou gêne continue par la pression ; vomissements, ictère.

Colique hépatique, 116.

Douleur vive, mais non influencée par la pression, excepté dans certains points situés entre deux côtes.

Névralgie intercostale, n. 349[5].

Douleur superficielle exaspérée par la pression et les mouvements, respiration gênée.

Pleurodynie, n. 220.

Douleur vive ou très-vive, intérieure et que la pression ne saurait influencer, ictère possible, santé bonne dans l'intervalle des accès.

Hépatalgie.

<h2 style="text-align:center">SECTION II.</h2>

MATITÉ HÉPATIQUE ÉTENDUE, PESANTEUR OU INDOLENCE
DE L'HYPOCHONDRE.

Ictère, anorexie, bouche amère, pesanteur ou indolence de l'hypochondre, durée courte ou longue, scorbut ou maladie de cœur concomitante.

Congestion du foie, n. 117.

Symptômes analogues, peau chaude, pouls plein mais non fébrile, jaunisse.

Irritation du foie, n. 117 bis.

Teint jaune paille, dépérissement remarquable, appétit nul, bosselures à la surface du foie.

Cancer du foie, n. 115.

Pesanteur ou douleur de l'hypochondre, anorexie, ictère, troubles de la digestion.

Hépatite Chronique, n. 118.

Matité plus étendue, bruit de frottement pleurétique ascendant et descendant, œgophonie, oppression.

Pleurésie chronique, n. 219.

Matité verticale plus étendue, ictère, ascite, tuméfaction reconnue par la palpation. Troubles digestifs.

Hypertrophie du foie, n. 119.

SECTION III.

VOUSSURE OU TUMEUR EXTÉRIEURE AU NIVEAU DE L'HYPOCHONDRE.

Tumeur blanche molle, indolente, fluctuante au niveau de la vésicule, point de fièvre.

Dilatation de la vésicule ou des canaux biliaires, n. 120.

Tumeur offrant une grande résistance et une remarquable élasticité. Frémissement hydatique, douleur sourde, ictère rare.

Kyste hydatique, n. 121.

Tumeur bosselée, de consistance variable, dépérissement plus marqué.

Tumeur encéphaloïde, n. 399.

Frisson après des douleurs au foie, fièvre, tumeur pâteuse ou fluctuante.

Abcès du foie, n. 122.

Un épanchement pleurétique localisé produirait tout au plus une voussure sans œdème.

SECTION IV.

DÉVELOPPEMENT GÉNÉRAL DU VENTRE ET FLUCTUATION.

Ballonnement du ventre, fluctuation, sonorité à l'ombilic ou à l'épigastre.

Ascite, n. 99.

Ascite avec diminution de la matité verticale du foie.
Atrophie du foie, n. 123.

L'induration, l'hypertrophie, le cancer s'accompagnent souvent d'ascite.

SECTION V.

VENTRE PLUS DÉVELOPPÉ A LA PARTIE SUPÉRIEURE.

L'irritation du foie, l'hépatite aiguë et chronique; l'hypertrophie du foie, la congestion et le cancer, ainsi que les kystes du foie offrent ordinairement ce symptôme.

SECTION VI.

URINES HUILEUSES, DÉPOSANT EN VERT PAR L'ACIDE NITRIQUE,

SELLES DÉCOLORÉES, ARGILEUSES.

Dépérissement remarquable, troubles digestifs, ayant parfois l'apparence d'une gastrite chronique.
Ramollissement du foie.

Couleur jaune des conjonctives, des ailes du nez, de la face, du corps en général. Démangeaison légère sans lésion des organes.
Ictère essentiel.

L'hépatite, la colique hépatique, l'irritation du foie, la cholécystite, etc., etc., offrent les caractères de cette section.

CHAPITRE XIX

Maladies des reins et de la vessie.

SECTION I.

FIÈVRE, DOULEUR DE REINS UNI-OU BILATÉRALE, SANS TUMEUR, *URINES DIMINUÉES.*

Frisson, douleur de reins et du testicule ou du ligament rond; miction douloureuse ou même se faisant goutte à goutte.

Néphrite aiguë simple, n. 135.

Douleur qui des reins s'étend à la vessie et à la cuisse; émission goutte à goutte des urines; vomissements.

Coliques néphrétiques, n. 129.

Frissons irréguliers; tension douloureuse qui, du rein, se propage au membre correspondant; vomissements à une période avancée.

Pyélite purulente. n. 129.

Simple pesanteur qu'une secousse ou un effort change en une douleur réelle qui peut se propager au testicule et à la cuisse; mucus dans les urines.

Pyélite muqueuse. n. 129.

Albumine ou globules sanguins dans les urines ; maladie de cœur ou inflammation viscérale concomitante.

Congestion sanguine. n. 130.

Urines diminuées, acides ; contenant de l'albumine; anasarque ; légère douleur de rein, sédiment.

Néphrite albumineuse aiguë, n. 133.

SECTION II.

FIÈVRE, DOULEUR ET TUMEUR AUX REINS.

Tumeur indolente, sans changement de couleur à la peau, bosselée comme l'intestin. La douleur peut exister, mais alors il y a du pus dans les urines.

Hydronéphrose, n. 139.

Douleur de vieille date, tumeur bosselée, sang ou lavure de chair dans les urines.

Cancer du rein. n. 140.

Tumeur lentement formée, indolente, sans caractère spécial.

Kyste du rein, n. 140 bis.

Douleur de reins très-vive, empâtement de la peau, ouverture spontanée ou artificielle en quelques jours.

Abcès des reins, n. 137.

Douleur de rein, tumeur bosselée, fluctuante.

Pyélite calculeuse, n. 129.

SECTION III.

FIÈVRE, SIMPLE PESANTEUR DES REINS, URINES DIMINUÉES OU MOUSSEUSES OU CONTENANT DES SÉDIMENTS, AVEC OU SANS HYDROPISIE.

Indolence de la cuisse et du testicule ; urines brunes, mousseusses, contenant de l'albumine ou même du sang ; œdème ambulant ou anasarque.

Néphrite albumineuse, n. 133.

Douleur presque nulle, excepté à la suite d'une secousse, mais se propageant alors à la cuisse et au testicule.

Pyélite calculeuse muqueuse, n. 123.

Tension douloureuse du rein et de la cuisse, sédiment blanc de lait ou verdâtre dans les urines reposées.

Pyélite calculeuse, n. 129.

Albumine ou globules sanguins dans les urines ; maladies de cœur ou inflammation viscérale concomitante.

Congestion sanguine, n. 130.

SECTION IV.

FIÈVRE, DOULEUR A L'HYPOGASTRE, URINES RENDUES PÉNIBLEMENT OU CONTENANT DES DÉPÔTS.

Pression de l'hypogastre très-douloureuse, urines brûlantes et rendues goutte à goutte, douleur aux cuisses et à l'urèthre ; rétention possible.

Cystite aiguë, n. 146.

Douleur hypogastrique, miction douloureuse, fréquente, incomplète, amenant des glaires.

Cystite muqueuse. n. 147.

Douleur à l'hypogastre, rétraction du testicule, ou simplement pesanteur dans le bassin, les reins, le rectum. Urines troubles suspendues au milieu du jet. Position bizarre pour les rendre.

Calculs de la vessie. V. n. 145.

SECTION V.

POINT DE FIÈVRE ; DIFFICULTÉ INTERMITTENTE OU PERMANENTE POUR URINER AVEC OU SANS TUMEUR INGUINALE OU VAGINALE.

Nul obstacle à la sonde dans toute la longueur du canal, miction pénible, fréquente, incomplète, amenant des glaires. Douleur hypogastrique.

Cystite muqueuse ou catarrhale, n. 147.

Point d'obstacle dans l'urèthre ; agitation ; miction fréquente ; sédiment rougeâtre dans les urines qui sont supprimées ou diminuées.

Gravelle dans les reins, n. 144.

Douleur à l'hypogastre, urine suspendue au milieu du jet, positions bizarres pour uriner, troubles de l'urine ; tiraillement de la verge.

Calculs de la vessie, n. 145.

Miction difficultueuse et douloureuse, mais seulement par intervalles. Nul dépôt dans les urines ; douleur à l'anus.

Névralgie vésico-anale, n. 110.

La sonde est arrêtée par un obstacle subitement développé ; à ce niveau la pression est douloureuse.

Calculs ; gravelle dans l'urèthre, n. 155.

Obstacle lentement formé, difficulté ancienne et croissante pour uriner, point de tumeur.

Rétrécissements de l'urèthre, n. 154.

Difficulté pour uriner ; la sonde pénètre jusqu'à la vessie, mais, arrivée sous le pubis, elle est déviée ; le toucher rectal constate l'engorgement de la prostate.

Engorgement de la prostate, n. 158.

Difficulté pour uriner, urèthre obturé par une déformation avec dégénérescence et tumeur de la verge.

V. *Tumeurs,* chap. XXXI.

Tumeur au pli de l'aine ou dans le vagin. La compression de cette tumeur provoque des envies d'uriner.

Cystocèle. Hernie de la vessie, n. 149.

Difficulté pour uriner, retention d'urine, hématurie, sensation donnée par la sonde.

Polypes ; fongus de la vessie.

SECTION VI.

URINES MOUSSEUSSES OU DE BEAUCOUP PLUS ABONDANTES, OU SÉDIMENTEUSES. AVEC OU SANS MÉLANGE DE SANG, AVEC OU SANS HYDROPISIE.

Œdème ambulant, urine mousseuse spontanément ou par

l'insufflation; quantité diminuée; albumine constatée par l'acide nitrique ou l'ébullition.

Néphrite albumineuse chronique, n. 134.

Pesanteur des reins à peine remarquée par les malades ; l'urine est fort souvent trouble, sédimenteuse, elle rend au tournesol rougi sa couleur bleue.

Néphrite simple chronique, n. 136.

Faim et soif insatiables ; urines de beaucoup plus abondantes, émaciation ; infiltration.

Diabète, n. 138.

Soif continuelle ou abondance considérable des urines sans influence sur la santé ou sans faim exagérée.

Polydypsie, polyurie.

Douleur hypogastrique, difficulté et fréquence de la miction; glaires dans les urines.

Cystite muqueuse. V. n. 147.

Sang pur rendu en place des urines ou mélange des deux liquides.

Hématurie, n. 132.

Sang ou lavure de chair dans les urines, douleur persistante et tumeur bosselée aux reins.

Cancer du rein, n. 140.

Sédiment blanc de lait ou verdâtre; tension douloureuse du rein ou de la cuisse.

Pyélite calculeuse. V. n. 129.

Dysurie, douleur hypogastrique, urines opaques fétides, dépérissement et diarrhée.

Ulcères de la vessie, n. 152.

SECTION VII.

LA MICTION EST IMPOSSIBLE OU AU CONTRAIRE ELLE A LIEU INVOLONTAIREMENT.

Le malade n'urine pas et ses réponses indiquent une maladie

des reins, ou la sonde constate une maladie, soit de la vessie, soit de la prostate ou de l'urèthre.

Rétention d'urine, n. 142.

Le malade n'urine pas, depuis longtemps il urinait difficilement. La sonde ne fournit que des signes négatifs.

Paralysie de la vessie, n. 148.

Les vêtements ou le lit du malade sont souillés par l'urine qui s'échappe involontairement.

Incontinence d'urine, n. 143.

SECTION VIII.

PERTUIS FOURNISSANT DE L'URINE OU TUMÉFACTION DIFFUSE DANS LE VOISINAGE DES ORGANES GÉNITAUX.

Le suintement urinaire n'a lieu que pendant que le malade satisfait au besoin d'uriner.

Fistule uréthrale, n. 157.

Le suintement généralement permanent, plus rarement intermittent, a lieu en dehors du besoin d'uriner.

Fistule de la vessie, n. 153.

Tuméfaction dont la compression fait sortir par l'urèthre ou par une fistule un liquide urineux.

Abcès urineux, infiltration urinaire, n. 156.

CHAPITRE XX

Maladies de l'utérus et de ses annexes.

SECTION I. — Fièvre, douleurs au milieu de l'hypogastre, utérus plus lourd ou même faisant tumeur à l'hypogastre.

SECTION II. — Fièvre et douleur latérale au niveau de l'ovaire.

SECTION III. — Point de fièvre, utérus abaissé ou pendant, ou masqué par une tumeur.

SECTION IV. — Point de fièvre, col utérin manifestement déplacé, avec ou sans tumeur herniaire.

SECTION V. — Douleur dans le bassin, utérus plus lourd, plus developpé ou même formant à l'hypogastre une tumeur globuleuse.

SECTION VI. — Douleur dans le bassin, avec ou sans écoulement vaginal ; rougeurs ou ulcérations de l'utérus.

SECTION VII. — Troubles, douleurs ou suppression du flux menstruel.

SECTION VIII. —Développement progressif du ventre et fluctuation.

SECTION I.

FIÈVRE , DOULEUR AU MILIEU DE L'HYPOGASTRE, UTERUS PLUS LOURD OU MÊME FAISANT TUMEUR A L'HYPOGASTRE.

Paturition récente, ventre douloureux surtout à la pression ; ballonnement ; volume de l'utérus augmenté, consistance diminuée. Céphalalgie.

Métrite puerpérale, n. 163.

Point de parturition récente ; utérus douloureux par la pression, la toux ; consistance plus molle ou plus dure ; douleur aux lombes, aux cuisses, aux aines.

Métrite aiguë, n. 161.

Douleurs plus profondes dans le bassin, vagin plus chaud, engorgé dans le cul de sac postérieur et immobilisant l'utérus qui est moins douloureux que le voisinage.

Phlegmon périutérin, n. 183.

Douleur continuelle, mais avec redoublement aigu toutes les dix minutes, plus ou moins. Orifice utérin s'entr'ouvrant pendant les redoublements.

Avortement.

Malaise général ; état saburral ou, du moins, défaut d'appétit après la parturition, utérus faisant tumeur à l'hypogastre même quinze jours après.

Paresse dans le retrait de l'utérus.

Fièvre, douleur ou pesanteur au milieu de l'hypogastre et écoulement de sang, bouffées de chaleur.

Métrorrhagie, n. 173.

SECTION II.

FIÈVRE ET DOULEUR LATÉRALE AU NIVEAU DE L'OVAIRE.

Col utérin et son pourtour vaginal souples et indolents; tumeur douloureuse constatée parfois par la palpation au niveau de l'un ou des deux ovaires. Douleur des lombes, des aînes, des cuisses.

Ovarite, n. 182.

SECTION III.

POINT DE FIÈVRE, UTÉRUS ABAISSÉ OU PENDANT, OU MASQUÉ PAR UNE TUMEUR.

Col utérin à fleur de vulve ou simplement abaissé.
Abaissement. Voir ci-dessous *Prolapsus.*

Tumeur cylindroïde terminée par un orifice transversal et pendant hors la vulve.
Prolapsus, n. 168.

Utérus absent à l'exploration rectale ; tumeur mollasse sans ouverture terminale, mais dont le pédicule est entouré d'un bourrelet circulaire.
Introversion, n. 166.

Tumeur de volume variable s'attachant manifestement à l'utérus ou ne laissant constater de celui-ci qu'un bourrelet circulaire qui diffère du bourrelet de la tumeur précédente en ce que la sonde peut, dans une très-grande partie, pénétrer entre la tumeur et le bourrelet ; miction troublée.
Polypes, n. 171 bis.

SECTION IV.

POINT DE FIÈVRE, COL UTÉRIN MANIFESTEMENT DÉPLACÉ AVEC OU SANS TUMEUR AU PLI DE L'AINE.

Corps de l'utérus renversé dans le sacrum, col derrière le pubis si toutefois l'utérus n'est point doublé en cornue.
Rétroversion, n. 166 bis.

Col utérin vers le sacrum, vagin obstrué en avant, désordres de la miction.

Anteversion, n. 167.

Tumeur inguinale ou crurale ayant la consistance de l'utérus, col dirigé du côté opposé à la tumeur.

Hystérocèle, n. 169.

SECTION V.

POINT DE FIÈVRE, DOULEURS DANS LE BASSIN, UTÉRUS PLUS LOURD OU MÊME FORMANT A L'HYPOGASTRE UNE TUMEUR.

Point de tumeur à l'hypogastre, utérus plus lourd, douleurs obscures du bassin, pertes vaginales.

Métrite chronique, n. 162.

Point de tumeur hypogastrique, utérus plus lourd, pertes rouges plus fréquentes et s'accompagnant de douleurs expulsives pendant lesquelles on constate à l'orifice un corps étranger.

Polype naissant. V. n. 171 bis.

Symptômes analogues, la sonde utérine heurte un corps dur.

Tumeur calculeuse.

Matrice plus développée, vents échappés par le vagin.

Physométrie, n. 171.

Apparences de grossesse, mais le développement du ventre se fait irrégulièrement; fluctuation ou élasticité de la tumeur hypogastrique, pas de ballottement. Vagin perforé ou imperforé.

Hydrométrie, n° 170.

Col utérin déformé, bosselé, dur, teint paille.

Cancer de l'utérus, n° 172.

SECTION VI.

DOULEURS DANS LE BASSIN AVEC OU SANS ÉCOULEMENT VAGINAL ROUGEURS OU ULCÉRATIONS DE L'UTÉRUS.

Utérus normal mais un peu fluxionné; douleurs intermittentes

du bassin; miction et défécation difficiles ou douloureuses.
Hystéralgie, n° 174.

Perte de substance, souvent arrondie à bords taillés à pic et dont le fond est grisàtre, symptômes vénériens.
Chancre, n° 576.

Ulcération très-superficielle, ou dont la profondeur apparente tient à l'épaississement de la muqueuse.
Excoriation, ulcération simple, n° 165.

Déformations du col, bosselures, ulcères sanieux profonds, de mauvais aspect, pertes abondantes et fétides.
Cancer de l'utérus, n° 172.

Simple rougeur avec ou sans engorgement; leucorrhée.
Rougeurs de l'utérus, n° 164.

SECTION VII.

FLUX MENSTRUEL SUPPRIMÉ OU PARAISSANT IRRÉGULIÈREMENT, OU TROP ABONDAMMENT; PERTES NON SANGUINES.

Menstrues irrégulières ou plus pàles ou nulles ; douleur d'estomac, essoufflement et palpitations faciles; pàleur et flaccidité des tissus.
Chlorose, n° 522.

Douleurs vives de l'hypogastre, des reins, du sacrum, des aines, des cuisses pendant l'époque menstruelle.
Dysménorrhée, n° 175.

Perte de sang par le vagin plus abondante ou plus prolongée que les menstrues, chaleur dans le bassin, vertiges, palpitations, céphalalgie.
Métrorrhagie, n° 173.

Menstrues nulles; santé conservée ou plus ou moins troublée.
Aménorrhée, n° 176.

Menstrues conservées ou absentes; pertes vaginales variées dans l'intervalle ou d'une manière continue.
Leucorrhée, n° 177.

Douleur, chaleur, rougeur, tuméfaction du vagin, partielles

où générales ; écoulement jaune ou verdâtre ; urines cuisantes.

Vaginite.

SECTION VIII.

DÉVELOPPEMENT PROGRESSIF DU VENTRE ET FLUCTUATION.

Le développement a commencé dans l'une des fosses iliaques ; au début il formait une tumeur du volume du poing environ.

Kyste de l'ovaire, n° 184.

CHAPITRE XXI

Maladies du larynx.

SECTION I. — Accès de suffocation.

SECTION II. — Raucité, aphonie, douleur au larynx, avec ou sans gêne de la déglutition.

SECTION I.

ACCÉS DE SUFFOCATION.

Dix à vingt accès en vingt-quatre heures, nulle irritation du larynx ou de la poitrine dans l'intervalle.

Spasme de la glotte, n° 199.

Age de 4 à 20 mois ; accès séparés par un ou plusieurs jours d'intervalle ; cinq ou six petites inspirations sonores sans expiration.

Asthme thymique, n° 201.

Accès de plus en plus graves, toux et voix rauques, étouffées ; sifflement trachéal ; fausses membranes ; ganglions sous maxillaires.

Croup, n° 198.

Accès de plus en plus graves ; ni sifflement trachéal, ni fausses membranes, ni ganglions ; bourrelet muqueux à la glotte.

OEdème de la glotte, n° 196.

Accès conservant toute leur gravité pendant plusieurs semaines, quintes de toux violentes, sans mélange d'inspiration et terminées par une inspiration hurlante.

Coqueluche, n° 208.

Accès de moins en moins graves à partir du premier ; début brusque, terreur extrême.

Laryngite striduleuse, n° 193.

Accès de suffocation possibles mais non constants ; douleur au larynx, toux gutturale ancienne, déglutition gênée.

Laryngite ulcéreuse simple, n° 195.

Douleur au larynx de date récente, fièvre ; inspiration sifflante ; raucité,

Laryngite aiguë simple, n° 192.

SECTION II.

RAUCITÉ DE LA VOIX; APHONIE.

Douleur au larynx de date récente, fièvre, inspiration sifflante.

Laryngite aiguë simple, n° 192.

Date ancienne, douleur sourde au larynx, crachats muqueux avec ou sans concrétions des amygdales.

Laryngite muqueuse chronique, n° 194.

Douleur de date ancienne au larynx, toux gutturale, déglutition gênée, crachats en partie muqueux et en partie opaques.

Laryngite ulcéreuse simple, n° 195.

Perte absolue ou très-remarquable de la voix, *Aphonie.* — Elle peut être la conséquence des diverses laryngites décrites plus haut ; elle peut aussi succéder à l'abus des alcooliques ou simplement à une émotion morale.

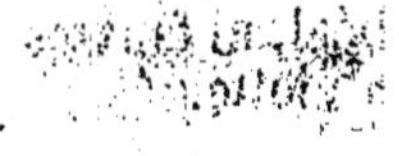

CHAPITRE XXII

Maladies des bronches.

SECTION I. — Date ancienne ; crachats opaques ; quelques points mats ; oppression souvent légère.

SECTION II. — Suffocation par accès ou continue, avec ou sans quintes de toux.

SECTION III. — Crachats variés, parfois sanguinolents.

SECTION IV. — Sonorité normale ou égale partout ; râles muqueux, sibilants, sonores ; râle crépitant ; oppression variable.

SECTION I.

DATE ANCIENNE, CRACHATS OPAQUES, MATITÉ EN QUELQUES POINTS DE LA POITRINE, OPPRESSION LÉGÈRE LE PLUS SOUVENT.

Douleurs vagues dans la poitrine, légère dyspnée après l'exercice ; possibilité d'une santé ordinaire.

Bronchite chronique n° 204 *bis.*

SECTION II.

SUFFOCATION PAR ACCÈS OU CONTINUE, AVEC OU SANS QUINTES DE TOUX.

Bronchite préalable, angoisse, lividité de la face, grande abondance de mucosités transparentes.

Catarrhe suffocant, n° 204.

Bronchite épidémique ; courbature et douleurs de tête, larmoiement, quintes déchirantes, l'oppression ne mérite pas le nom de suffocation.

Grippe, n° 209.

Quintes violentes sans inspiration mais que termine une inspiration hurlante.

Coqueluche, n° 208.

Efforts extrêmement pénibles pour aspirer l'air, inspiration

et expiration bruyantes ; des crachats abondants et visqueux ou plus rares et cylindriques terminent l'accès.

Asthme essentiel, n° 228.

Douleur compressive du sternum et dans le bras gauche ; suffocation très-pénible coïncidant avec une respiration peu au-dessus de la normale pour la fréquence.

Angine de poitrine, n° 230.

SECTION III.

CRACHATS VARIÉS, PARFOIS SANGUINOLENTS.

Les crachats transparents se rencontrent dans la Grippe, la Coqueluche, la bronchite dans sa première période.

Les crachats sanguinolents sont parfois observés dans la Grippe, les ulcérations bronchiques.

Quant aux crachats opaques, ils se rencontrent dans toutes les variétés de bronchite ou catarrhe chronique, dans la période de maturité de la bronchite aiguë.

SECTION IV.

SONORITÉ NORMALE OU ÉGALE PARTOUT ; RALES MUQUEUX, SIBILANTS, SONORES ; RALE CRÉPITANT ; OPPRESSION VARIABLE.

Bronchite aiguë, n. 202.

Les râles muqueux, sibilants, sonores sont aussi constatés dans les diverses variétés de bronchite chronique ; le souffle bronchique et le gargouillement peuvent se montrer dans les cas de rétrécissement ou de dilatation des bronches.

CHAPITRE XXIII

Maladies des poumons et des plèvres.
Maladies aiguës (Le malade a été atteint récemment).

SECTION I. — Crachats couleur de rouille ou mêlés de sang, avec ou sans point de côté.

SECTION II. — Expectoration nulle, ou sans caractère, ou très-abondante; oppression, avec ou sans point de côté.

SECTION III. — Douleur de côté sans expectoration.

SECTION IV. — Simple oppression ou suffocation, avec ou sans toux.

SECTION I.

CRACHATS ROUILLÉS OU MELÉS DE SANG AVEC OU SANS POINT DE COTÉ.

Crachats rouillés, ou couleur sucre d'orge, visqueux et adhérents, douleur au côté, fièvre et céphalalgie; matité thoracique.

Pneumonie, n. 216.

Crachats composés de sang pur; agitation très-grande; fièvre et chaleur nulles ou légères; matité nulle ou très-circonscrite, pas de point de côté, pas de respiration tubaire on bronchique.

Apoplexie du poumon, n. 212.

Fraîcheur des extrémités, chaleur de la poitrine, sang vermeil, spumeux, pur ou mêlé aux crachats, râle sous-crépitant.

Hémoptysie essentielle, n. 226.

Toux possible, mais non pas constante; palpitations quelquefois, mucosités qui parfois sont teintes de sang; râle sous-crépitant ou même crépitant, matité non résistante, légère; fièvre nulle.

Congestion du poumon, n. 211.

Sang noirâtre, ayant l'aspect d'une bouillie de chocolat, fétidité pénétrante, abattement extrême, apoplexie ou pneumonie préalables fort souvent.

Gangrène du poumon, n. 223.

SECTION II.

EXPECTORATION NULLE OU SANS CARACTÈRE, OU TRÈS-ABONDANTE; OPPRESSION AVEC OU SANS POINT DE COTÉ.

Douleur très-vive au côté, matité au même niveau, respiration bronchique, ægophonie; fièvre, etc.

Pleurésie aiguë, n. 218.

Douleur vive au côté, pas de matité, ni de souffle tubaire ou bronchique, ni d'ægophonie; on constate un bruit de râpe ou de frottement ascendant et descendant.

Pleurésie sèche, n. 218.

Douleur plus ou moins vive au côté, augmentant par les mouvements du bras, par la pression; la percussion et l'auscultation ne fournissent aucun signe morbide.

Pleurodynie rhumatismale, n. 219 bis.

Douleur vive au côté, instantanément développée et non augmentée par les mouvements du bras; grande sonorité à ce niveau.

Pleurodynie flatulente, n. 220.

Oppression variable, parfois très-grande, suffocante; existence préalable d'une maladie grave du cœur, du poumon ou même du cerveau; râles muqueux; matité difficile à constater si les deux poumons sont pris ou s'il y a emphysème.

OEdème du poumon, n. 215.

Expectoration d'eau rousse ou de pus ressemblant à un vomissement par son abondance.

Ramollissement du poumon, n. 213.

SECTOIN III.

DOULEURS DE COTÉ SANS EXPECTORATION.

La pleurésie, la pleurodynie rhumatismale et flatulente décrites dans la section précédente, pourraient être placées dans celle-ci. Il en est de même de la péricardite et de la névralgie de la mamelle.

Douleur de côté que la pression n'augmente que dans un point très-circonscrit de l'espace intercostal.

Névralgie intercostale, n. 349 5.

SECTION IV.

OPPRESSION LÉGÈRE OU GRANDE, AVEC OU SANS TOUX.

Age avancé, matité, râle crépitant, respiration bronchique, fréquence du pouls, abattement extrême.

Pneumonie des vieillards, n. 216.

Ægophonie ou, à son défaut, bruit de frottement ascendant et descendant.

Pleurésie latente, n. 218.

Accès de suffocation ne laissant aucune trace dans la poitrine.

Asthme essentiel, n. 228.

Toux brève et le plus souvent sèche chez les enfants, pupilles dilatées, langue sale, sommeil agité.

Maladie vermineuse, n. 64.

Bruits anormaux au cœur.

Maladies du cœur, chap. XXV, *Chlorose,* n. 522.

Toux possible, mais non pas constante, non plus que les palpitations; crachats muqueux.

Congestion des poumons, n. 211.

Une maladie récente a épuisé le malade; il est oppressé, quoique sa poitrine soit saine.

Anhémie du poumon, n. 214.

CHAPITRE XXIV.

Maladies du poumon de date plus ou moins ancienne ou chronique.

SECTION I. — Poitrine déformée par voussure ou dilatation.

SECTION II. — Poitrine déformée par affaissement.

SECTION III. — Matité sous l'une des clavicules; matité en d'autres points du thorax; expectoration opaque ou sanguinolente.

SECTION IV. — Simple oppression avec ou sans bruits morbides.

SECTION I.

POITRINE DÉFORMÉE PAR DILATATION OU VOUSSURE.

Voussure évidente à l'œil ou simple élargissement des espaces intercostaux; matité à ce niveau; souffle tubaire; expectoration nulle ou muqueuse, à moins de complication; dyspnée presque suffocante.

Hydrothorax, n. 227.

Oppression bien moins prononcée, côtes immobiles ; omoplate paraissant plus basse que de l'autre côté ; la fièvre n'existe pas, ou elle est légère.

Pleurésie chronique, n. 219.

Voussure notable, oppression très-grande ; tout bruit respiratoire est masqué par la respiration amphorique.

Pneumothorax, n. 222.

Voussure le plus souvent partielle, siégeant dans les régions sur ou sous-claviculaires ou sterno-mammaire ; sonorité exagérée à ce niveau ; obscurité du bruit respiratoire sans souffle amphorique.

Emphysème pulmonaire, n. 231.

Voussure, matité et obscurité des bruits du cœur au niveau de la région précordiale.

Hydropéricarde, n. 234 et 235.

SECTION II.

DÉFORMATION DE LA POITRINE PAR AFFAISSEMENT.

Déplacement du cœur, soit vers la droite, soit vers la gouttière vertébrale ; toux, expectoration muqueuse au début, puis sous forme de crachats opaques, nummulaires, parfois mêlés avec du sang.

Cirrhose du poumon, n. 225.

Matité au sommet de l'un des poumons ; expiration rude, rapeuse, craquements humides ou secs à ce niveau ; crachats nummulaires, hémoptysie.

Phthisie pulmonaire, n. 221.

SECTION III.

MATITÉ EN QUELQUES POINTS DU POUMON, EXPECTORATION OPAQUE OU SANGUINOLENTE.

Matité plus ou moins étendue, bruit inspiratoire diminué, bruit expiratoire augmenté, respiration bronchique et bronchophonie ; râles des bronchites.

Pneumonie chronique, n. 217.

Mêmes caractères limités à l'une des régions sur et sous-claviculaire ; craquements secs ou humides selon la période.

Phthisie pulmonaire, n. 221.

Accès d'oppression presque suffocante, expectoration opaque quotidienne et de vieille date dans l'intervalle des accès qui peuvent être plus ou moins éloignés.

Asthme symptomatique, n. 229.

Expectoration d'eau rousse ressemblant à un vomissement par son abondance.

Ramollissement du poumon, n. 213.

SECTION IV.

OPPRESSION PLUS OU MOINS GRANDE, AVEC OU SANS BRUITS MORBIDES.

Oppression forte et habituelle, vomissements fréquents, douleurs vers le diaphragme.

Hernie du diaphragme, n. 233.

Souffle doux au cœur et aux vaisseaux du cou, douleurs d'estomac, névralgies ; troubles de la menstruation, pâleur et flaccidité.

Chlorose, n. 522.

Maladie longue ou perte de sang antérieure, oppression sans lésion de la poitrine.

Anhémie du poumon, n. 214.

Chute ou effort préalable, douleurs spinales et thoraciques ; palpitations, oppression.

Irritation spinale, n. 282.

Accès d'oppression fort légère en apparence, mais extrêmement pénible au malade et donnant l'idée de fin prochaine, douleur sternale et brachiale.

Angine de poitrine, n. 230.

Oppression diminuant dans l'obscurité ou s'accompagnant de phénomènes et de tempérament nerveux.

Dyspnée nerveuse, n. 232.

CHAPITRE XXV

Maladies du cœur et de ses annexes.

SECTION I.

DYSPNÉE OU MÊME SUFFOCATION AVEC OU SANS BATTEMENTS FORTS, AVEC OU SANS DOULEUR PRÉCORDIALE OU ENTRE LES ÉPAULES.

Douleurs précordiales, épigastriques, brachiales, axillaires ; agitation ; bruits de taffetas ; lypothymies ; vomituritions possibles : début récent.

Péricardite sèche aiguë, n. 234.

Matité précordiale plus étendue ; bruits plus sourds, plus profonds ; début récent, voussure précordiale possible.

Péricardite aiguë avec épanchement, n. 234.

Douleur brûlante au niveau de l'aorte, anxiétés, lypothymies, fièvre.

Aortite, n. 243.

Matité plus ou moins étendue, avec ou sans tumeur au niveau de l'aorte ; douleur, dyspnée, toux, dysphagie, bruits éclatants, simples, ou au contraire doubles comme ceux du cœur surexcité.

1° *Anévrysme de la crosse,* n. 245 bis.

2o *Anévrysme de l'aorte extra-péricardique,* n. 245.

Face violette, veines du cou gonflées, anasarque plus prononcée en haut, murmure bruyant au niveau de l'aorte.

Anévrysme variqueux de l'aorte, n. **247.**

Matité vers la partie moyenne du cœur, battements plus énergiques ou visibles à l'œil nu, rougeur ou lividité de la face; voussure possible.

Hypertrophie du cœur, n. **238.**

Battements plus faibles ou ordinaires, matité plus étendue, apathie, flux de sang, céphalalgie dans la direction des sinus.

Dilatation du cœur, n. **240.**

Oppression qui peut être suffocante, battements violents ou même absolument rien qu'une mort subite.

Anévrysme de l'aorte intrapéricardique, n. **244.**

SECTION II.

MATITÉ ET VOUSSURE PRÉCORDIALE OU MEME TUMEUR AU NIVEAU DE L'AORTE AVEC OU SANS OBSCURITÉ ET PROFONDEUR DES BRUITS.

Dyspnée, dysphagie, raucité de la voix, bruits éclatants simples ou doubles comme ceux du cœur.

Anévrysme de la crosse, n. **245.**

Anévrysme extra péricardique, n. **245.**

Battements nuls ou sourds, plus profonds; matité prédominante vers la base du cœur.

Péricardite avec épanchement, n. **234.**

Battements énergiques, figure injectée, matité prédominant vers la partie moyenne du cœur.

Hypertrophie du cœur, n. **238.**

Battements moins énergiques, palpitations molles, tendance au froid des extrémités, douleurs de tête dans la direction des sinus; apathie; flux de sang.

Dilatation du cœur, n. **240.**

SECTION III.

BRUITS DE SOUFFLET, DE RAPE, DE TAFFETAS, DE RAPPEL, DE CUIR NEUF, MURMURE BRUYANT, FRÉMISSEMENT CATAIRE.

Gêne constrictive de la poitrine, palpitations, matité ou tumeur offrant des battements isochrones au pouls ou même des battements semblables à ceux du cœur excité.

Anévrysme de la crosse, ou de l'aorte extra péricardique, n. 245.

Bruits de rappel, de soufflet, de râpe, de scie au 2ᵐᵉ temps ou remplaçant ce dernier.

Rétrécissement des orifices, n. 242.

Insuffisance des valvules, n. 242.

Face violette, veines du cou gonflées, anasarque plus prononcée en haut ou en bas selon le point de la communication, murmure bruyant au niveau de l'aorte.

Anévrysme variqueux, n. 247.

Bruits de râpe, irrégularité des battements, palpitations, dyspnée, début récent.

Péricardite aiguë, n. 234.

Mêmes symptômes, début plus éloigné.

Péricardite chronique, n. 235.

Souffle doux au premier temps, pâleur des gencives et de la peau, gastralgie, troubles de la menstruation, névralgies, bruits dans les vaisseaux du cou.

Chlorose, n. 522.

Palpitations par intervalles éloignés, nul signe au cœur dans l'intervalle, tempérament nerveux.

Palpitations nerveuses, n. 248.

SECTION IV.

ROUGEUR OU LIVIDITÉ DE LA FACE, OEDÈME DE LA FACE OU MÊME ANASARQUE; SYNCOPES, VOMISSEMENTS, HÉMORRHAGIES; MORT SUBITE.

La rougeur et la lividité de la face sont produites par l'*hypertrophie du cœur,* par l'*anévrysme variqueux,* etc.

L'œdème et l'anasarque résultent souvent de la *péricardite,* de l'*hypertrophie du cœur,* de l'*anévrysme variqueux,* etc.

Faiblesse des bruits du cœur, syncopes sans motif, matité moins étendue, apathie.

Atrophie du cœur, n. 239.

Prostration, plaques livides, syncopes, absence du pouls.

Gangrène du cœur, n. 241.

La *rupture du cœur* produit la mort subite après des douleurs horribles à l'épigastre ou dans l'épaule gauche. La face est pâle, les extrémités sont froides; les convulsions ne sont pas rares.

Les vomissements, les lypothymies ne sont pas rares dans la péricardite et l'hydropéricarde.

CHAPITRE XXVI

Maladies des centres nerveux (cerveau et ses enveloppes).

SECTION I.

PARALYSIE GÉNÉRALE INSTANTANÉMENT DÉVELOPPÉE.

La paralysie ne persiste que peu de temps et jamais au delà de huit jours après le retour de l'intelligence.

Congestion du cerveau, n. 253.

Paralysie persistante, contractures, douleurs accusées après le retour de l'intelligence si elle a disparu.

Ramollissement du cerveau, n. **273**.

Paralysie persistante, contractures, pas de douleurs, mouvements respiratoires égaux des deux côtés, convulsions possibles.

Hémorrhagie méningée diffuse, n. **272**.

Paralysie persistante, pas de contracture, douleurs cervicales. Tous ces accidents sont précédés de céphalalgie, vertiges, ou en sont suivis.

Hématorachis intra-cranien, n. 283 bis.

Paralysie persistante, convulsions, sensibilité abolie.

Hémorrhagie de la protubérance, n. **257**.

Paralysie persistante, pas de convulsions ni de déviation des traits, ni de contracture.

Apoplexie séreuse, n. **258**.

SECTION II.

PARALYSIE GÉNÉRALE GRADUELLEMENT DÉVELOPPÉE.

Embarras de la parole dès longtemps remarqué, troubles précurseurs de la vue, de l'ouïe...

Tumeurs du cerveau, n. **271**.

Douleur cervicale, fièvre, rigidité des muscles postérieurs du cou, dysphagie, respiration diaphragmatique très-pénible.

Myélite cervicale, n. **287**.

Douleur cervicale, délire, troubles des sens, dysphagie, etç.

Myélite cranienne, n. **287**.

Paralysie progressant de bas en haut, douleur sourde dans le rachis; efforts d'accouchement ou autres; maladie préexistante du cœur ou du poumon.

Congestion veineuse de la moëlle, n. **281**.

Point d'efforts ni de maladie de poitrine, convulsions, douleur du rachis.

Hématorachis, n. **284**.

La *paralysie des aliénés* finit aussi par devenir générale, ainsi que l'atrophie musculaire progressive, n. 309.

Pour les maladies traumatiques du cerveau, v. le n. **278**.

SECTION III.

SIMPLE RÉSOLUTION, PARALYSIE APPARENTE.

La respiration, le pouls, la vie sont momentanément suspendus.

Syncope, n. 260.

Sommeil profond, odeur vineuse.

Ivresse.

La respiration est par moment suspendue, la sensibilité n'est pas éteinte.

Empoisonnement par les narcotico âcres, n. 263.

Mêmes caractères, sensibilité éteinte.

Empoisonnement par la baryte, n. 298.

La respiration est seulement très-ralentie; lypothymies, sensibilité engourdie, ainsi que la motilité.

Empoisonnement septique, n. 264.

Coma profond, réponses lentes aux questions hautement criées aux oreilles, vomissement de matières visqueuses épaisses.

Empoisonnement par les narcotiques, n. 262.

Invasion subite, coma, résolution, convulsions possibles, point de cause directe connue autre que le tempérament ou une indigestion.

Congestion du cerveau, n. 253.

Chute ou contusion de la tête, sensibilité diminuée, éblouissement, bourdonnement d'oreilles, spasmes, vomissements.

Commotion du cerveau, 1ᵉʳ *degré*, n. 278.

Sensibilité diminuée, perte de connaissance complète, palpitations, respiration et circulation ralenties.

Commotion, 2ᵉ *degré.*

Sensibilité complètement et partout abolie, paralysie unilatérale.

Compression du cerveau par épanchement, n. 279.

SECTION IV.

PARALYSIES LIMITÉES INSTANTANÉMENT DÉVELOPPÉES.

La paralysie se développe instantanément avec ou sans perte de connaissance; point d'autre cause que le tempérament; durée de quelques jours, huit au plus.

Congestion du cerveau, n. 253.

Paralysie persistante avec conservation de l'intelligence *le plus souvent;* contractures, douleurs, prodromes, marche croissante.

Ramollissement du cerveau, n. 273.

Mêmes symptômes, marche décroissante.

Hémorrhagie dans les ventricules, n. 257.

Paralysie persistante, point de contracture ni de douleurs; traits déviés; marche décroissante; perte de connaissance le plus souvent.

Apoplexie, hémorrhagie cérébrale, n. 257.

SECTION V.

PARALYSIES LIMITÉES GRADUELLEMENT DÉVELOPPÉES.

§ 1er. Tendance à envahir tout le corps.

Masses musculaires diminuées; exagération du moi; convulsions épileptiformes; contractions obtenues par le galvanisme.

Paralysie des aliénés. — L'embarras de la langue en est souvent le premier symptôme.

Masses musculaires diminuées; impuissance du galvanisme à réveiller, à produire des contractions musculaires, lors même que les mouvements volontaires ne sont pas entièrement abolis.

Paralysie générale progressive, n. 309.

Masses musculaires progressivement annihilées, point d'aliénation, puissance du galvanisme en rapport avec l'affaiblissement du muscle.

Atrophie musculaire progressive, n. 309.

Masses musculaires conservées, caractère progressif ou envahissant contesté.

Paralysie chlorotique, n. 310.

Le galvanisme produit des contractions indolentes ; la paralysie n'a pas le caractère réellement envahissant, mais elle quitte une région pour en envahir une autre.

Paralysie hystérique, n. 311.

La *méningite aiguë,* n. 265 ; les *rhumatismes,* n. 320, peuvent aussi produire la paralysie.

§ 2. Point de tendance à la généralisation.

Un ou plusieurs des symptômes suivants ont depuis longtemps précédé la paralysie : céphalalgie, dyspepsie, vomissements ; troubles de la vue, de l'ouïe, de la parole ; vertiges habituels avec ou sans convulsions.

Tumeurs du cerveau, n. 271.

Douleur fixe au rachis, au-dessus de la région paralysée ; saillie d'une ou plusieurs vertèbres, incurvation du rachis, abcès par congestion.

Mal de Pott, n. 331.

Douleurs fixes au rachis, pas d'incurvation ni de saillie des vertèbres ; faiblesse progressive des mouvements, incontinence ou rétention des matières ; douleurs par accès.

Tumeurs du rachis, n. 289 ; *myélite chronique,* n. 288.

La paralysie est le plus souvent fixée aux extenseurs des membres ; le malade travaille des matières contenant du plomb.

Paralysie saturnine, n. 294.

L'œil seul est paralysé, tourné vers la tempe ; paupière close. C'est la *paralysie de la troisième paire,* n. 316.

L'œil seul est paralysé, tourné vers le nez ; paupière close. C'est la *paralysie de la septième paire,* n. 319.

Joue et front paralysés; occlusion de la paupière impossible; rougeur de l'œil; traits déviés; prononciation imparfaite du B et du P; le malade fume la pipe. C'est la *paralysie de la septième paire*, n. 319.

Paralysie de la joue seule, sensibilité abolie, mouvements conservés. C'est la *paralysie de la portion ganglionnaire de la troisième paire*, n. 316.

Joue paralysée dans ses mouvements, non dans sa sensibilité. C'est la *paralysie de la troisième paire*, n. 316.

SECTION VI.

VERTIGES, FOURMILLEMENT, ENGOURDISSEMENT, FAIBLESSE DE LA VUE, TINTOIN.

Vertiges disparaissant quand le malade reste immobile; chaleur à l'épigastre (creux de l'estomac).
Vertige a stomacho læso, n. 254.

Accès de douleurs de tête, vomituritions muqueuses ou bilieuses, le tout disparaissant après quelques heures de sommeil.
Migraine, n. 349 *ter*.

Vertiges, absences d'esprit de quelques secondes de durée.
Épilepsie, n. 301.

Céphalalgie, éblouissement, troubles des sens, embarras de la parole avec ou sans chute, et perte de connaissance. Ces symptômes disparaissent par la saignée, la diète, ou un purgatif. Santé bonne en apparence.
Pléthore, n. 521.

Congestion du cerveau, n. 253.

Céphalalgie, vertiges, éblouissements, puis crampes, convulsions, délire, paralysie, mutisme.
Encéphalite locale aiguë, n. 267.

Céphalalgie, troubles de la vue, de l'ouïe, de la parole de longue durée. Santé altérée gravement.
Tumeurs du cerveau, n. 271.

Ces accidents succèdent immédiatement à une contusion de la tête.

Commotion du cerveau, n. 278.

Douleur et raideur permanente derrière le cou, sensibilité très-exaltée par les mouvements; respiration dyspnéique, opisthotonos.

Méningite spinale, n. 285.

Caractère épidémique, engourdissement des pieds et des mains, et même quelquefois de tout le corps; sensibilité diminuée, paralysie possible, éruptions.

Acrodynie, n. 255.

Symptômes analogues aux précédents, développés, sauf l'éruption, sous le climat de l'Inde; paralysie des extenseurs principalement.

Béribéri chronique, n. 256.

La raideur, les fourmillements s'accompagnent de déviation ou de tumeur sur un point du rachis.

Mal de Pott, n. 331.

Entorse vertébrale, n. 329.

Productions accidentelles, n. 289.

L'engourdissement, les fourmillements s'accompagnent de douleur en un point du rachis et de paralysie, mais non de tumeur ou de déviation.

Myélite, n. 287.

Un effort a été la cause de l'engourdissement; des douleurs en des points du corps variables selon le point douloureux du rachis accompagnent cette raideur.

Irritation spinale, n. 282.

Une raideur tétanique, la fixité du regard, des convulsions, sont aussi produites par les *narcotico-âcres,* n. 263.

SECTION VII.

DOULEURS DE TÊTE AVEC OU SANS FIÈVRE, DÉLIRE, COMA, RIGIDITÉ OU CONVULSIONS.

Céphalalgie, délire, vomissements, constipation, convulsions de la face, ou des membres, ou générales; rigidité des muscles postérieurs du cou.

Méningite aiguë, n. 265.

Douleurs de tête, vomissement, puis, insensiblement, sommeil de plus en plus profond; cri hydrencéphalique, ventre en carène, tache méningitique, rigidité possible des muscles postérieurs du cou.

Méningite tuberculeuse, n. 266.

La *cérébellite aiguë* et *l'encéphalite locale* produisent des symptômes analogues, n. 267.

Caractère épidémique; céphalalgie, rachialgie, délire alternant avec la plénitude de l'intelligence, contagion, éruptions, vomissements.

Méningite cérébro-spinale, n. 12.

La fièvre typhoïde, le typhus offrent quelques ressemblances avec les maladies précédentes.

L'encéphalopathie saturnine, le *delirium tremens* s'accompagnent aussi de délire, n. 293 et 295.

SECTION VIII.

CONVULSIONS.

§ 1er. Convulsions de tout le corps ou d'une grande partie du corps, intelligence absente pendant leur durée.

Contusion de la tête, évanouissement persistant, anéantissement de toutes les fonctions (respiration, circulation); une agitation convulsive est le seul indice de vie.

Commotion extrême du cerveau, n. 278.

Contusion de la tête, évanouissement, retour de l'intelligence, puis nouvelle disparition, paralysie, résolution; respiration stercoreuse.

Compression par épanchement, n. 279.

Point de blessure préalable; cri aigu initial; aura; pupille dilatée; respiration suspendue; face pâle, puis bleue, distordue; membres affreusement contournés, écume..., pouce fléchi dans la main.

Épilepsie, n. 301.

L'œil, une commissure des lèvres, la tête elle-même sont dirigés vers le côté le plus convulsé; anesthésie, pupilles dilatées, figure de satyre.

Ecclampsie, n. 299.

Convulsions de beaucoup plus larges, plus étendues que dans les deux maladies précédentes, sorte de lutte; les malades portent la main au larynx; figure animée, tête renversée en arrière. — Plusieurs accès semblables dans une seule attaque.

Hystérie, n. 302.

Douleurs de tête datant de plusieurs années; horreur du bruit et de la société, puis convulsions épileptiformes ou limitées, devenant plus ou moins continues.

Hypertrophie du cerveau, 269.

Des lésions de la vue, de l'ouïe, de la parole ont souvent précédé les convulsions de quelques jours ou quelques semaines.

Tumeurs du cerveau, n. 271.

Vertiges, point d'aura; attaques de convulsions épileptiformes, auxquelles succède une raideur tétanique.

Encéphalopathie saturnine, n. 295.

Début du mal brusque, inopiné; convulsions que ramène le bruit ou un léger attouchement; respiration par moment suspendue; stupeur dans l'intervalle des accès.

Empoisonnement par les narcotico-âcres, n. 263.

Convulsions sous forme de tremblement, délire bruyant, hallucinations effrayantes, odeur de vin.

Delirium tremens, n. 293.

§ 2. Convulsions générales avec conservation de l'intelligence.

Les mouvements sont d'une bizarrerie au-dessus de toute prévision; le malade, maladroit au début, finit par s'écorcher contre les objets voisins.

Chorée, n. 305.

Mouvements toujours uniformes : l'âge, le mercure, les alcools les déterminent souvent.

Tremblement sénile, n. 306.

§ 3. Convulsions partielles avec évanouissement; douleurs de tête ou du rachis, ou par empoisonnement.

Évanouissements passagers; les extrémités seules sont convulsées, le reste du corps étant paralysé ou en résolution ; paralysie persistante et progressivement croissante; intelligence diminuée.

Ramollissement chronique du cerveau, n. 277.

Paralysie persistante, coma, mouvements respiratoires égaux, contractures possibles.

Apoplexie méningée diffuse, n. 272.

Évanouissements passagers, paralysie non persistante.
Congestion du cerveau, n. 253.

Céphalalgie de vieille date, amour de la solitude.
Hypertrophie du cerveau, n. 269.

Le bruit, un léger attouchement ramènent les convulsions; respiration suspendue par moments; langue et joues gonflées.
Absorption des narcotico-âcres, n. 263.

Écoulement de matière visqueuse par la bouche et le nez; coma admettant quelquefois la possibilité d'une réponse.
Absorption des narcotiques, n. 262.

Douleur en un point du rachis, sensibilité conservée jusqu'à la fin, apparition brusque à la suite d'un effort, paralysie ou engourdissement.
Hématorachis, n. 283 *bis.*

Douleurs du rachis, autres douleurs d'apparence rhumatismale; disparition de la sensibilité et de la motilité à une époque variable.
Hématomyélie, n. 284.

§ 4. Convulsions partielles.

Les convulsions sont à la face et sont très-douloureuses.
Tic douloureux (cinquième paire), n. 349.

Même siége, point de douleurs, mais la volonté ne suspend point ces convulsions.
Convulsions idiopathiques de la face, n. 307.

Elles sont au larynx sous forme de cri.

Chorée laryngienne, n. 305.

Siége indifférent; mouvements bizarres, irréguliers...

Chorée partielle, n. 305.

Convulsions du larynx, déglutition des liquides impossible, soif intense, ptyalisme, morsure préalable d'un chien enragé.

Rage.

§ 5. Convulsions toniques ou raideurs musculaires.

Intelligence conservée; raideur qui, partant des mâchoires, devient progressivement générale; sommeil nul, yeux immobiles, pupilles dilatées; dyspnée...

Tétanos, n. 304.

Raideur de siége varié, offrant des intermissions ou des rémissions fréquentes dans la journée.

Tétanos partiel, n. 304.

Perte de connaissance, raideur d'un ou plusieurs membres qui conservent la position qu'on leur donne.

Catalepsie, n. 304 *bis.*

Flexion des pieds ou des mains, offrant des rémissions et des exacerbations, ce qui n'a pas lieu dans la paralysie.

Contracture des extrémités, n. 308.

Raideur de l'un des membres inférieurs à la suite d'un faux mouvement ou sans cause connue. Le sommeil obtenu par le chloroforme permet de mouvoir le membre dans tous les sens.

Coxalgie hystérique, n. 339.

SECTION IX.

TUMEUR CONGÉNITALE OU DÉFORMATION.

Ampleur souvent monstrueuse de la tête, sutures écartées ou même fluctuation; face de grandeur naturelle et triangulaire.

Hydrocéphale chronique, n. 261.

Paralysie congénitale d'une portion plus ou moins grande du corps; asymétrie du crâne.

Atrophie ou agénésie du cerveau, n. 270.

Tumeur lisse et arrondie, pulsative, augmentant de volume par la respiration, et dont la compression provoque l'assoupissement. Siége sur la tête.

Encéphalocèle, n. 413.

Mêmes caractères, sauf les pulsations, siége sur le rachis.

Spina bifida, n. 418.

CHAPITRE XXVII

Maladies de la moelle et de ses enveloppes.

SECTION I. — Douleur en un point ou dans toute la longueur du rachis, fièvre, paralysies ou raideurs, incontinence ou rétention des matières.

SECTION II. — Point de fièvre, douleurs comme rhumatismales, paralysie ou convulsions.

SECTION III. — Douleurs sans paralysie complète ou même incomplète, palpitations, dyspnée, ou douleurs du ventre.

SECTION IV. — Paralysie sans douleur constante.

SECTION I.

DOULEUR DU RACHIS, FIÈVRE, PARALYSIE OU RAIDEURS, INCONTINENCE OU RÉTENTION DES MATIÈRES.

Exaltation telle de la sensibilité que le moindre déplacement, la plus légère pression arrachent des cris. — Douleur rachidienne, rigidité, dyspnée.

Méningite rachidienne, n. 285.

Sensibilité normale, douleur rachidienne constante, rigidité, dyspnée, dysphagie.

Myélite aiguë, cervicale, n. 287.

Sensibilité normale, douleur rachidienne constante, secousses convulsives du tronc, dyspnée, palpitations puis résolution.

Myélite aiguë dorsale, n. 287.

Douleur rachidienne constante; paralysie des membres inférieurs; incontinence ou rétention des matières; contraction des parois de l'abdomen.

Myélite aiguë, lombaire, n. 287.

8

SECTION II.

POINT DE FIÈVRE, DOULEURS COMME RHUMATISMALES, PARALYSIES, CONVULSIONS.

Douleur rachidienne subitement développée après un effort, paralysie progressive finissant par suspendre la respiration. — Sensibilité abolie; incontinence, convulsions violentes.

Hématomyélie, n. 284.

Sensibilité normale, douleurs subitement développées, convulsions, perte de connaissance possible.

Hématorachis, 283 bis.

Douleur non subitement développée dans le rachis et dans les membres; le malade marche mieux à genoux que droit; palpitations, gastro-entéralgie.

Myélite Chronique, n. 288.

Paralysie des quatre membres et évanouissement; douleur accusée par le malade dans le rachis.

Commotion de la moelle, n. 290.

Mêmes symptômes, plus des convulsions et possibilité du développement d'une tumeur du rachis.

Productions accidentelles du rachis, n. 289.

Mêmes symptômes moins les convulsions, saillie vertébrale, gibbosité, abcès par congestion, craquement obtenu par la pression des côtes.

Mal de Pott, n. 331.

SECTION III.

DOULEUR SANS PARALYSIE AU MOINS COMPLÈTE, PALPITATIONS, DYSPNÉE OU DOULEURS DE VENTRE.

Douleurs quasi névralgiques au front, à l'occiput, au sternum, aux épaules, etc., survenues à la suite d'un effort.

Irritation spinale, région cervicale, n. 282.

Vertèbres dorsales douloureuses à la pression. Douleurs sous-sternales, palpitations, toux, gastralgie, douleur des membres supérieurs.

Irritation spinale, région dorsale, n. 282.

Vertèbres lombaires douloureuses à la pression; douleurs de l'abdomen, de l'appareil génito-urinaire, crampes des membres inférieurs, paraplégie incomplète.

Irritation spinale, région lombaire, n. 282.

L'hématorachis et l'hématomyélie produisent aussi quelquefois des troubles de la respiration.

SECTION IV.

PARALYSIE COMPLÈTE OU NON SANS DOULEUR CONSTANTE.

Affaiblissement progressif des mouvements, progrès de bas en haut; vessie et rectum peu troublés, effort préalable et maladie de cœur antérieure.

Congestion veineuse de la moelle, 283.

CHAPITRE XXVIII

Maladies par altération du sang.

Gencives gonflées, saignantes; chute des dents; ecchymoses de la peau; infiltration; douleurs articulaires; rétraction des membres; hémorrhagies, abcès.

Scorbut, n. 523.

Gencives, muqueuse et peau décolorées, mais d'ailleurs saines; gastralgie, appétit bizarre; souffle doux au cœur et dans les vaisseaux du cou; aménorrhée; névralgie; essoufflement.

Chlorose, 522.

Peau bronzée, semblable à celle du quarteron de nègre, appétit diminué ou nul, mais non dépravé; vomissements opiniâtres chez quelques malades; douleur à l'épigastre et au niveau des capsules surrénales, ongles plus blancs, anhémiques.

Maladies d'Addison, n. 524 (1).

(1) En plaçant ici la maladie d'Addisson, nous n'entendons pas dire qu'elle provienne d'une altération du sang.

Peau blanche et fine, embonpoint suffisant ; lèvres et tête volumineuses ; angles des mâchoires saillants ; ganglions sous-maxillaires, inguinaux, développés, éruptions, ulcères.

Scrofules, n. 525.

Teint coloré, appétit normal ou même excellent, tête habituellement lourde ; mouvements moins faciles ; assoupissement.

Pléthore, n. 521.

CHAPITRE XXIX

Engorgement diffus et indolent.

SECTION I. — Peau de couleur naturelle, surface uniforme.
SECTION II. — Surface inégale.

SECTION I.

PEAU DE COULEUR NATURELLE, SURFACE UNIFORME.

Accouchement récent, progrès de l'aîne au genou, du genou au pied ; pas d'impression digitale ; douleurs préalables à chaque étape.

Phlegmatia alba dolens, n. 518.

Crépitation sous le doigt, pas d'impression digitale ; grande élasticité ; sonorité à la percussion ; plaies du larynx ou des côtes ; progrès extrêmement rapides.

Emphysème, n. 516.

Consistance pâteuse, impression digitale conservée, douleur profondément.

Abcès profonds, n. 354.

L'engorgement conserve l'impression du doigt fortement appuyé contre la région engorgée. Consistance pâteuse, chaleur naturelle ou même plus faible, excepté au début.

Hydropisies, n. 517.

Caractères précédents, oppression extrême, syncopes, progrès rapides; climat des Indes.

Béribéri aigu n. 519.

SECTION II.

ENGORGEMENT A SURFACE INÉGALE.

Difficulté préalable pour uriner ou même rétention; voisinage du périnée.

Infiltration d'urine, n. 156.

Surface inégale, mamelonnée, de couleur brune, rugueuse, parsemée d'écailles ou de crevasses; progrès par intervalles précédés de fièvre, chronicité.

Eléphantiasis, n. 520.

CHAPITRE XXX

Engorgements diffus, chauds, douloureux, de couleur variée, compressibles ou non dans toute leur étendue et à progrès rapides.

SECTION I. — Extension rapide et illimitée de l'engorgement, extrême gravité.

SECTION II. — Extension assez rapidement limitée, gravité moins grande.

SECTION I.

EXTENSION RAPIDE ET ILLIMITÉE DE L'ENGORGEMENT, EXTRÊME GRAVITÉ.

Taches gangréneuses, vomissements, nausées, cardialgie, évacuations fétides précédant l'engorgement local. Celui-ci est en outre précédé par des pustules ou des vésicules.

Charbon malin, n. 360.

Pas de symptômes généraux avant les phénomènes locaux. Engorgement local précédé *in situ* : 1° D'une vésicule unique et miliaire au début; 2° d'une tache jaune, grenue, assise sur un noyau induré; 3° d'une couronne de vésicules entourant la tache.

Pustule maligne, n. 361.

Point de vésicules ni d'escarre centrale noire ; point de phénomènes généraux préalables, engorgement d'emblée sans cause connue ou à la suite d'une piqûre infectante; engorgement vaste, pàteux, progressif; ouvertures spontanées; symptômes généraux.

Phlegmon diffus, n. 355.

SECTION II.

ENGORGEMENT RAPIDEMENT LIMITÉ. GRAVITÉ MOINS GRANDE.

Tuméfaction rouge, chaude, douloureuse formée par une gangue uniforme sans noyau dans son intérieur, progrès rapides, apparition simultanée de la tumeur et de la douleur, siége indifférent.

Phlegmon simple, n. 354.

Mêmes caractères, gangue hétérogène contenant un ou plusieurs noyaux intérieurs lisses et arrondis.

Adénite, 356.

Mêmes caractères, un point de la tuméfaction est mou et donne la sensation de flot.

Abcès chaud, n. 362.

Mêmes caractères, sauf la compressibilité qui n'existe pas en quelques points d'une dureté osseuse; remarquables douleurs préalables à la tuméfaction.

Ostéite, n. 386.

Tuméfaction plus sensible au doigt qu'à l'œil, chaleur; démangeaison ou cuisson; résolution avec desquammation.

Erysipèle, n. 528.

Voir aussi *l'angiolancite et la phlébite,* n. 252 et 251.

Elevure conique, rouge, luisante, chaude, douloureuse, du volume d'une noisette et plus, perforation du sommet et apparition d'un point blanchàtre.

Furoncle, n. 358.

Forme ronde du diamètre du fond d'un verre ou même d'une assiette, consistance dure, couleur livide, suppuration tardive se faisant jour par des ouvertures de la peau en écumoire ; sphacèle des tissus engorgés.

Anthrax ou charbon bénin, n. 359.

CHAPITRE XXXI

Tumeurs froides, chroniques, compressibles dans toute leur étendue, et sur lesquelles la peau libre d'adhérence peut glisser, ou qui ont présenté ce caractère au début.

SECTION I. — Tumeurs totalement ou partiellement réductibles par une pression momentanée ou soutenue, et offrant ou n'offrant pas de battements.

SECTION II. — Tumeurs irréductibles à consistance ferme ou même dure.

SECTION III. — Tumeurs froides irréductibles et de consistance molle, non fluctuantes.

SECTION IV. — Tumeurs irréductibles molles et fluctuantes.

SECTION I.

TUMEURS RÉDUCTIBLES AVEC OU SANS BATTEMENTS.

Tumeur pulsative complétement réductible, de deux à dix centimètres de longueur ; peau naturelle, cicatrice de saignée ou de blessure au niveau de l'artère ; sifflement.

Anévrysme variqueux, n. 407.

Tumeur précédente incomplétement réductible, une tumeur à battement simple persistant.

Anévrysme variqueux compliqué d'anévrysme faux, n. 407.

Point de cicatrice, réductibilité, battements expansifs ou par dilatation ; pas de susurus ni de tremblement ; douleurs, empâtement, œdème.

Anévrysme externe, n. 408.

Tumeur non pulsatile sous forme de nodosité, bleuâtre, molle, quasi fluctuante, réductible par la position ou la compression. Siége au niveau d'une veine.

Varices, n. 406 *bis.*

Tumeur mollasse, bosselée, rouge ou violette; battements nuls le plus souvent, réductibilité incomplète par une compression soutenue; simple tache à la naissance.

Nœvi, n. 406.

Tumeur de volume variable, peau naturelle, réductibilité avec ou sans gargouillement, mais toujours au niveau d'un anneau fibreux inguinal ou autre.

Hernie, n. 409.

SECTION II.

TUMEURS IRRÉDUCTIBLES A CONSISTANCE FERME OU MÊME DURE.

§ 1.— Douleurs vives dès l'origine.

Volume d'un grain de blé à celui d'une tête d'homme; forme arrondie; douleurs lancinantes intrinsèques si elles ne gênent aucun filet nerveux, extrinsèques dans le cas contraire.

Tumeurs fibreuses, n. 396.

Siége : plan osseux des membres inférieurs; très-petit volume; douleurs spontanées et par le simple attouchement; pas de crises névralgiques.

Tumeurs fibro-celluleuses, n. 401.

Volume variable, siége sur un tronc ou un filet nerveux; douleurs intrinsèques et extrinsèques; crises névralgiques de cinq à six jours.

Névrômes, n. 402.

§ 2. — Douleurs nulles ou peu s'en faut.

Siége au niveau d'un tendon, volume très-ordinairement inférieur à celui d'un œuf de poule; surface lisse; douleurs ou plutôt gêne considérable si la tumeur est par exemple dans la profondeur de la plante du pied.

Kyste synovial, n. 504.

Tumeur sous-cutanée rarement solitaire, arrondie, mobile,

souvent du volume moyen d'une petite châtaigne et beaucoup moins, douleur très-légère ou nulle.

Ganglion lymphatique engorgé.

Forme globuleuse, mobilité plus ou moins grande selon la laxité des tissus, siége indifférent mais plus fréquent à la tête et sous la peau ; consistance variable selon le contenu ; volume progressif, variable.

Kyste ou loupe, 404.

Poitrine douteuse, débilité, décoloration ; tumeur arrondie mais souvent irrégulière, dureté, possibilité d'un abcès dont le produit sera un pus caséeux et l'ouverture fistuleuse.

Tubercules.

Surface mamelonnée, volume variable, dureté cartilagineuse, longue et parfaite indolence remplacée plus tard par des douleurs et des adhérences avec la peau qui finit par s'altérer.

Squirrhe, n. 398.

SECTION III.

TUMEURS FROIDES, IRRÉDUCTIBLES, DE CONSISTANCE MOLLE SANS FLUCTUATION.

Forme arrondie, régulière, influence sur la santé nulle, peau naturelle, progrès lents, le volume peut être celui d'une tête de fœtus, mais ordinairement il est beaucoup moindre.

Kyste ou loupe, n. 404.

Consistance graisseuse, volume devenant progressivement énorme, sillons à la surface, légères adhérences avec le voisinage, santé non influencée.

Lipome, n. 405.

Consistance mollasse, peau violacée ou rouge ou altérée, surface irrégulière, réductibilité plus ou moins grande, tumeur souvent congénitale.

Nœvi. Tumeurs érectiles, n. 406.

Consistance mollasse, sorte de fluctuation, siége sur un plan osseux ou très-sujet aux frottements, volume médiocre, surface régulière, santé non influencée.

Hygroma, n 500.

Caractères précédents survenus après une contusion.

Epanchement sanguin dans une bourse muqueuse, n. 501.

Santé plus ou moins influencée, mollesse croissante de la tumeur, altération consécutive de la peau, perforation, issue d'une tumeur spongieuse rougeâtre ayant la forme d'un champignon.

Fongus, n. 397.

Santé altérée et caractères précédents au début, mais après l'altération de la peau on ne constate pas l'issue d'une tumeur en champignon.

Encéphaloïde, n. 399.

SECTION IV.

TUMEURS IRRÉDUCTIBLES, MOLLES, FLUCTUANTES.

Développement instantané à la suite d'un coup ou d'une fracture.

Tumeur sanguine, n. 501.

Gonflement diffus, fluctuant, indolent d'une articulation, marche et mouvements gênés ou impossibles. La douleur n'existe qu'au début.

Hydarthrose, n. 341.

Fluctuation souvent obscure, siège au niveau d'une surface sujette à une compression fréquente. Si la tumeur est au niveau d'une articulation, elle n'en gêne pas les mouvements.

Hygroma, n. 500.

Fluctuation franche, douleurs préalables en un point du rachis, siège de la fluctuation au pli de l'aîne, plus rarement au périnée ou aux fesses. Santé gravement altérée.

Abcès par congestion, n. 364.

Siége au niveau d'une surface osseuse, vives douleurs préalables.

Abcès par carie osseuse, n. 364.

Siége indifférent, engorgement pâteux préalable, puis fluctuation franche.

Abcès froid, n. 363.

Petite tumeur sous forme de nodosité bleuâtre, s'affaissant par la compression ou simplement l'élévation de la région qui la supporte.

Varice, n. 406 *bis.*

CHAPITRE XXXII

Tumeurs incompressibles ou osseuses ou très-adhérentes à un os.

SECTION I. — Tumeurs chaudes ou inflammatoires.

SECTION II. Tumeurs occupant toute la périphérie, toute l'épaisseur de l'os.

SECTION III. — Tumeurs n'occupant qu'une face de l'os, et dont la résistance finit par disparaître au bout d'un temps plus ou moins long.

SECTION IV. — Tumeurs qui n'occupent qu'une face de l'os, et dont la résistance ou dureté persiste ou augmente.

SECTION I.

TUMEURS CHAUDES OU INFLAMMATOIRES.

Douleurs extrêmes précédant une tuméfaction diffuse peu saillante, adhérente à l'os sous-jacent et de couleur rouge.

Ostéite, n. 386.

Tuméfaction et signes précédents siégeant sur la diaphyse d'un os long, perforation, pénétration d'un stylet dans le canal médullaire par une ouverture spontanée de l'os.

Nécrose, n. 387.

Tuméfaction siégeant vers une tête articulaire ou sur un os court; pus séreux, ichoreux par l'ouverture; crépitation fine de la trame osseuse sous le stylet.

Carie, n. 388.

SECTION II.

TUMÉFACTION OCCUPANT TOUTE LA PÉRIPHÉRIE DE L'OS.

Point de douleurs ni de contusion préalables.

Hypertrophie osseuse, n. 415.

Douleurs insupportables par leur longue durée, contusion préalable.

Abcès médullaire, n. 384.

Volume progressif, quelquefois énorme; possibilité d'affaisser la surface osseuse à une époque plus ou moins tardive et de produire un bruit, une crépitation.

Spina ventosa, n. 417.

SECTION III.

TUMEURS CIRCONSCRITES A UNE PORTION DE L'OS ET DONT LA RÉSISTANCE FINIT PAR CÉDER A UNE CERTAINE ÉPOQUE.

Indolence, progrès restreints, affaissement, crépitation et même fluctuation dans certain cas.

Kyste osseux, n. 416.

L'indolence n'est pas constante, les progrès sont moins limités, le volume plus grand, la fluctuation n'a jamais lieu, d'ailleurs mêmes caractères.

Spina ventosa, n. 417.

Teint jaune paille, douleurs ou indolence; surface mamelonnée, peau luisante (si le volume est considérable) et sillonnée de veines qui donnent la sensation de gouttières; affaissement, crépitation, battements, bruit de souffle.

Cancer des os, n. 419.

Pas de mamelons ni de gouttières à la surface, point de souffle. Battements isochrones au pouls et possibilité de réduire par la compression.

Anévrysme des os, n. 420.

Tumeur toujours compressible, molle en un point, élastique en l'autre.

Périostose fongueuse, n. 421.

SECTION IV

TUMEURS N'OCCUPANT QU'UNE FACE DE L'OS ET DONT LA DURETÉ NE FAIT QU'AUGMENTER.

Volume ne dépassant pas celui d'un œuf, consistance pâteuse

d'abord, puis incompressible. Empâtement local et douleurs plus aiguës la nuit, précédant la nodosité.

Périostose gommeuse, n. 421.

Volume variable, forme régulièrement hémisphérique ; indolence ou douleur.

Exostose parenchymateuse, n. 414 *bis.*

Volume variable, forme irrégulière, pédiculée, en stalactite ou en champignon, d'ailleurs mêmes symptômes que les précédents.

Exostose simple ou vénérienne, n. 414 *bis.*

CHAPITRE XXXIII

Tumeurs petites, durables, exclusivement formées par la peau, n'ayant point de racines sous-cutanées et vulgairement dites tubercules [*].

SECTION I. — Tubercules indigènes et sujets à ulcération.

SECTION II. — Tubercules observés en d'autres climats et sujets à ulcération.

SECTION III. — Tubercules mous qui ne s'ulcèrent pas.

SECTION IV. — Tubercules durs qui ne s'ulcèrent pas.

SECTION I.

TUBERCULES OBSERVÉS DANS NOS CLIMATS ET SUJETS A ULCÉRATION.

Un ou plusieurs tubercules petits, mollasses ayant un aspect mamelonné ; ulcération superficielle de mauvais aspect et couverte de croûtes verdâtres et fort adhérentes. Sujet jeune et lymphatique en général.

Lupus, n. 562.

Tubercules arrondis, entourés d'une auréole cuivreuse ; ulcé-

---

[*] Uniques ou multiples, ces tumeurs sont toujours parsemées sur un espace étroit proportionnellement à la surface totale du corps.

rations du sommet qui joignant celles de tubercules voisins déjà formés, ou à venir, forme un ulcère profond à bords durs, violets, taillés à pic, à fond grisâtre et bosselé, croûte brunâtre et adhérente.

Tubercule syphilitique, n° 574.

Tubercules gros, arrondis, rouges, durs, sans squammes; ulcération linéaire en zig-zag dont le commencement se cicatrise d'une manière difforme, tandis que la fin poursuit son chemin.

Tubercule syphilitique, n° 574.

Vieillesse; tubercule rouge, non violacé, douloureux ou prurigineux; ulcération à bords renversés et durs, à fond grisâtre offrant des végétations fongueuses, tache noire préalable.

Noli me tangere.

Tache noire précédant un tubercule granulé, du volume maximum d'une fraise; ulcération à bords fongueux et frangés.

Anthracine (de quelques auteurs), n° 399 bis.

Évolution rapide en quelques jours; élevure acuminée, conique, rouge luisant, enflammée et douloureuse; perforation du sommet; apparition d'une matière blanche dans la perforation. Volume d'un marron.

Furoncle, n° 358.

Tubercules sous forme de bouton compacte. Du volume d'un pois, rouges, semées çà et là sur la peau. Vésicule pleine de sanie au sommet, rupture, matière pseudo-membraneuse remplacée par une pustule et définitivement par une croûte.

Ecthyma, n° 540.

Petits boutons rouges, coniques, luisants, durs, perforation et légère suppuration du sommet, volume inférieur au précédent.

Acne ou varus disseminata, n° 541.

SECTION II.

TUBERCULES OBSERVÉS EN D'AUTRES CLIMATS ET SUJETS A ULCÉRATION.

Tubercules spongieux, indolents, développés sur un gonflement monstrueux, hideux ; taches fauves et déprimées préalables ; raucité, flux nasal.

Eléphantiasis, lèpre antique. n° 556.

Tubercule plat de 2 à 3 lignes de saillie ; indolent durant cinq mois ; puis, ulcération de quelques mois de durée à surface inégale et bourgeonnante, recouverte par intervalle d'une croûte humide et blanche, la maladie est alors très-douloureuse.

Bouton d'Alep, n° 561.

Tubercule granulé, fongueux, du volume d'une grosse mûre, ayant débuté par des élevures comme des têtes d'épingle. Croûtes ou squammes ou suppuration au centre qui se déprime. Éruptions successives ; mamam pian à la dernière.

Pian-yaws, n° 563.

Élevure de la peau devenant vésiculeuse ou pustuleuse, de la grosseur d'un pois ou d'une noisette, prurigineuse et laissant voir comme une corde de violon striée.

Dragonneau-filaire.

SECTION III.

TUBERCULES QUI NE S'ULCÈRENT PAS ET DE CONSISTANCE MOLLE.

Tubercules de la grosseur moyenne d'un pois, disposés en couronne, ayant une teinte cuivrée ; quelques-uns offrent un disque d'épiderme desséché.

Tubercule syphilitique, n° 574.

Tubercule très-proéminent siégeant le plus souvent sur la face et le nez ; grosseur d'une olive ; aspect luisant, disposition sans ordre ; indolence ; pas d'exfoliation, ulcération rare.

Tubercule syphilitique, n° 574.

Volume d'un pois ou d'un œuf de pigeon ; forme globuleuse ou aplatie rarement pédiculée ; cavité intérieure contenant de l'athérome ; couleur naturelle ou brunâtre ou fauve. Face, cou.

Molluscum, n° 560.

Saillie aplatie de la largeur de un ou deux centimètres ; rouge, humide, crevassée.

Plaque muqueuse, n° 574.

Tubercule sous forme de choux-fleurs, de crête de coq, rouge.

Excroissance vénérienne, v. 583.

SECTION IV.

TUBERCULES DURS ET QUI NE S'ULCÈRENT PAS.

Bords plus saillants que le centre, à contours irrégulièrement dessinés sous forme de pattes de crabes, de bourrelet profondément implanté dans le derme. Aspect luisant, rosé ou rouge, ou celui d'une cicatrice; douleurs lancinantes quelquefois.

Kéloïde, nº 403.

Surface mamelonnée, veines variqueuses, engorgement considérable des tissus sous cutanés, immobilité par adhérence des tissus.

Squirrhe, nº 398.

CHAPITRE XXXIV

Éruptions diverses, boutons, squammes ou écailles, croûtes, rougeurs, rugosités et taches de la peau.

SECTION I. — Papules ou élevures de la peau très-peu saillantes, disséminées sur le tégument, ou au contraire extrêmement confluentes et sous forme de rugosités.

SECTION II. — Grosses vésicules ou bulles plus ou moins transparentes, et contenant un liquide transparent.

SECTION III. — Vésicules ayant au plus un demi-centimètre de diamètre.

SECTION IV. — Pustules ou boutons contenant un liquide jaune opaque.

SECTION V. — Écailles, squammes, farines.

SECTION VI. — Croûtes.

SECTION VII. — Rougeurs, érythème sous forme de plaques ou sous celle de taches.

SECTION VIII. — Taches jaunes ou blanches ou fauves.

SECTION IX. — Éruptions particulières au cuir chevelu.

SECTION I.

PAPULES OU ÉLEVURES PEU SAILLANTES ; ISOLÉES OU CONFLUENTES SOUS FORME DE RUGOSITÉS.

§ 1. Papules prurigineuses, éparses, peau saine dans leur intervalle.

Prurit et papules brusquement, instantanément développées ; couleur naturelle tout au plus rosée ; disparition instantanée de quelques-unes ou même à un certain moment de toute l'éruption. Diamètre de deux lignes à un pouce et plus, prurit souvent très-vif.

Urticaire, n° 555.

Léger mouvement fébrile préalable ; taches rouges circonvoisines.

Ur. febrilis, n° 555.

Papules confluentes, mais non contiguës.
Ur. confluens, n° 555.

Disparition et retours subits, fréquents et pendant longtemps.

Ur. evanida, 555.

Papules persistant durant une ou plusieurs semaines.
Ur. perstans, 555.

Papules grosses, tubéreuses, profondément enchâssées dans le derme, gênant les mouvements.

Ur, Tuberosa, n° 555.

Papules dures, sèches. très-rouges, siégeant au front.
Corona veneris, n° 575.

Couleur rouge nettement accusée, prurit léger ou nul, forme de plaques ou taches rouges irrégulièrement arrondies, légèrement saillantes, comme papuleuses, disparaissant presque complétement par la pression.

Erythème, n° 529.

Vieillesse ; bords plus saillants, siége aux lombes ou sur les extrémités.
Eryt. Marginatum, 530.

Petites tumeurs indurées légèrement saillantes sur une plaque ou tache rouge.

Eryt. Tuberculatum, n° 530.

Fièvre légère, nodosités ovoïdes, dures, semées sur les membres et rendant les mouvements difficiles. Elles peuvent aussi siéger au menton. Tempérament lymphatique.

Eryth. nodosum, n° 531.

Gourmes voisines, teinte plus cuivrée, nodosités semblables plus profondément situées dans le tissu cellulaire du menton; persistance plus grande.

Nodosités gourmeuses, n° 531.

Élevures de la grosseur moyenne d'un grain de froment, coniques, de couleur naturelle, sommet perforé et marqué d'un point noir; suif dans l'intérieur.

Acne sebacea, n° 541.

Papules petites, peu proéminentes, légèrement coniques, rouge cuivre, entourées d'une auréole cuivrée; pas de prurit; groupes ovalaires, résolution avec desquammation, taches jaunâtres consécutives.

Syphilide papuleuse, n° 571.

Papules aplaties, peu saillantes, lenticulaires, lentement développées; couleur jaune cuivré; point d'auréole; point de prurit, pellicule se détachant de la circonférence au centre.

Syphilide papuleuse, n° 571.

Petits boutons cutanés, rouges, luisants, coniques, perforés ou non au sommet.

Acne, n° 543.

Prurit violent, papules coniques, petites comme une tête d'épingle, souvent marquées au sommet d'une concrétion sanguine par le grattage.

Prurigo, n° 554.

Papules de beaucoup plus larges, aplaties et recouvertes d'écailles argentines.

Psoriasis, n° 558.

§ 2. Papules confluentes, contiguës, sous forme de rugosités prurigineuses ou non et dans l'intervalle desquelles la peau n'est pas saine.

Papules du volume d'un grain de millet; nuance rosée ou

rouge au début, contiguës, formant des groupes; la couleur s'éclaircit dans la forme chronique.

Lichen, n° 557.

Mêmes caractères; groupes disposés en couronne par la guérison du centre des plaques.

Lichen circumscriptus, n° 557.

Papules traversées par un poil.

L. pilaris, n° 557.

Groupes de Lichen disposés en spirales.

Lichen gyratus, n° 557.

Couleur livide, mélange de pétéchies pourprées, siége sur les membres inférieurs; vieillesse.

L. lividus, n° 557.

Diamètre plus grand des papules, apparition et résolution plus rapide, furfuration légère.

L. Urticatus, n° 557.

Plaques saillantes d'un rouge vif; prurit impérieux, excoriations par le grattage et, par suite, concrétions intermédiaires aux squammes et aux croûtes.

L. agrius, n° 557.

Point de prurit, nuance cuivrée, persistance plus grande, antécédents syphilitiques.

L. syphilitique, 571.

Écailles petites, dures, sèches, adhérentes d'un côté, libres de l'autre et se recouvrant à la manière des tuiles d'un toit. Maladie souvent congéniale et héréditaire.

Ichthyose, n° 559.

Petites papules globuleuses, du volume d'un grain de millet, confluentes, de couleur naturelle, siégeant au front.

Acne miliaris, n° 541.

SECTION II.

GROSSES VÉSICULES OU BULLES PLEINES D'UN LIQUIDE TRANSPARENT.

Taches rouges du diamètre de un à trois centimètres, sur lesquelles l'épiderme se soulève en ampoule. Une croûte mince et brunâtre ou blanche et farineuse sur les bords ou une simple écaille succèdent à ces phénomènes.

Pemphygus, n° 538.

Ampoule sans tache préalable ; liquide intérieur plus trouble ; croûtes épaisses, coniques, rugueuses, brunâtres en écaille d'huître. Ulcération constante sous les croûtes. Celle-ci manquent dans le R. Escarrotica.

Rupia, n° 539.

SECTION III.

VÉSICULES DONT LE DIAMÈTRE VARIE ENTRE CELUI D'UN GRAIN DE MILLET ET UN DEMI-CENTIMÈTRE.

Éruption limitée à un espace parfois très-restreint (les lèvres, le prépuce) quelquefois occupant une demi-zone autour du tronc ou d'un membre ; vésicules globuleuses, resistantes, succédant à de petits points rouges et prurigineux. Ces vésicules sont confluentes, elles ont quelquefois la grosseur d'un pois. La transparence fait rapidement place à une teinte opaline. Elles peuvent être disposées en couronne, en cercle.

Herpès, n° 537.

Extrême petitesse et confluence des vésicules ; sérosité limpide au début, puis, laiteuse. Squammes jaunatres prenant dans une variété la forme croûteuse (E. impetiginodes). Dans la variété, E. Rubrum, les vésicules disparaissent rapidement et il ne reste qu'une surface rouge, humide, tuméfiée, chaude et cruellement prurigineuse.

Eczéma, n° 536.

Vésicules plus grosses, entourées de l'auréole cuivreuse, d'un aspect terne.

Eczéma syphilitique. (très-rare.)

Eruption générale, mais plus abondante dans les plis articulaires ; vésicules très-petites, acuminées, transparentes ; d'un certain nombre d'entre elles part une ligne ponctuée formée par le soulèvement de l'épiderme et au bout de laquelle est un point noir. Prurit extrême surtout la nuit ; contagion.

Gale, n° 535.

Éruption plus ou moins généralisée. Vésicules globuleuses extrêmement confluentes et développées sur un fond rouge ou de couleur naturelle. Fièvre; resserrement ou douleur épigastrique, etc; les vésicules ont un aspect perlé et sont du volume d'un grain de millet.

Miliaire rouge et blanche.

Vésicules aplaties et transparentes mais devenant opaques après s'être ombiliquées; auréole rouge et gonflement autour de la vésicule.

Vaccine.

Éruption générale de petits points rouges auxquels succèdent des vésicules transparentes, discrètes, qui deviennent opaques et se changent en petites croûtes qui disparaissent le septième jour.

Varicelle vésiculeuse, n° 17.

SECTION IV

PUSTULES OU BOUTONS CONTENANT UN LIQUIDE OPAQUE, PURULENT.

Vésicule supportée par une sorte de bourrelet globuleux, rouge, du volume d'un pois environ et formé par la peau. La vésicule se rompt; au centre de la perforation se forme une matière pseudo-membraneuse et, définitivement, une pustule, qui se transforme en croûte enchâssée dans le bourrelet, remplace les phénomènes désignés.

Ecthyma, n° 540.

Petites taches rouges, discrètes ou agglomérées en plaques peu saillantes, sur lesquelles naissent de très-petites pustules opaques. Ces pustules exceptionnellement peuvent acquérir le volume de l'ecthyma, mais elle ne siégent pas sur un bourrelet cutané. Le produit qu'elles versent se dessèche en croûtes dorées, friables, demi-transparentes. La couleur est noirâtre dans la variété scabida.

Impetigo, n° 544.

Éruption limitée au menton, ou à la lèvre, engorgement douloureux, dur et saillant de la région malade; croûte sous forme de couche limoneuse de couleur jaune sale ou verdâtre.

Mentagre (acne), n° 541.

Boutons rouges, compactes, coniques, moins gros que ceux de l'ecthyma, se perforant au sommet et fournissant, quelques-uns du moins, un peu de suppuration. Volume d'un petit pois au plus.

Acne (Varus), n. 541.

Pustules conoïdes ou globuleuses et opaques, sauf sur les bords où elles sont un peu transparentes. Elles se développent sur une tache préalable; elles sont plus ou moins discrètes, mais se montrent en même temps sur la plus grande partie du corps.

Varicelle pustuleuse, Swine pox, n. 22.

Taches rouges, légèrement papuleuses, sur lesquelles, dans les trois ou quatre premiers jours, se développent des vésicules, lesquelles s'ombiliquent au centre et, en même temps, deviennent opaques, pustuleuses. Généralité de l'éruption, fièvre, douleur d'estomac, gonflement de la face et du corps; croûtes, cicatrices.

Variole, n. 18.

Pustules jaunes, globuleuses, de la grosseur d'une lentille, isolées, éparses. Abcès, taches gangréneuses, douleurs articulaires, coryza, accidents typhoïdes.

Morve, n. 20.

Pustule large, aplatie, pouvant égaler celle de l'ecthyma, mais n'étant point assise sur un bourrelet formé par la peau. Tache rouge préalable à la pustule; auréole cuivrée, livide, grandissant avec la pustule; cicatrice déprimée consécutive ou simple tache. Disposition en cercle quand il y a plusieurs pustules.

Pustule phlyzaciée syphilitique. Ecthyma, 570.

Pustule conoïde du volume de celles de l'acné à laquelle elle ressemble. Auréole cuivreuse; croûte jaune terne consécutive à la suppuration du sommet. Cicatrice d'emblée ou après une petite ulcération. Maculature cuivrée autour de la cicatrice.

Pustule psydraciée syphilitique. — Acne, 570 bis.

SECTION V.

ÉCAILLES, SQUAMMES, FARINES.

Ecailles nacrées, argentines, très-caduques mais se renouvelant rapidement sur des papules ou élevures de la peau constamment sèches. Ces écailles forment tantôt comme des gouttes nacrées (guttata); tantôt comme une gaine pouvant envelopper tout un membre (P. diffusa); quelquefois la peau est épaissie et fendillée au-dessous (P. inveterata).

Psoriasis, n. 558.

Ecailles précédentes disposées en couronne.

Lèpre vulgaire. Psoriaris circinnata, n. 558 et 573.

Larges écailles très-minces, point nacrées, plus ou moins ternes; adhérentes à une peau de couleur rouge sombre, souvent amincie, sans intermédiaire de papules. Sécheresse moins prononcée ou même suintement de sérosité.

Eczéma chronique, n. 536 bis.

Ecailles isolées, larges, moins minces, un peu croûteuses, séparées par une peau saine et ayant succédé à une grosse vésicule ou bulle (ampoule).

Pemphygus, n. 538.

Ecailles sèches, dures, grises ou d'un blanc nacré, luisantes et entourées de plusieurs cercles noirâtres concentriques. D'un côté, elles adhèrent à la peau, et de l'autre qui est libre elles se recouvrent à la manière des tuiles d'un toit.

Ichthyose, n. 559.

Simples farines se détachant d'une peau sèche, de couleur naturelle, rosée ou rouge. Prurit, cuisson légère ou indolence. La couche farineuse est ordinairement très-mince sous forme d'enduit.

Pytyriasis, n. 534.

Exfoliation très-mince d'un point du visage, à chaque exfoliation la peau se trouve amincie et déprimée d'autant, peau tendue, rouge, luisante, rougeur disparaissant sous le doigt.

Lupus qui détruit en surface, n. 562.

SECTION VI.

CROUTES.

Croûtes isolées, de trois centimètres de diamètre, plus épaisses au centre, coniques, rugueuses, en forme d'écailles d'huitre. Ampoule ou taches rouges préalables. La croûte est directement enchâssée dans la peau; ulcération sous-jacente.

Rupia, n. 539.

Croûte enchâssée sur un bourrelet rouge, saillant et dur de la peau. Volume d'un pois au moins. L'ecthyma syphilitique n'a point de bourrelet.

Ecthyma, n. 540.

Petite croûte siégeant sur un bouton plus petit que le précédent: aspect terne; auréole cuivrée. Cicatrice déprimée entourée d'une maculature cuivrée. Le bouton est conoïde.

Acne syphilitique, n. 570 bis.

Croûtes isolées, très-minces, lamelleuses succédant à une tache rouge et à une ampoule.

Pemphygus, n. 538.

Croûtes d'un jaune d'or, irrégulières, friables, succédant à des pustules en général petites, ou formées directement sur des excoriations ou des gerçures. Ces croûtes forment un masque jaune sur le visage des jeunes enfants; d'autrefois elles sont sous forme de petits ilots arrondis et groupés en rond; d'autrefois ce sont des plaques disséminées. A la longue, la peau s'épaissit au-dessous. Chez les vieillards, les croûtes sont brunâtres et peuvent recouvrir tout un membre; leur surface irrégulière ressemble à une écorce d'arbre.

Impetigo, n. 544.

Croûte limitée au menton ou à la lèvre sous forme de couche limoneuse jaune verdatre, au début une ou plusieurs pustules mûrissent en 24 ou 48 heures sur une base rouge et légerement tuméfiée. Longueur du mal, aspect tuberculeux consécutif.

Mentagre, n. 543.

Siége le plus fréquent au visage; peau d'un rouge sombre et surface plus ou moins mamelonnée; ulcération inégale de

mauvais aspect qui du sommet des mamelons envahit la surface ; croûtes verdâtres très-adhérentes.

Lupus, n. 562.

Tubercule rouge et douloureux primitivement, puis ulcération à bords durs et renversés autour d'un fonds grisâtre et
végétant, croûtes adhérentes, vieillesse.

Noli me tangere.

SECTION VII.

ERYTHÈMES OU ROUGEURS.

§ 1. Taches rouges qui ne disparaissent pas ou qui ne disparaissent qu'imparfaitement par la pression plus ou moins forte.

Point de croûtes ni d'ampoules préalables ; apparition d'emblée ; suffusion sanguine entre l'épiderme et le derme ; couleur
pourprée ou livide, diamètre petit ou grand.

Purpura, n. 527.

Mêmes caractères auxquels s'ajoutent des flux de sang intérieurs ou extérieurs, un épuisement extrême, une fièvre lente
(hectique).

Purpura hémorrhagica, n. 527 bis.

Taches analogues à des piqûres de puce, fièvre grave, stupéfiante ; face antérieure du tronc.

Pétéchies.

Taches arrondies ou ovales et irrégulières, de cinq centimètres de diamètre ; ordinairement peu nombreuses ; teinte cuivrée ou noirâtre chez les malades usés, pas de furfures.

Macule syphilitique, n. 567.

Diamètre variable, contusion forte préalable, dégradation consécutive du rouge au jaune.

Ecchymose.

Caractères précédents sauf la contusion, siége spécial au
sein, douleurs, époque mensuelle prochaine.

Ecchymose sans contusion, n. 456.

Bulle (ampoule pleine de liquide transparent), préalable.
Pemphygus, n. 538.

Préalablement à la tache existait une croûte surmontant un bourrelet cutané gros comme pois ou noisette.

Ecthyma, n. 540.

Croûte préalable plus large, plus épaisse au centre, conique; excoriation sous-jacente.

Rupia, n. 539.

Une petite croûte lamelleuse, consécutive à une vésicule globuleuse, résistante, prurigineuse, a précédé la tache.

Herpès, n. 537.

Des tubercules, gros au plus comme un pois, disposés en cercle, précèdent la tache, qui est d'un rouge livide.

Tubercule syphilitique, n. 574.

§ 2. Taches qui disparaissent par la pression.

Rougeur vive, chaude, douloureuse ou prurigineuse, diffuse; légère tuméfaction, quelquefois seulement appréciable au toucher; caractère envahissant, fièvre légère, engorgement des ganglions voisins, état saburral.

Érysipèle, n. 528.

Taches rouges sous forme de rubans non entrecroisés, partant d'une piqûre de saignée ou d'une division traumatique des tissus.

Phlébite, n. 251.

Rougeur sans tuméfaction, sans chaleur ni fièvre ni douleur fort souvent, mais une simple cuisson, surtout s'il y a frottement. Il y a des nodosités dans une variété.

Érythème, n. 529.

Rougeur moins vive et complétement ou partiellement masquée par un enduit blanc qui s'écaille et tombe sous forme de farine; prurit.

Pityriasis, n. 534.

Rougeurs ou mêmes papules sur toutes les surfaces exposées à l'air. Ces phénomènes sont endémiques; ils ne se montrent qu'au printemps et l'été pendant les premières années; ils s'accompagnent de diarrhée, de vomissements et puis de paralysie.

Pellagre, n. 90.

Rougeur sous forme de lacis entrecroisé, partant ou non d'une solution de continuité aboutissant à des ganglions douloureux; gonflement, fièvre, embarras gastrique.

Lymphangite angioleucite superficielle, n. 252.

Érythème, papules, pustules, furoncles épidémiques; ils se lient à l'engourdissement des extrémités, à une altération de la sensibilité, à la titubation, à la paralysie.

Acrodynie, n. 255.

Taches petites comme des lentilles, arrondies, clair-semées sur la poitrine et l'abdomen, peu nombreuses, paraissant du septième au neuvième jour d'une fièvre stupéfiante.

Taches lenticulaires.

Éruption bien plus générale, non épidémique; taches rouges, distinctes, mais se groupant en plaques souvent semi-lunaires, s'évanouissant pour reparaitre ailleurs; furfuration légère quelquefois; celles produites par le copahu sont plus vives, mais ne laissent pas de traces.

Roséole, n. 532.

Taches irrégulières, rouges pendant quelques jours, et disparaissant comme les précédentes par la pression, mais laissant pendant quelques mois une teinte cuivrée.

Roséole syphilitique, n. 565.

Taches plus rouges, plus grandes, plus localisées, plus persistantes, formant des plaques homogènes, constituées ou non par la confluence des taches.

Érythème, n. 520.

SECTION VIII.

TACHES JAUNES, BLANCHES, FAUVES, BLEUES, ETC.

Taches ou plaques de dimensions variées, formant avec le reste de la peau un contraste frappant par leur blancheur mate, mais complète; point d'altération du derme.

Achrome, vitiligo.

Blancheur plus brillante, surface plus lisse, peau amincie, déprimée ou offrant des nervures.

Cicatrices.

Taches bleu indigo formées par le suintement d'une humeur de même couleur, disparaissant par le frottement, mais renaissant bientôt sous forme de pointillé. — Jeunes personnes.

Chromhydrose, n. 526.

Taches jaunes multiples avec furfuration de la peau.

Pityriasis versicolor, n. 534.

Taches fauves, déprimées au centre, sensibilité anéantie dans leur périmètre.

Lèpre antique, n. 556.

Taches jaunes avec prurit léger ou nul, mais pouvant devenir vif par le grattage. — Dans ce dernier cas seulement, il peut y avoir une très-fine furfuration. On distingue : E. lenticulaire, E. solaire, E. hépatique.

Éphélides, n. 533.

Taches jaunes succédant ou non à une tache noire ; suite de contusion.

Ecchymose.

SECTION IX.

ÉRUPTIONS PARTICULIÈRES AU CUIR CHEVELU.

Rougeur, chaleur, tuméfaction et grande humidité du cuir chevelu ; croûtes lamelleuses qui, avec l'humeur exhalée, agglutinent les cheveux en mèches.

Eczéma aigu, n. 545.

Rougeur et sécheresse du cuir chevelu ; croûtes lamelleuses, amiantacées, qui séparent les cheveux en mèches et les accompagnent dans toute leur longueur. A l'époque de la guérison, ces lamelles se réduisent en farine.

Eczéma chronique, 546.

Éruption sous forme de croûtes minces, brunes ou jaunâtres, molles, peu adhérentes ; suintement abondant entre elles et le derme sous-jacent, qui est rouge et légèrement excorié. Elle peut masquer le visage.

Impetigo larvalis, n. 547.

Pustules enchâssées dans le derme, ne le dépassant pas ; croûtes brunâtres, irrégulières, dont un certain nombre penden aux cheveux, semblables à des fragments de mortier sali par la poussière. Si l'éruption est humide, il y a une odeur nauséabonde.

Impetigo granulata, n. 548.

Poussière très-abondante que le moindre mouvement ou le grattage font pleuvoir sur les vêtements du malade; sécheresse des cheveux et du cuir chevelu.

Pityriasis capitis, n. 549.

Calvitie partielle, mais envahissante, circulaire. Dans le périmètre de cette tonsure spontanée, les cheveux sont cassés à une ou deux lignes du cuir chevelu; celui-ci est plus compacte, plus dur, rugueux comme la peau dans le phénomène chair de poule. Poussière blanche par le grattage.

Favus sine favis; pityriasis decalvans, n. 553.

Croûte en calotte ou en plaque très-mince, très-adhérente, gaufrée comme la surface d'une ruche à miel; cheveux lanugineux autour de cette plaque; couleur jaune soufre blanchissant par les cataplasmes.

Favus urceolaris. — Teigne vraie, n. 551.

Point de godet distinct. Les points jaunes s'agglomèrent et forment des plaques arrondies en médaillon; diamètre de quelques lignes à deux pouces; leur réunion peut aussi former une calotte. On ne reconnaît alors les médaillons qu'aux dentelures de la calotte, qui est raboteuse, jaune, grise, entourée d'une couronne de cheveux lanugineux.

Favus scutulata. — Teigne vraie, n. 552.

CHAPITRE XXXV

Région du crâne.

SECTION I. — Difformité congénitale et permanente de la tête.

SECTION II. — Tuméfaction diffuse des parties molles.

SECTION III. — Tumeurs circonscrites,

SECTION IV. — Douleurs,

SECTION I.

AMPLEUR ET DIFFORMITÉ PERMANENTE ET LE PLUS SOUVENT GONGÉNITALE DE LA TÊTE.

Face triangulaire, idiotisme, surdité.
Hydrocéphale chronique, n. 261.

Volume ordinaire, ou petitesse du crâne et asymétrie; idiotisme, ou peu d'intelligence; paralysies congénitales.
Atrophie du cerveau.

SECTION II.

TUMÉFACTION DIFFUSE DES PARTIES MOLLES.

Tuméfaction peu sensible difficilement appréciable, rougeur faible du cuir chevelu, délire possible, mais rare, point d'abcès, desquammation.
Érysipèle, n. 528.

Tuméfaction remarquable, œdémateuse, douleurs bien plus vives, délire, abcès, ouvertures multiples.
Phlegmon diffus de la tête, n. 370 *bis.*

SECTION III.

TUMEUR CIRCONSCRITE.

Tumeur congénitale, arrondie, lisse, égale, souvent rétrécie à sa base, peu ou point douloureuse, agitée par des pulsations isochrones au pouls, l'assoupissement ou des convulsions se manifestent si on la comprime.
Encéphalocèle, n. 413.

Tumeur non congénitale, succédant à une inflammation adhésive du péricrâne avec les os du crâne et dont la compression provoque la somnolence ou les convulsions, rebord osseux périphérique.
Fongus de la dure-mère.

Tumeur molle ou fluctuante, résistance osseuse autour d'elle dans certains cas, contusion plus ou moins récente.

Bosse sanguine.

Tumeur congénitale, assise sur une suture, disparaissant très-vite après l'accouchement.

Tumeurs sanguines.

Tumeur congénitale, molle au sommet, mais sans perforation de l'os sous-jacent que la pression retrouve toujours, rebord osseux à la circonférence, pulsations.

Céphalæmatome, n. 414.

Tumeur non congénitale offrant tout au plus quelques battements d'artère, et succédant à une inflammation adhésive locale.

Fongus des os du crâne.

SECTION IV.

DOULEURS DE TÊTE.

Douleur superficielle augmentant par la pression et les contractions du muscle occipito-frontal.

Rhumatisme épicranien, n. 321.

Pression douloureuse seulement en certains points ou foyers, douleurs continues et par accès sur le derrière de la tête et du cou, indolence des mouvements.

Névralgie cervico-occipitale, n. 346.

Nausées, vomissement, tristesse, douleur sur-orbitaire temporale et sourcilière de l'un ou de l'autre côté de la tête, durée vingt-quatre heures au plus, retours fréquents plus ou moins éloignés.

Migraine, n. 347.

Douleur se déclarant ou augmentant la nuit; la pression est sans influence à moins qu'elle ne soit forte, symptômes antérieurs de syphilis.

Céphalée, douleurs ostéocopes.

Douleur limitée à un étroit espace au sommet de la tête ou au sinciput, tempérament éminemment nerveux.

Clou hystérique.

CHAPITRE XXXVI

Région de la face.

SECTION I.

TUMEURS INCOMPRESSIBLES OU OSSEUSES.

Progrès lents au début, tumeur à l'extérieur ou dans l'intérieur de la bouche ou sur toutes les faces, douleurs comme névralgiques, siége à la mâchoire supérieure, susceptibles d'affaissement sous la pression tôt ou tard, surface mamelonnée, pas de pulsations.

Kystes du sinus maxillaire, n. 429.

Mêmes caractères extérieurs, progrès plus rapides.

Hydropisies et abcès du sinus, n. 429 *bis.*

Pour les tumeurs susceptibles d'affaissement et dont la surface est mamelonnée, ainsi que pour les tumeurs qui ne s'affaissent jamais, V. les tumeurs incompressibles en général, chap. XXXII.

SECTION II.

TUMEURS COMPRESSIBLES OU DES PARTIES MOLLES.

Tumeur diffuse et chaude, peau rosée ou rouge, siége entre l'oreille, la joue et le cou au niveau de la parotide, épidémie, consistance œdémateuse, fièvre.

Oreillon, n. 366 *ter.*

Tumeur diffuse et chaude, même siége, apparition au début ou dans le cours d'une fièvre grave ayant l'apparence typhique, abcès, gangrène.

Parotide, n. 366 *ter.*

Tumeur diffuse et chaude, rarement très-étendue, peu saillante, large et aplatie, fluctuante; siége en un point quelconque de la face, point d'épidémie.

Abcès de la joue, n. 367.

Tumeur froide, fluctuante, permanente, chronique, peau naturelle, siége au niveau d'une glande salivaire, ganglions rarement engorgés.

Poche salivaire, n. 427.

Tumeur froide, peu saillante, fluctuante après avoir été œdémateuse, peau plus altérée que dans la maladie précédente, engorgement des ganglions bien plus fréquent, sinon constant, siége indifférent.

Abcès froid, n. 380.

Tumeur indolente, mobile, élastique ou molle, laissant souvent pénétrer jusque dans la bouche les rayons lumineux d'une bougie.

Kyste, n. 425.

Tumeur dure ou élastique, froide, siégeant au niveau de la parotide, surface bosselée, ulcérations au bout d'un temps plus ou moins long.

Cancer de la parotide, n. 428.

Tumeur résistante à surface non bosselée, uniforme, du volume du poing environ, siége au niveau de la parotide.

Hypertrophie de la parotide, n. 425 *ter.*

Siége en un point indifférent de la face, peau durcie, inégale, bosselée, plis autour de l'engorgement, muqueuse terne et violacée, si le cancer siége aux lèvres.

Cancer de la face, n. 425 *bis.*

SECTION III.

ULCÉRATIONS OU SIMPLE EXFOLIATION.

Peau luisante, rougeur disparaissant par la pression, exfoliation en lamelles diminuant d'autant l'épaisseur de la peau.

Lupus première variété, n. 562.

Tubercules plus ou moins confluents, mais aplatis, peu saillants, formant une surface rouge et mamelonnée ; ulcérations négales, anfractueuses, de mauvais aspect, croûtes adhérentes, cicatrices difformes.

Lupus deuxième variété, n. 562.

Pertuis rouge souvent recouvert d'une croûte adhérente, écoulement de pus lorsque le pertuis est débarrassé de la croûte, peau adhérente au maxillaire, voisinage d'une dent cariée.

Fistule dentaire, n. 27.

Pertuis fournissant de la salive, communication avec le canal excréteur d'une glande salivaire.

Fistule salivaire, n. 392 et 393.

SECTION IV.

DOULEURS DE LA FACE.

Douleur dont le foyer est une dent cariée ; elle augmente par le passage de l'air froid et de la pression, et pouvant retentir jusqu'à la tempe.

Odontalgie.

Douleur déchirante ou térébrante portant quelquefois au suicide, s'accompagnant quelquefois de convulsions ou grimaces locales et revenant par accès.

Prosopalgie, n. 349.

Douleur dans l'œil.

Rameau ciliaire branche ophthalmique.

Douleur au front, aux sourcils, aux paupières.

Rameau sus-orbitaire (branche ophthalmique).

Douleur à l'angle du nez.

Rameaux nasaux (branche ophthalmique).

Douleur à l'angle du nez, à la lèvre supérieure et aux gencives, etc.

Branche maxillaire inférieure.

Douleur du menton, des lèvres, aux alvéoles, aux tempes.
Branche maxillaire inférieure, r. dentaire.

Douleur le long de l'artère temporale.
Branche maxillaire inférieure, r. auriculaire.

Douleur sur les côtés de la langue.
Branche maxillaire inférieure, r. lingual.

Douleur sur le trajet de la septième paire.
Rameau anastomotique.

SECTION V.

PARALYSIES DE LA FACE.

OEil tourné vers le nez, paupière close.
Paralysie de la sixième paire, n. 318.

OEil tourné vers la tempe, paupière close.
Paralysie du nerf moteur commun.

Direction normale de l'œil, mobilité normale, paupière close.
Ptôsis de la paupière.

Sensibilité anéantie d'un côté de la face, mouvement et expression conservés.
Paralysie de la troisième paire, portion ganglionaire, n. 315.

Sensibilité conservée, mastication impossible.
Paralysie de la troisième paire, portion non ganglionaire, n. 316.

Sensibilité et mouvement abolis.
Paralysie de l'intégralité de la troisième paire, n. 316.

L'œil ne peut être fermé, le front ne peut être ridé, la narine est aplatie, la commissure des lèvres est tournée du côté sain.
Paralysie de la septième paire, n. 319.

SECTION VI.

CONVULSIONS.

Grimaces limitées à la face, rapides comme l'éclair, sur lesquelles la volonté est impuissante, intelligence conservée.

Convulsions idiopathiques de la face, n. 307.

Simple habitude que la volonté fait perdre. *Tic.*

CHAPITRE XXXVII

Maladies du nez et des fosses nasales.

SECTION I.

DIFFICULTÉ DE RESPIRER PAR LE NEZ.

Malaise, douleur frontale, incapacité de travail intellectuel, éternuments et flux d'une humeur glutineuse, irritante ; début récent.

Coryza aigu.

Mêmes caractères plus anciens, pas de boursoufflement.

Coryza chronique.

Muqueuse nasale boursoufflée, gêne de la respiration par le nez.

Boursoufflement de la muqueuse nasale, n. 440.

Obstacle survenu subitement chez un jeune enfant, reconnaissance d'un corps étranger obturant la narine.

Corps étranger, n. 431.

Progrès lents, augmentation croissante de la difficulté de respirer ; légères douleurs ; démangeaisons au sommet des narines ; sensation et constatation d'un corps flottant dans la narine.

Polypes, n. 441.

SECTION II.

ULCÈRES OU SIMPLE ODEUR.

Ulcération rouge, granulée, sans odeur et sécrétant une humeur peu abondante, siégeant dans les fosses nasales et recouverte d'une croûte.

Ulcère simple, n. 432.

Ulcération sécrétant une humeur ichoreuse, d'une odeur insupportable, marche envahissante n'épargnant pas même la charpente. Siége dans les fosses nasales.

Ulcère malin, n. 433.

Ulcère extérieur ; marche envahissante et rapide ; fond grisâtre, bords sans dureté, taillés à pic, croûte mince quand elle existe.

Ulcère vénérien, n. 435.

Ulcère extérieur, à bords durs, marche envahissante, mais plus lente que celle du précédent.

Ulcère cancéreux, n. 436.

Ulcère extérieur, superficiel, à bords plats, irréguliers, n'intéressant point toute l'épaisseur de la peau ou ne la dépassant pas, du moins très-généralement.

Ulcère dartreux, n. 437.

Point d'ulcère, simple odeur, mais infecte, incommode à chacun, excepté au malade dont l'odorat est perdu.

Ozène essentiel, n. 434.

SECTION III.

DIFFORMITÉ OU TUMEUR EXTÉRIEURE.

Nez en pomme de terre, couvert de bosselures ; peau violacée ou simplement grisatre.

Elephantiasis du nez, n. 439.

Tumeurs kystiques du nez ou loupes pyriformes souvent pédiculées, et pouvant descendre sur le menton.

Kystes, n. 404.

Élevure conique dont le contour a souvent la couleur naturelle, mais dont le sommet est marqué d'un point gris ou noir.

Tannes.

SECTION IV.

FLUX DE SANG PAR LE NEZ.

Flux de sang par le nez.
Epistaxis.

CHAPITRE XXXVIII

Tumeurs de la région du cou, situées au devant et au milieu, et formées par le corps thyroïde ou son enveloppe celluleuse.

SECTION I. — Tumeur chaude pulsative avec ou sans palpitations et singularité du regard.

SECTION II. — Tumeur dure ou élastique à surface irrégulière ou régulière.

SECTION III. — Tumeur molle ou fluctuante instantanément ou lentement formée.

SECTION I.

TUMEUR CHAUDE, PULSATIVE, AVEC OU SANS PALPITATIONS ET SINGULARITÉ DU REGARD.

Durée courte. Faible augmentation de volume, simple tension ou gêne locale, point de battements le plus souvent.

Congestion du corps thyroïde, n. 366[4].

Tuméfaction rapide, battements, douleurs, dyspnée, dysphagie, fièvre ; abcès fréquents.

Inflammation du corps thyroïde, n. 366[4].

Tumeur chaude, dure, tendue, manifestement pulsative ;

vaisseaux dilatés et battements visibles à distance. Développement rapide.

Tumeur ou goître vasculaire, 454.

Myopie sans strabisme, occlusion des yeux possible mais difficile ; palpitations ; irascibilité ; faim canine ; dyspnée et accès de suffocation.

Goître exophthalmique, n. 448.

SECTION II.

TUMEUR DURE OU ÉLASTIQUE A SURFACE RÉGULIÈRE
OU IRRÉGULIÈRE.

Tumeur inégale, bosselée, lancinante, dure, très-lentement développée. Tégument froncé, plissé, adhérent.

Squirrhe, n. 451.

Tumeur inégale, bosselée, lancinante, élastique, plus rapidement développée. Veines variqueuses à la surface.

Encéphaloïde, n. 452.

Tumeur dure, indolente, lisse, unique ou multiple, gênante ou pesante.

Tumeur fibreuse, n. 450.

Tumeur dure, à surface moins régulière et moins lisse, susceptible de suppuration.

Tumeur tuberculeuse, n. 453.

Volume variable entre celui d'une noisette et celui de plusieurs fois le poing, dureté variable, élasticité ; battements nuls ou cessant quand le malade courbe la tête.

Goître simple, n. 445.

Mêmes caractères, développement plus considérable, tumeur divisée en lobes dont la consistance n'est pas la même pour tous.

Goître scrofuleux, n. 446.

Tumeur dure et élastique, ou molle et fluctuante, parfois transparente par l'interposition d'une lumière.

Goître lymphatique ; Kystes, n. 447.

SECTION III.

TUMEUR MOLLE AVEC OU SANS FLUCTUATION.

Tumeur molle et fluctuante ou dure, mais élastique et parfois transparente.

Goître lymphatique, hydrocèle du cou ; Kystes, n. 447.

Tumeur instantanément produite par un cri ou un effort, molle, réductible avec crépitation ; sonore quand on la percute.

Emphysème du corps thyroïde, n. 444.

Mêmes caractères étendus sur une surface beaucoup plus grande que le corps thyroïde.

Emphysème de la partie antérieure du cou.

Engorgement mou, non élastique, diffus, pas de fluctuation réelle.

Engorgement du tissu cellulaire périthyroïdien, n. 449.

Empâtement préalable, puis altération de la peau, fluctuation, perforation...

Abcès.

Tumeur dont le siége primitif était sous le menton ; mollesse, fluctuation.

Grenouillette nᵒ 33, variété extrêmement rare.

Goître simple préalable, augmentation du volume et diminution simultanée de la consistance. — Mollesse quasi fluctuante.

Dégénérescence fongueuse.

CHAPITRE XXXIX

Région du cou. — Tumeurs et maladies indépendantes du corps thyroïde.

SECTION I.

TUMEURS.

Tuméfaction plus ou moins saillante, empâtement contenant un noyau dont la portion accessible est lisse et arrondie ; peau saine ou altérée.

Adénite cervicale, n. 366 *bis.*

Empâtement sauf noyau intérieur, rougeur de la peau, fluctuation consécutive ; dyspnée, dysphagie, dans certains cas.

Phlegmon simple, n. 354.

Empâtement très-dur, diffus, occupant sur les côtés du cou une surface d'un demi-pied carré ; sorte de trismus ; torticolis ; chronicité fréquente.

Phlegmon large du cou, n. 366.

Tumeur arrondie, ou fusiforme, ou bilobée, lisse, assez franchement fluctuante, à moins que les parois ne soient épaissies.

Kystes, n. 404.

Tumeur plus ou moins rapprochée de la peau, de volume variable entre celui d'un pois et celui d'une grosse amande, mobile, dure, indolente, non fluctuante.

Ganglion engorgé.

SECTION II.

DOULEURS DU COU AVEC OU SANS DÉVIATION DE LA TÊTE.

Mouvements libres, tête non déviée, pression douloureuse seulement dans quelques foyers très-limités et situés dans la région supérieure et postérieure du cou et de l'occiput.

Névralgie occipitale, n. 349 *bis.*

Mêmes caractères ; foyers douloureux situés vers la région inférieure et latérale du cou ; douleurs s'étendant parfois au bras et à l'avant-bras.

Névralgie cervico-brachiale, n. 349 [4].

Douleur suivant le trajet d'une artère; battements de ce vaisseau plus énergiques; tête non déviée.

Névralgie des artères, n. 353.

Déviation de la tête, pression et mouvements douloureux d'une manière uniforme; mais la rigidité du muscle n'est sensible ni au toucher, ni à la vue. Maladie de courte durée.

Torticolis, n. 323.

Tête déviée souvent pour un temps fort long; un des muscles est comme raccourci; il offre au toucher et à la vue une corde tendue et saillante.

Contracture, n. 308.

Tête progressivement plus inclinée en bas vers l'une des épaules ou directement en avant; pression fort douloureuse au niveau de la première et de la deuxième vertèbre cervicale; déglutition douloureuse.

Tumeur blanche du cou, n. 330.

Violence préalable; tête inclinée latéralement; impossibilité du redressement, douleurs insupportables qu'il produit; engourdissement du bras.

Entorse ou diastasis des vertèbres, n. 329.

SECTION III.

DÉVIATION SANS DOULEUR.

La tête vicieusement inclinée peut être redressée facilement et sans douleur; influence du galvanisme; flaccidité musculaire.

Paralysie d'un ou plusieurs muscles, n. 309 et suivants.

SECTION IV.

ULCÈRES OU FISTULES.

Les ulcères scrofuleux affectionnent cette région; la suppuration des tumeurs tuberculeuses y détermine quelquefois des fistules. — On y observe aussi des fistules aériennes reconnaissables au passage de l'air par le pertuis : elles sont le résultat de maladies du larynx ou de la trachée.

CHAPITRE XL

Maladies du sein.

SECTION I.

TUMÉFACTION CHAUDE, PROGRÈS RAPIDES.

§ 1er. Fluctuation non encore développée.

Tumeur, chaleur et rougeur locales ou générales; saillie du mamelon cachée, effacée par le gonflement.

Inflammation du tissu cellulo-graisseux, n. **368.**

Peau simplement rosée au début, rougissant ensuite rapidement; douleurs croissantes et lancinantes convergeant vers l'aréole.

Inflammation du tissu mammaire, n. **371.**

Peau naturelle ou simplement rosée; sein développé, mais non bosselé, tendu, sillonné de grosses veines.

Inflammation sous-mammaire, n. **369.**

Peau rosée à peine ou plus pâle; gonflement irrégulier, bosselé, comme sillonné de cordons durs; pression douloureuse avant ou après l'accouchement.

Dépôt laiteux, n. **370.**

§ 2. Fluctuation développée.

Bosselures de petit volume, ordinairement multiples; siège dans le périmètre de l'aréole, forme globuleuse, peau livide, fluctuation.

Abcès de l'aréole, n. **372.**

Mêmes caractères, sauf la fluctuation, qui est remplacée par une consistance fongueuse; chronicité.

Dilatation des galactophores (conduits).

Bosselures de petit volume, ordinairement multiples, siégeant sur l'aréole ou dans le voisinage; douleurs lancinantes et disséminées.

Abcès parenchymateux, n. 375.

Tumeur unique, volume plus considérable, peau amincie et bleuâtre.

Abcès cellulo-graisseux, n. 373.

Tuméfaction unique et considérable, peau souvent naturelle; fluctuation obscure, excepté aux deux extrémités d'un même diamètre.

Abcès sous-mammaire, n. 374.

Fluctuation très-tardive au bout d'un mois ou d'un an, peau naturelle.

Abcès chronique, n. 376.

SECTION II.

TUMÉFACTION CHRONIQUE FROIDE.

Bosselures spongieuses siégeant dans le périmètre de l'aréole.

Dilatation des conduits galactophores.

Tuméfaction diffuse, insensiblement développée; consistance normale ou un peu plus grande; raucité de la voix par intervalles.

Hypertrophie glandulaire, n. 457.

Mêmes caractères, tardivement compliqués d'une ulcération fongueuse, caverneuse, ichoreuse.

Hypertrophie graisseuse, n. 458.

Consistance plus dure, moins bosselée, plus homogène, moins élastique.

Hypertrophie cellulo-fibreuse, n. 459.

Surface irrégulière, bosselée; dureté cartilagineuse, veines variqueuses, adhérences consécutives, influence sur l'état général.

Squirrhe du sein, n. 466.

Simple augmentation de volume, douleur dans un ou plusieurs des lobes, s'irradiant à l'épaule, au bras, aux doigts.
Névralgie de la mamelle, n. 352 bis.

SECTION III.

TUMEURS ENGLOBÉES DANS LA GLANDE, DÉGÉNÉRESCENCE PARTIELLE.

Légères douleurs à la pression; surface irrégulière, bosselée; consistance élastique ou fongueuse; volume extrêmement variable.
Tumeurs fibrineuses, n. 460.

Consistance variable, surface régulière ou irrégulière; inflammation laiteuse préalable, légère douleur à la pression.
Tumeur laiteuse, n. 461.

Tumeurs petites et à peine distinctes des lobules de la glande; pâleur et lymphatisme de la face; engorgement des ganglions cervicaux; légère douleur à la pression.
Tumeur tuberculeuse, n. 462.

Dureté osseuse, surface régulière ou non.
Tumeurs osseuses, n. 462 bis.

Tumeur dure, indolente à la pression ou légèrement douloureuse, diminuant par un traitement antiarthritique.
Tumeur rhumatismale, n. 463.

Tumeur dure, ulcère consécutif à bords renversés, veines dilatées, physionomie strumeuse.
Tumeur scrofuleuse, n. 464.

Surface lisse, lobée ou uniforme; fluctuation ou élasticité avec ou sans frémissement hydatique, selon la variété; indolence.
Kystes simples ou hydatiques, n. 465.

Tumeur dure, indolente durant un an au moins, et plus tard

offrant des douleurs lancinantes spontanées, mais que la pression ne réveille pas ; surface irrégulière bosselée.

Squirrhe, cancer, n. 466.

SECTION IV.

DOULEURS AVEC OU SANS TACHES A LA PEAU.

Douleur d'un ou plusieurs lobes de la glande, s'irradiant à l'épaule, au bras, aux doigts. — Volume augmenté.

Névralgie de la mamelle, n. 352 *bis.*

Ecchymose très-sensible à la pression, douleur vive s'irradiant au bras, le tout précédant les menstrues.

Ecchymose sans contusion, n. 456.

CHAPITRE XLI

Maladies de la région axillaire

SECTION I. — Tuméfaction diffuse, froide.
SECTION II. — Tuméfaction ou tumeurs chaudes.
SECTION III. — Tumeurs circonscrites.

SECTION I.

TUMÉFACTION DIFFUSE, FROIDE.

Empâtement de la peau, douleur dans un point du squelette peu éloigné.

Abcès froid, n. 380. — *Abcès par suite de carie.*

Tuméfaction diffuse, sonore à une percussion légère ; élasticité, point d'empâtement, développement subit.

Emphysème, n. 468.

SECTION II.

TUMÉFACTION OU TUMEUR CHAUDE.

Masses circonscrites, uniques ou multiples et agglomérées,

de forme fort souvent comme furonculeuse, très-superficielles, sans caractère envahissant.

Abcès sous-cutanés, n. 377.

Tumeur plus étendue, plus profonde, pouvant envahir le côté du thorax et même le devant du grand pectoral.

Abcès superficiel, n. 378.

Douleur sourde, engorgement plus profond pouvant gagner la face postérieure du grand pectoral et du trapèze.

Abcès profond, n. 379.

SECTION III.

TUMEUR CIRCONSCRITE ET FROIDE.

Violence préalable, couleur noire ou violette de la peau.
Tumeur sanguine, n. 469.

Tumeur mobile, arrondie, lisse, dure et élastique, irréductible et non pulsatile. La variété tuberculeuse peut être friable et d'un grand volume.
Tumeur ganglionnaire, n. 470.

Tumeur sonore, élastique, réductible, peau naturelle.
Hernie du poumon, n. 471.

CHAPITRE XLII

Tumeurs et douleurs de la région lombaire.

SECTION I.

TUMEURS.

Tumeur de volume variable, de couleur naturelle ou altérée;

parfois un peu transparente, réductible, mais avec des phénomènes tels que assoupissement, convulsions, paralysie.

Spina bifida, n. 418.

Tumeur ou bosse située au niveau de l'un des reins, indolente, bosselée comme l'intestin. — Urine troublée ou normale.

Hydronéphrose, n. 139.

Teint jaune paille, altération profonde de la santé, douleurs persistantes au rein, urines mêlées de sang, tumeur bosselée.

Cancer du rein, n. 140.

Incurvation de la colonne vertébrale et du tronc sur lui-même; gibbosité, douleurs préalables, faiblesse, paralysie des membres inférieurs, de la vessie.

Mal de Pott, n. 331.

Douleur au rein augmentant par la pression, puis empâtement de la peau, issue du pus en dehors de la masse sacro-lombaire, fièvre.

Abcès des reins, n. 137.

SECTION II.

DOULEURS.

Douleur lombaire, d'un côté ou des deux, augmentant par la pression et les mouvements, miction libre.

Lombago, n. 324.

Douleurs exacerbantes, c'est-à-dire offrant des intervalles moins douloureux, pression douloureuse a quelque moment qu'elle soit exercée, mais seulement en certains points ou foyers très peu étendus.

Névralgie lombaire, n. 350.

Douleur aux lombes, surtout quand le malade se redresse ou s'étend, ce qui n'est pas toujours possible; pression douloureuse à l'aine, claudication, fièvre, abcès inguinal possible.

Psoïtis, n. 343.

Douleur lombaire se déclarant par intervalle dans la profondeur de la région et sur laquelle la pression ni les mouvements n'ont aucune influence (extrèmement rare).

Néphralgie, n. 139 *bis*.

Vertèbres douloureuses à la pression, constriction doulou-reuse des parois de l'abdomen, effort ou violence antérieure, engourdissement des membres inférieurs.

Irritation spinale, n. 282.

Douleur des apophyses épineuses et surtout le long de la gouttière vertébrale gauche, douleur épigastrique, des muscles pyramidaux, anésthésie digitale, nasale, faciale; attaques.

Hystérie, n. 302.

Les coliques néphrétiques et autres maladies des reins, les fièvres et maladies pyrétiques diverses, le mal de Pott, etc., produisent aussi des douleurs lombaires ainsi que les maladies de l'utérus.

CHAPITRE XLIII

Maladies du pli de l'aine.

SECTION I.

TUMEURS.

Tumeur indolente, fluctuante, de couleur longtemps naturelle, sinon toujours; douleurs préalables dans un point du rachis, fièvre hectique.

Abcès par congestion, n. 364.

Tumeur du volume d'un pois, d'un noyau d'abricot ou plus grand encore, indolente le plus souvent, mais pouvant devenir douloureuse et gêner la marche, mobile, dure, lisse, arrondie, unique ou multiple.

Ganglion inguinal.

Tumeur précédente qui s'est entourée d'une gangue d'engor-gement diffus, chaud, douloureux, rouge ou rosé, suppuration consécutive.

Bubon, n. 389 et 577.

Tumeur de volume variable, rapidement ou instantanément survenue, lentement accrue, peau naturelle et mobile sur la tumeur, réductible avec ou sans gargouillement, laissant après sa réduction un anneau ouvert.

Hernie, n. 409.

Tumeur précédente plus dure et plus pesante que d'habitude, réductibilité moindre, météorisme, constipation, vomissements.

·Hernie engouée, n. 410.

Tumeur précédente très-douloureuse, irréductible, vomissements incoercibles et qui finissent par contenir des matières fécales.

Hernie étranglée, n. 411.

Tumeur pouvant acquérir le volume d'une orange et prendre une rougeur plus ou moins prononcée, testicule absent dans les bourses, et pouvant, avant la maladie, rentrer dans le ventre.

Testicule engagé dans l'anneau.

Mêmes symptômes persistant après la disparition de la tumeur.

Étranglement interne.

Tumeur herniaire fluctuante et transparente en certains points.

Hydropisie du sac herniaire, n. 411.

Tumeur molle, pâteuse, irréductible, à volume fixe ou insensiblement croissant, indolente, même dans un fort accès de toux, sans gargouillement, moins pédiculée intérieurement que la hernie.

Lipome, n. 405.

Tumeur plus résistante, à surface régulière, uniforme, lisse, transparente ou opaque.

Kystes séreux et autres, n. 404.

SECTION II.

DOULEURS.

Élancements intermittents, pression constamment douloureuse au milieu du ligament de Fallope et au-dessus, ainsi qu'en un point du scrotum ou de la vulve.

Névralgie abdominale, n. 350.

Douleur lancinante, se faisant sentir par intervalles dans le testicule et s'irradiant dans le cordon. C'est à peine si le testicule est un peu gonflé.

Névralgie du testicule.

Douleur inguinale et lombaire augmentée par la pression forçant le malade à marcher courbé et en boitant, fièvre, abcès possibles.

Psoïtis, n. 343.

CHAPITRE XLIV

Maladies du testicule et de ses annexes.

SECTION I. — Tumeurs douloureuses dès le début, soit qu'elles appartiennent au testicule, soit qu'elles masquent cet organe et puissent être confondues avec lui.

SECTION. II. — Tumeurs du testicule ou paraissant lui appartenir, et qui sont durant longtemps indolentes et de médiocre volume.

SECTION III. — Tumeurs intra scrotales longtemps indolentes et de gros volume.

SECTION IV. — Tumeurs indépendantes du testicule.

SECTION V. — Ulcères.

SECTION VI. — Douleurs.

SECTION I.

TUMEURS DU TESTICULE OU PARAISSANT LUI APPARTENIR ET DOULOUREUSES DÈS LE DÉBUT.

Testicule fort gros, aplati latéralement, très-douloureux à la pression, scrotum ordinairement rouge, ventre d'ailleurs indolent, anneaux inguinaux sans tumeur, maladie rapidement développée.

Orchite aiguë, n. 472.

Phénomènes de l'orchite aiguë limités au cordon et à l'épididyme, ou ayant débuté par lui, écoulement uréthral préalable.

Orchite blennorrhagique, n. 473.

Gonflement très-douloureux et très-dur du testicule, contusion fort souvent préalable, adhérences rapides avec le scrotum qui rougit, se perfore et laisse voir une fongosité.

Fongus du testicule, n. 481.

Contusion préalable, double tumeur, dont l'une ovoïde ou pyriforme, à sommet supérieur ; l'autre, fixée en un point, offre les parties constituantes du testicule.

Hématocèle vaginale, n. 485.

Tumeur douloureuse partant de l'anneau inguinal, ventre partout douloureux, constipation, vomissement.

Hernie étranglée, n. 411.

Gonflement induré débutant par l'épididyme; si le testicule est gonflé, sa forme est plus arrondie. Douleur légère, exacerbations.

Orchite chronique, n. 473.

Début brusque, disparition rapide à la suite d'un flux séminal, douleur et gonflement commun aux deux testicules et aux deux cordons.

Spermatocèle, n. 482.

SECTION II.

TUMEURS DU TESTICULE DE MÉDIOCRE VOLUME LONGTEMPS INDOLENTES.

Testicule beaucoup plus gros, mais conservant sa forme et l'égalité de sa surface.

Hydrocèle au début, n. 477.

Tumeur siégeant d'abord sur le corps du testicule, dureté, pesanteur, inégalité, bosselures de la surface.

Engorgement squirrheux, n. 475.

Bosselures plus tardivement développées, surface plus unie au début, volume plus considérable, ulcère laissant échapper des fongosités, mollesse et fausse fluctuation consécutives à une dureté squirrheuse.

Engorgement encéphaloïde, n. 474.

Dureté moins grande que dans les deux cas précédents, progrès extrêmement lents, surface inégale, raboteuse, abcès fournissant un pus caséeux, volume moins considérable.

Engorgement tuberculeux, n. 476.

Corps du testicule plus gros, mais reconnaissable, dureté, surface unie ou bosselée, efficacité des antisyphilitiques.

Testicule vénérien, n. 487.

Tumeur partielle, petite, siégeant sur le testicule, molle, douloureuse surtout le soir, veines du cordon variqueuses.

Varices du testicule, n. 488.

SECTION III.

TUMEURS INTRA SCROTALES LONGTEMPS INDOLENTES
ET DE GROS VOLUME.

Tumeur ovoïde ou pyriforme à grosse extrémité tournée en bas, élasticité, transparence à la lumière artificielle, pesanteur égale à celle d'un égal volume d'eau.

Hydrocèle, 477.

Scrotum libre de tumeur, testicule bien distinct, tumeur offrant les caractères d'une hydrocèle, mais située plus haut au niveau du cordon, anneau inguinal libre de tumeur.

Hydrocèle du cordon, n. 479.

Tumeur précédente ayant succédé à une hernie longtemps contenue par un bandage.

Hydrocèle du sac herniaire, n. 411 *bis.*

Tumeur d'une dureté squirrheuse au début, puis molle, fluctuante dans sa totalité ou par places; adhérences avec la peau dans la suite; pesanteur plus grande qu'un égal volume d'eau.

Encéphaloïde, n. 474.

Tumeur de volume illimité, formée lentement ou subitement, peau naturelle, base immobile, réductibilité au moins pendant longtemps. Après la réduction, on trouve un anneau ouvert au pli de l'aîne.

Hernie, n. 409.

Scrotum flasque, pendant, mamelonné, donnant à la palpation la sensation d'un amas de vers.

Varicocèle, n. 480.

Contusion immédiatement préalable ou simple exploit d'agilité, scrotum rouge, violacé, marbré de taches noires.

Hématocèle extra vaginale par infiltration, n. 483.

Mêmes causes, mêmes apparences, et en outre, fluctuation plus ou moins étendue.

Hématocèle extra vaginale par collection, n. 484.

Contusion préalable, double tumeur, dont l'une ovoïde à sommet supérieur; l'autre fixée en un point, offre les caractères du testicule.

Hématocèle vaginale, n. 485.

Voir l'*éléphantiasis,* n. 520.

SECTION IV.

ULCÈRES.

Le scrotum, outre les ulcères consécutifs aux diverses tumeurs, offre, en outre, une variété de cancer qu'on désigne sous le nom de cancer des ramoneurs. Il débute par une verrue, puis il envahit le scrotum, le périnée. Les ulcérations vénériennes n'y sont pas rares.

SECTION V.

DOULEURS.

Douleurs lancinantes, intermittentes ou avec exacerbations, partant du testicule et s'irradiant dans le cordon, le dos, les reins et la cuisse du même côté.

Névralgie du testicule.

La néphrite, la pyélite calculeuse, la colique de plomb produisent aussi des douleurs du testicule.

CHAPITRE XLV

Maladies du pénis et de l'urèthre.

SECTION I.

INFLAMMATIONS.

Rougeur et léger grossissement du gland; sécrétion muco-purulente à sa surface. Douleur.

Balanite, n. 490 *bis.*

Rougeur, prurit et symptômes précédents étendus au prépuce.

Balano posthite, 490 *ter.*

Petites vésicules siégeant sur le prépuce, devenant rapidement opaques et souvent suivies d'une ulcération ou d'une croûte.

Herpès præputialis, n. 537.

Prépuce recouvrant la totalité du gland et ne pouvant être ramené en arrière.

Phimosis, n. 491.

Prépuce retiré derrière le gland et ne pouvant être ramené par dessus.

Paraphimosis, n. 492.

SECTION II.

ÉCOULEMENTS ET FLUX DIVERS.

Chaleur du canal de l'urèthre, miction plus fréquente, cuisante, douloureuse, mucus jaune ou vert, abondant, fluant par le méat et formant sur le linge des taches plus foncées à la circonférence.

Blennorrhagie, chaude pisse, n. 489.

Écoulement jaune pâle, un peu filant, très-peu abondant; douleur bien moindre ou nulle; chaleur faible en urinant; longue durée.

Goutte militaire; uréthrite chronique, n. 490.

Écoulement involontaire et quotidien de semence pendant la nuit ou après la défécation, la miction.

Spermatorrhée, n. 486.

SECTION III.

TUMEURS.

Le squirrhe v. n. 398, les excroissances sous forme de crête de coq, de choux-fleurs, y sont souvent observés.

SECTION IV.

ULCÈRES.

Simple érosion, mucus non transmissible par inoculation, gland gonflé, rouge, douloureux.

Erosions de la balanite, 490 *bis.*

Mêmes caractères, plus transmissibilité de l'ulcère par l'inoculation sous-épidermique du mucus.

Ulcération vénérienne, n. 576.

Ulcère rond s'il est sur une surface non anfractueuse; bords taillés à pic; fond grisâtre, siégeant sur une base qui prend une dureté cartilagineuse. Transmissibilité par inoculation.

Chancre induré, n. 576.

SECTION V.

NÉVROSES.

Elles consistent dans une constriction, une douleur du pénis, des vertiges, des palpitations réveillées par une image érotique.

La cystite, les calculs produisent aussi des douleurs du pénis et du gland.

CHAPITRE XLVI

Maladies de la vulve et du vagin.

SECTION I.

DOULEUR, ROUGEUR OU ÉCOULEMENTS.

Tuméfaction diffuse, chaude, de date très-récente, consistance pâteuse, couleur rouge, cuisson très-vive.

Erysipèle de la vulve, n. 495.

Tuméfaction chaude, couleur rouge, puis violacée, fluctuation, ouverture et issue de pus.

Abcès de la vulve.

Prurit, douleur et cuisson vive. Sécrétion blanchâtre suintant de l'orifice légèrement saillant de quelques follicules de la muqueuse. Point de tuméfaction.

Inflammation des follicules vulvaires, n. 496.

Gonflement possible mais non constant de la vulve ; rougeur ardente limitée ou générale, pesanteur au périnée, coliques et ballonnement sympathiques ; écoulement muco-purulent.

Vaginite.

Écoulement, sensation douloureuse à l'hypogastre, aux lombes, aux aines. Gastralgie, nausées, vomissement ; faiblesse des membres inférieurs ; face bouffie.

Leucorrhée, n. 177.

SECTION II.

TUMEURS.

Les plus fréquentes sont les tumeurs sanguines ; les kystes, les tumeurs fibreuses, les hernies.

SECTION III.

TUMÉFACTION DIFFUSE FROIDE.

Grossesse ou hydropisie concomitante ; gonflement demi-transparent, indolent, pâteux des grandes lèvres ; gêne des mouvements.

OEdème des grandes lèvres.

Engorgement très-dur, bosselé, envahissant.

Carcinome des grandes lèvres.

Engorgement plus mou, irrégulier, et de volume devenant progressivement énorme.

Eléphantiasis.

SECTION IV.

ÉRUPTIONS PRURIGINEUSES.

Une démangeaison extrêmement incommode, un flux muqueux, âcre et plus ou moins abondant, la dysurie sont des symptômes fréquents de ces éruptions.

Prurigo pudendi.

SECTION V.

ULCÈRES.

Les ulcérations vénériennes, sous forme de simple érosion ou sous celle de chancre induré, ou encore sous celle du tubercule plat ulcéré, sont les ulcères qu'on observe le plus souvent.

SECTION VI.

TUMEURS DU VAGIN.

Tumeur ronde, rouge, humide, muqueuse, sans ouverture autre que celle du vagin et faisant hernie hors la vulve.

Chute partielle du vagin.

Même tumeur de forme cylindrique, **offrant à son extrémité** une ouverture qui conduit au col de l'utérus.

Chute complète du vagin.

Tumeur irréductible, pédiculée ou à base large, ordinairement dure et presque toujours indolente.

Polypes du vagin.

Tumeur sessile, située sur la paroi postérieure ou rectale du vagin; volume plus considérable quand le rectum est distendu.

Rectocèle vaginale.

Tumeur plus ou moins réductible, plus grosse quand la vessie n'est point vide, pression de la tumeur provoquant des envies d'uriner.

Cystocèle vaginale.

Tumeur réductible avec ou sans gargouillement, mais **sans** rapport avec l'état de plénitude du rectum ou de la vessie.

Hernie.

CHAPITRE XLVII

Maladies des articulations.

SECTION I. — Douleur et gonflement articulaire commun à plusieurs articulations.

SECTION II. — Douleur et gonflement d'une seule articulation,

SECTION III. — Douleur sans gonflement.

SECTION IV. — Tumeur circonscrite.

SECTION I.

DOULEUR ET GONFLEMENT DE PLUSIEURS ARTICULATIONS.

Douleur insupportable dans les mouvements, rougeur, tuméfaction des articulations; fièvre, palpitations, angine, migration des douleurs d'une articulation à l'autre.

Rhumatisme articulaire aigu, n. 327.

Mouvements possibles quoiqu'ils augmentent la douleur, marche possible, craquements articulaires ; fièvre le plus souvent nulle ; tuméfaction fort légère, mobilité des douleurs.

Rhumatisme articulaire chronique, n. 828.

SECTION II.

DOULEUR ET GONFLEMENT D'UNE SEULE ARTICULATION.

Accès de douleur articulaire mordante, térébrante, très-vive, se calmant au bout de 24 ou de 36 heures, se renouvelant ainsi trois ou quatre fois en quinze jours. OEdème, nodosités après plusieurs attaques.

Goutte, n. 342.

Série d'attaques irrégulières pour la durée et par l'absence de symptômes précurseurs, mobiles ou fixes ; dérangement des fonctions digestives.

Goutte chronique, goutte vague, n. 342.

Tophus, nodosités, déformations sans accès bien marqués, sans douleurs vives.

Goutte imparfaite, n. 342.

Point d'accès ; accouchement, blennorrhagie, cathétérisme, contusion ou infection purulente préalables. Douleur continue, chaleur, gonflement, rougeur de l'article, fluctuation et abcès possibles.

Arthrite aiguë, n. 333.

Point d'accès, douleur continue précédant le gonflement qui est dur, osseux, mais qui, en certains points, peut simuler la fluctuation ; chaleur naturelle ou à peu près ; tempérament scrofuleux ou cause rhumatismale.

Arthrite chronique, n. 334.

Tuméfaction pâteuse, donnant la sensation d'un épaississement des parties molles, non celle d'un épanchement ; douleur persistante que la marche aggrave à peine.

Tumeur blanche extra-capsulaire, n. 335.

Douleur nulle ou légère, volume manifestement augmenté, toutes les saillies sont effacées ; usage du membre conservé.

Tumeur blanche dite fongus, n. 337.

Entorse préalable, tuméfaction partielle, inégale de l'article; douleur limitée; raideur des mouvements plutôt que faiblesse; si un épanchement se forme, il est ou il paraît limité.

Tumeur suite d'entorse.

Douleur et tuméfaction de tous les tissus qui forment l'article; pression douloureuse sur les parties molles et non sur les surfaces articulaires; épanchement réel ou nul; usage de la partie inférieure du membre perdu.

Tumeur blanche rhumatismale.

Gonflement indolent ou un peu douloureux; hydarthrose, blennorrhagie préalable ou simultanée.

Arthropathie capsulaire, n. 336.

Gonflement tardif sous forme d'épanchement plutôt que sous forme d'épaississement des parties molles. Douleur très-vive que l'action spasmodique des muscles exaspère au point de faire jeter des cris. Cette douleur précède de beaucoup le gonflement.

Arthropathie osseuse, n. 338.

Volume devenant progressivement très-considérable. Surface s'affaissant sous la pression avec un bruit comme d'un parchemin.

Spina ventosa, n. 417.

Tumeur molle, fluctuante, surfaces articulaires écartées; gêne des mouvements; peau naturelle.

Hydarthrose, n. 341.

SECTION III.

DOULEUR SANS GONFLEMENT.

Les douleurs rhumatismales, névralgiques, ostéocopes, saturnines, scorbutiques, peuvent être observées aux articulations.

Douleur instantanée, extrêmement aiguë, de quelques minutes de durée, à la suite d'un mouvement brusque. Petit corps dur et mobile constaté par la palpation.

Corps étranger, n. 340.

SECTION IV.

TUMEUR CIRCONSCRITE.

Tumeur molle ou même fluctuante et réductible.
Hernie de la synoviale.

Pour les tumeurs non réductibles, voir *Hygroma, Kyste sino-vial* et *Tumeurs* en général.

CHAPITRE XLVIII.

Maladies particulières au membre supérieur.

SECTION I.

TUMEURS.

L'anévrysme variqueux est presque spécial au pli du bras. Les autres anévrysmes sont aussi observés. V. *Tumeurs* en gé-néral.

SECTION II.

DOULEURS.

Mouvements souvent libres, pression indolente ou même cal-mante, mais non pas dans les points ou foyers axillaire, épitro-chléen, cubito-carpien, huméral et circonflexe, où elle est dou-loureuse.

Névralgie brachiale, n. 348.

Douleurs communes aux deux bras, usage du plomb.
Névralgie saturnine, n. 296.

Les autres douleurs pouvant aussi être observées au membre inférieur, nous renvoyons au chapitre suivant.

CHAPITRE XLIX

Douleurs de la hanche et du membre inférieur.

Douleur lombaire exaspérée par tous les mouvements du membre inférieur, surtout ceux de la marche ; pression douloureuse à l'aîne, fièvre, abcès possible, retentissement des douleurs à la cuisse, émission des urines normale.

Psoïtis, n. 343.

Flexion de la cuisse sur le bassin difficile et douloureuse ; douleur de la hanche, de l'aîne et du genou. Cette dernière peut être accusée seule. — Allongement réel ou apparent, puis raccourcissement du membre ; abcès, fistules, tuméfaction légère au début.

Coxalgie, n. 339.

Raideur, difficulté ou impossibilité des mouvements de la cuisse sur le bassin, survenues à peu près subitement chez un sujet nerveux ; durée courte ; mouvements faciles durant le sommeil anesthésique.

Coxalgie hystérique.

Douleur dans la hanche, la fesse, s'étendant souvent à une partie ou à la totalité du membre inférieur. Pression douloureuse dans les foyers au nombre de huit, indolente ou calmante dans leur intervalle. Douleurs spontanées.

Névralgie sciatique, n. 352.

Pression uniformément douloureuse, aggravation plus constante, plus persistante des douleurs par les mouvements. Les douleurs sont vives ou obscures, souvent mobiles ou erratiques mais ne produisent pas d'éclairs douloureux par intervalles.

Rhumatisme, n. 320.

La pression calme la douleur, point de foyers, mobilité moins grande de la douleur, aggravation par la chaleur du lit. — Siège préféré : les muscles fléchisseurs et les grandes articulations. Usage du plomb.

Névralgie saturnine, n. 296.

Douleurs dans le bassin à la suite de l'accouchement. Marche difficile ou gênée.

Tumeur blanche du pelvis, n. 332.

Exaspération nocturne des douleurs ; influence des mouvements nulle ; siége à la partie moyenne des os longs ; pression indolente. Syphilis.

Douleurs ostéocopes.

Gonflement à peine appréciable sans changement de couleur à la peau, parallélisme avec un tendon, mouvements de ce tendon douloureux et produisant un certain ron ron.

Ténosynite, n. 503.

Douleur continue, uniforme, sans exacerbations fulgurantes et fréquentes, le long d'un nerf. Rougeur suivant son trajet, s'il est superficiel ; fièvre ou non, selon le caractère aigu ou chronique.

Névrite, n. 347.

Douleur suivant le trajet d'une artère dont les battements sont plus violents ; fièvre ; sensation locale de froid ; nodosités possibles.

Artérite.

Voir aussi l'angioleucite et la phlébite ; l'erythema nodosum, la **phlegmatia** alba dolens, la typhlite et la tumeur stercorale.

CHAPITRE L

Maladies de la main.

SECTION I.

TUMÉFACTION DIFFUSE DE LA MAIN.

Douleur très-vive à la pression, mais sans réaction sur l'état

général ; fluctuation extrêmement nette ; sérosité, pus intérieur.

Abcès sous-épidermiques, n. 506.

Douleur plus violente, point d'accidents généraux, extension
possible à la face dorsale de la main et même au poignet si le
pus perfore l'aponévrose.

Abcès sous-dermiques, n. 506.

Gonflement étendu à l'avant-bras ; fièvre ; état général influencé.

Abcès sous-aponévrotiques et profonds, 507.

Douleurs très-vives, persistantes, précédant le gonflement ;
tuméfaction dure, osseuse en quelques points ; chronicité.

Ostéite, n. 386.

Gonflement pâteux, peu ou point douloureux, couleur naturelle, piqûre d'insecte, date récente.

Œdème.

SECTION II.

TUMÉFACTION DIFFUSE DES DOIGTS.

Gonflement mou, fluctuant, entourant l'ongle et pouvant
s'étendre à une grande partie du doigt. Chaleur, prurit, douleurs très-supportables.

Panaris sous-épidermique, n. 513.

Gonflement et rougeur de la face dorsale du doigt ou de la
face palmaire, ou des deux ; cloches, douleurs vives.

Panaris sous-cutané, n. 51.

Extension rapide du côté de la main ; douleurs insupportables.

Panaris des coulisses synoviales, n. 513.

Douleurs vives mais souvent supportables, gonflement médiocre, perte de la phalange osseuse.

Panaris sous-periostique, n. 513.

Simple prurit, gonflement et rougeur de la face dorsale ; ulcération superficielle assez fréquente. — Saison d'hiver.

Engelure (Erythème.)

Gonflement chronique, dur, osseux, crépitant et s'affaissant à la longue sous la pression.

Spina ventosa, Kystes, n. 418.

Le *Kyste synovial* offre à peu près les mêmes caractères, sauf la consistance osseuse et les suites.

Voir *Enchondrome,* n.   .

SECTION III.

TUMEURS CIRCONSCRITES.

On observe dans cette région des lipomes, des tumeurs érectiles, des kystes synoviaux, des tumeurs cancéreuses.

SECTION IV.

ULCÈRES.

Outre les ulcères qui peuvent résulter des tumeurs, des engelures, etc., on observe encore les Rhagades ou crevasses ulcérées de nature syphilitique.

SECTION V.

INEXTENSIBILITÉ DES DOIGTS.

Doigts fléchis dans la paume de la main ; extension possible quand le poignet est fléchi sur l'avant-bras.

Rétraction tendineuse non paralytique, n. 512.

Flexion permanente des doigts dont la pulpe finit par toucher la paume de la main ; corde dont la portion la plus saillante est au niveau de l'articulation métacarpo-phalangienne ; extension impossible même le poignet étant fléchi.

Rétraction aponévrotique, n. 510.

FIN DE LA DEUXIÉME PARTIE.

TROISIÈME PARTIE

—

DESCRIPTIONS

1. FIÈVRE. — On la reconnaît aux signes suivants : le pouls est accéléré; rarement inférieur à 90, il peut dépasser 150 ; la peau est chaude, quelquefois ardente; la tête est pesante ou douloureuse; les reins, les membres sont souvent courbaturés. Le malade est souvent altéré; il a un dégoût plus ou moins grand pour les aliments.

Un frisson précède souvent la fièvre; les sueurs la terminent ou l'accompagnent quelquefois.

2. La fièvre est dite *essentielle* quand elle n'est pas sous la dépendance d'une lésion appréciable des organes; elle est *symptomatique* dans le cas opposé.

La fièvre essentielle peut être *éphémère,* et alors elle disparaît en quelques heures pour ne plus revenir; elle est *intermittente* lorsque le moment de son retour et de sa disparition, ayant lieu aux mêmes heures, à un ou plusieurs jours d'intervalle, peut être annoncé d'avance. Cette dernière variété se divise en quotidienne, double quotidienne, tierce, double tierce, quarte, double quarte, etc. Lorsque, entre deux accès, la fièvre ne disparaît pas totalement, et que les redoublements ont lieu à des heures réglées, la fièvre est dite *rémittente*. La fièvre est *continue* lorsqu'elle n'offre pas de rémissions périodiques régulières; quand une fièvre continue ou rémittente complique durant plusieurs mois une suppuration interne ou externe, elle est dite *hectique*.

3. FIÈVRE ÉPHÉMÈRE. — C'est la fièvre avec les symptômes du n° 1, auxquels se joignent quelquefois chez les femmes, et les enfants, un peu de délire. Elle se termine ordinairement en 24 heures par des sueurs ou des urines abondantes. Elle peut durer deux ou trois jours.

4. La fièvre *inflammatoire* dure plus que la précédente dont elle est une variété. Elle dure de cinq à sept jours. Le frisson qui la précède est court, mais violent; le pouls est remarquable par sa dureté et son ampleur. Les yeux sont brillants, la face est animée; les veines sont plus tendues, plus saillantes, la respiration un peu plus fréquente.

TRAITEMENT. — Fièvre éphémère : Repos, diète, tisanes délayantes ou acidulées..... l'indication d'un éméto-cathartique ou d'un laxatif peut exister. A la deuxième variété, dite inflammatoire, on oppose quelquefois la saignée ou les sangsues (ces dernières à l'hypogastre, s'il y a des indices du *molimen hémorrhagicum* menstrues), fumigations, sinapismes aux extrémités. Cataplasmes, applications froides sur le front, diète, laxatifs.

8. FIÈVRE INTERMITTENTE. — Trois phénomènes saillants, le *frisson* initial, la *chaleur* consécutive, et enfin la *sueur* terminale caractérisent ces fièvres quand elles sont régulières. Chacun de ces phénomènes, eu égard à sa durée, constitue un stade.

Lorsque de ces trois stades un ou deux manquent, ou si leur ordre est interverti, la fièvre intermittente est dite *anomale*.

La fièvre intermittente anomale est dite topique lorsque ces phénomènes apparaissent sur une région limitée du corps.

La fièvre intermittente est dite *larvée* lorsqu'elle ne se révèle par aucun de ses stades, mais seulement par une douleur locale, névralgique, odontalgique.

Enfin, si l'un des stades prend des proportions extrêmes, elle est dite *pernicieuse,* et peut tuer au deuxième ou troisième accès. La fièvre pernicieuse peut être en même temps larvée, et prendre l'apparence d'un grand nombre des maladies dont suit la description. Pour en reconnaître le caractère, il faut examiner si les symptômes morbides cessent en quelques heures (vingt-quatre au plus), lorsque leur gravité faisait prévoir une plus longue persistance. Un signe au moins aussi important, c'est l'augmentation du volume de la rate qui se révèle par une matité plus étendue de l'hypochondre gauche.

TRAITEMENT. — Un purgatif; une saison d'eaux minérales purgatives; le quinquina, ses extraits ou ses sels; l'arsenic.

6. **FIÈVRES RÉMITTENTES.** — Les rémissions se manifestent tantôt dès le début, tantôt à la suite d'une fièvre intermittente, et, dans ce dernier cas, la transformation se fait par la prolongation des accès et leur enjambement l'un sur l'autre. Ces fièvres peuvent aussi être continues au début.

La fièvre *pseudocontinue* est une variété difficile, sinon impossible à rigoureusement déterminer.

Tension douloureuse de l'épigastre, des hypochondres; langue sèche; appétit nul (anorexie), vomissement verdâtre, soif modérée — le redoublement est souvent annoncé par des frissons aux extrémités, accidents typhoïdes.

TRAITEMENT. — Sulfate de quinine, grande réserve, mais non pas abstention absolue des sangsues; vésicatoire a la nuque contre une stupeur profonde. M. Grisolle repousse les purgatifs violents, même le calomel.

7. **PESTE.** — La faiblesse est telle que les membres sont comme luxés; le pouls est misérable à 115 ou 120; la respiration à 30 ou 35; la voix, naturelle mais grasseyante, donne l'idée d'une angine qui n'existe jamais. La langue naturelle sur ses bords est comme nacrée au milieu. Les malades vomissent pour ainsi dire sans s'en apercevoir. La stupeur initiale dégénère en coma; les lèvres bleuissent; les vomissements cessent; la respiration s'embarrasse et... la mort termine.

Dès le début, des douleurs pulsatives ou seulement perceptibles à la pression, existent dans les régions inguinales et axillaires; elles sont suivies de tumeurs suppurantes.

En autres régions on observe sur le tronc, plus rarement sur les membres et à la face, des tumeurs noires charbonneuses, des taches pétéchiales.

TRAITEMENT. — En première ligne : Les antiphlogistiques; en deuxième : l'émétique, le phosphore, le haschich, le cautère actuel.

8. FIÈVRE BILIEUSE DES PAYS CHAUDS. — Des alternatives de froid et de chaud, des douleurs aux reins, une forte céphalalgie frontale et sus-orbitaire en sont les préludes.

La chaleur devient ardente, la douleur frontale augmente; la poitrine, l'épigastre, les hypochondres (surtout le droit), sont très-douloureusement oppressés. La langue est enduite de jaune ou de blanc. La bile est évacuée sous forme de liquide vert et filant. Les vomissements sont plus communs que la diarrhée — ictère général ou des conjonctives.

La soif, la fréquence du pouls sont constants; le délire ou le coma ne sont pas rares.

Chaque jour, au début, ou même deux fois par jour, il y a une rémission accompagnée de sueur ou de moiteur. Les rémissions tendent à disparaître, le délire, la sécheresse de la langue, les soubresauts des tendons, etc., terminent la scène.

TRAITEMENT. — Les purgatifs en forment la base; les vomitifs, mais surtout la saignée, exigent plus de réserve.

9. FIÈVRE JAUNE. — L'épigastre et l'hypochondre droit sont douloureux. Les boissons elles-mêmes provoquent le vomissement. La langue et les lèvres sont tremblantes; le pouls est tantôt fréquent, tantôt lent; la chaleur de la peau est généralement faible.

Deuxième période (4ᵉ jour). Les téguments injectés deviennent jaunes (ce caractère manque parfois ou ne se retrouve qu'aux conjonctives). Des vomissements semblables à du marc de café apparaissent chez les deux tiers des malade. Un signe moins fréquent, c'est la suspension plus ou moins complète des urines. Les pétéchies, les ecchymoses appartiennent à cette période, ainsi que les plaques gangreneuses.

Des hémorrhagies par toutes les ouvertures naturelles marquent la troisième période. Une parotide ou des bubons sont très-exceptionnels.

10. FIÈVRE TYPHOÏDE. — Frisson au début, puis le malade perd l'appétit; il est altéré et la soif ne cesse qu'à la période adynamique. Il se plaint d'une forte céphalalgie; sa physionomie offre un cachet d'indifférence stupide. S'il peut marcher, il chancelle comme un homme ivre. Le saignement au nez (épistaxis) est fréquent chez les adultes, rare chez les enfants.

La langue, au début, est pâle, blanche ou **couverte d'un enduit sale** avec un pointillé rouge. Puis elle devient tremblante, globuleuse ou ratatinée, grillée, noire. Le malade a de la peine à la sortir. Les gencives et les lèvres sont aussi encroûtées de fuliginosités.

Des nausées et les vomissements ne sont **pas rares.** Le ventre n'est, le plus souvent, douloureux qu'à une forte pression. L'hypochondre droit est douloureux dans les mêmes circonstances.

La diarrhée est à peu près constante à une période avancée, elle est quelquefois sanguinolente, soit par l'effet d'une hémorrhagie des plaques de Péyer, soit par celui d'une épistaxis ou d'une hématemèse.

Le météorisme est la règle. Quatre ou cinq succussions successives, rapides et profondes de la fosse iliaque droite produisent un bruit de gargouillement.

La stupeur caractéristique du malade dégénère en coma. — Un délire ordinairement léger se manifeste à une période plus ou moins avancée.

Du côté des fonctions pulmonaires, on observe la toux, l'oppression, les râles des bronchites, rarement ceux de la pneumonie.

Le pouls est fréquent, d'une amplitude variable selon les formes inflammatoires, adynamiques ou ataxiques de la maladie. En l'explorant, on perçoit fort souvent des soubressauts des tendons. L'ouïe se perd, et, dans les cas graves, les mains font continuellement le geste de rechercher sur les draps de lit un objet fin (carphologie).

La rétention d'urine est quelquefois observée.

Vers le dixième jour se voient, sur la face antérieure du tronc, des sudamina, des pétéchies. Les taches lenticulaires peuvent ne se montrer que plus tard.

Le séjour prolongé au lit finit par produire sur la peau du sacrum des excoriations, des escarres,

TRAITEMENT. — Formule des saignées de M. Bouillaud; sangsues derrière les apophyses mastoïdes.

L'extrait de quinquina de un à huit grammes; la décoction à vingt grammes pour un litre. Le camphre et le musc en lavements. Les vins froids ou même les vins du midi, à 250 grammes, selon le degré de l'adynamie. Les chlorures alcalins de un à dix grammes, en potion ou en lavement.

M. De Larroque et beaucoup de médecins emploient la médication évacuante contre toutes les formes et à toutes les périodes. Il commence fort souvent par un vomitif.

Onctions d'huile anisée, sonde œsophagienne contre le météorisme. Contre les épistaxis, les applications froides sur le front; contre les perforations intestinales, l'opium à sept centigrammes par heure.

11. TYPHUS D'EUROPE. — Mêmes symptômes que pour la fièvre typhoïde, sauf les différences indiquées ci-dessous. Les épistaxis y sont plus rares. Les taches lenticulaires sont communes aux deux maladies; les pétéchies sont plus fréquentes dans le typhus, et les sudamina dans la fièvre typhoïde. — La diarrhée, ni le gargouillement, ni le météorisme de la fièvre typhoïde n'existent point dans le typhus. Les perforations intestinales, les hémorrhagies sont plus rares, mais le gonflement des parotides est plus fréquent. La fièvre typhoïde a dans les premiers jours un aspect moins grave; le délire est plus précoce dans le typhus.

12. MÉNINGITE CÉRÉBRO SPINALE. — Ainsi résumée par M. Boudin : « Invasion souvent brusque au milieu de la nuit; frisson; céphalalgie fronto occipitale et rachialgie ; vomissement, ascarides lombricoïdes, constipation; délire alternant avec l'intégrité de l'intelligence; exacerbations nocturnes, décubitus en z, herpes labiales, quelquefois des pétéchies, des taches gangréneuses, parotide; odeur de typhus, marche souvent très-rapide; guérison rare, quelquefois avec perte de la vue, de l'ouïe ou avec paralysie. Cette maladie est protéiforme, maligne en ce sens que sa gravité ne peut se mesurer d'après celle des symptômes. »

La rachialgie est moins constante que la céphalalgie qui a été parfois le seul symptôme apréciable, et qui, partielle ou générale, varie d'intensité. La rachialgie apparait surtout dans les régions cervicales et lombaires. Le trismus, l'opisthotonos et le pleurosthotonos ne sont pas rares, non plus que les secous-

ses convulsives, les crampes et les douleurs des membres et la
sensibilité des yeux à la lumière.

Le pouls oscille entre 50 et 90 pulsations.

TRAITEMENT.— Opium 2 ou 3 décigrammes en une seule fois,
puis, toutes les 1/2 heures encore 5 centigrammes jusqu'à un
assoupissement léger qu'il faut obtenir mais non pas dépasser.

13. FIÈVRE HECTIQUE*. — La fièvre est dite *inchoata* lorsque,
dans le cours d'une maladie grave (vaste suppuration, carie
osseuse, phthisie, etc.), l'appétit et les forces diminuent, que le
malade maigrit et qu'il a des alternatives de chaud et de froid,
elle est *adulta* quand la fièvre, avec redoublement vespéral et
sueurs nocturnes, la diarrhée et le marasme ruinent incessam-
ment l'organisme.

TRAITEMENT. — C'est celui de la maladie dont la fièvre hectique est le symptôme. Si l'on est fondé à croire qu'elle est essentielle, on oppose à chacun de ses symptômes le traitement le
plus convenable.

14. SUETTE MILIAIRE.— L'éruption miliaire complique souvent
les maladies fébriles. Les distinctions de rouge et blanche s'appliquent à la même maladie observée à différentes périodes ou
modifiée par des circonstances particulières à l'individu ou au
génie épidémique.

La céphalalgie, l'anorexie, un resserrement épigastrique annoncent quelquefois son invasion.

L'éruption a lieu sous forme de vésicules de la grosseur d'un
grain de millet qui se développent sur une surface d'un rouge
vif. Elles prennent tout leur développement en vingt-quatre
heures et se remplissent d'un liquide laiteux qui leur donne un
aspect perlé. Souvent elles sont entremêlées de papules rouges
et quelquefois même de véritables bulles.

Les sueurs dont s'accompagne l'éruption sont plus constantes
que l'éruption elle-même. Elles sont abondantes, d'une odeur
de paille pourrie, et elles paraissent dès le commencement de
la maladie.

Quand il y a plusieurs éruptions successives, elles ont lieu
quelquefois toutes les douze ou vingt-quatre heures avec accé-
lérations du pouls. Celui-ci peut cependant rester naturel au
milieu des symptômes qui caractérisent l'invasion. On a quel-

* Voyez page 200, ligne 3.

quefois observé une exsudation pseudo membraneuse sur les gencives.

La période de desquammation a lieu au bout de dix à douze jours ; alors les sueurs cessent ou ne paraissent que par intervalles ; le sommeil et l'appétit renaissent ; la langue se nettoie, la constipation disparait ordinairement d'elle-même.

Suette maligne, la malignité se révèle par une vive inflammation de l'intestin et de l'estomac, ou du poumon, de la vessie ; ou par une affection nerveuse qui ne se manifeste que par le coma, le délire ou les convulsions... Angoisses, battements épigastriques, pesanteur thoracique, étouffements, fâcheux pressentiments, vertiges, nausées.

TRAITEMENT. — Serviettes chaudes ; sangsues à l'épigastre ou derrière les oreilles selon les cas, ou seulement des révulsifs et des lavements miellés contre la constipation.

15. **ROUGEOLE.** — Des frissons, des courbatures dans les bras, les épaules, le dos et les lombes signalent son invasion. Les yeux du malade sont tuméfiés, rouges, larmoyants, cuisants ; il éternue souvent et ses narines secrètent une humeur séreuse. La toux est un phénomène fréquent, les vomissements ne sont pas rares. Les enfants qui font leurs dents sont sujets à la diarrhée. Les convulsions et le délire peuvent aussi se montrer dans cette période.

Vers le quatrième ou le cinquième jour, des taches petites, rouges, distinctes, circulaires, légèrement saillantes, comme papuleuses, se montrent à la face, puis au tronc et aux membres. Ces taches ont de la ressemblance avec des piqûres de puce. Quelques-unes offrent à leur centre une petite vésicule. En se réunissant elles forment des plaques irrégulièrement semi-lunaires, offrant entre elles des points ou la peau est naturelle. A cette époque la face est tuméfiée au point que la vision est quelquefois gênée. L'éruption se fait ordinairement en trente-six heures. Dès le sixième jour·elle pàlit à la figure et devient plus intense en d'autres points. Vers le septième ou le huitième jour, l'éruption pàlit et il s'établit une desquammation furfuracée ou par écailles.

Si la rougeur au bout de sept ou huit jours fait place à une nuance livide, la rougeole est dite noire.

La rougeole est anomale quand elle paraît soit très-lentement, soit brusquement, soit ailleurs qu'au visage dès le début.

La gastro-enterite, les affections cérébrales, la pneumonie, et, dans certaines localités, la fièvre intermittente pernicieuse, affirment certains praticiens, sont les complications les plus fréquentes.

TRAITEMENT. — Diète, tisanes mucilagineuses. Contre les vomissements et l'amertume de la bouche : vomitif. Contre la constipation persistante, administrer un purgatif. Contre la rétrocession hâtive de l'éruption : Cataplasmes et bains sinapisés, bains de vapeur. Contre la toux ferine : calmants; de même contre les convulsions qui seront parfois combattues par des sangsues derrière les oreilles. Contre les complications : traitement spécial.

16. SCARLATINE. — Des frissons, des nausées, des douleurs dans les lombes et les extrémités, l'oppression, la douleur de gorge, la chaleur générale du corps moins les pieds, et un pouls à 120 ou 140 annoncent l'éruption prochaine.

Dès le premier jour apparaissent une multitude de points rouges, tellement rapprochés qu'ils donnent à la peau une nuance écarlate framboisée. En vingt-quatre heures, la face et puis tout le corps en sont couverts. La peau est rugueuse au toucher, mais la saillie est moindre que dans la rougeole; le pharynx est d'un rouge écarlate.

Agitation, délire fréquent, gonflement du visage et des extrémités. La fièvre persiste ordinairement après l'éruption.

La desquammation a lieu par furfures, par squammes, par lanières, ou bien elle est à peine visible. Elle a pu durer quarante jours avec des intervalles.

Une diaphorèse, des urines abondantes, des épistaxis ou des selles jugent quelquefois la scarlatine.

Scarlatine angineuse, improprement appelée gangréneuse; elle est caractérisée par des plaques blanches qui tapissent le pharynx et que l'observation moderne a fait reconnaître pour des fausses membranes. Après leur chute, il reste une certaine apparence comme ulcérée de la muqueuse.

La scarlatine est d'ailleurs tantôt bien accusée, tantôt à peine indiquée par une desquammation ou un simple prurit.

Scarlatine maligne. Elle se distingue par une exagération de tous les symptômes précurseurs ou d'invasion. Le frisson, par son intensité, mérite la qualification *horror*, la somnolence est du coma... Délire, soif inextinguible, urines sanguinolentes.

La saillie des taches est plus grande, la nuance plus livide;

le pouls est petit, la langue fuligineuse... Des escarres gangréneuses se forment aux trochanters.

L'anasarque est plus commune dans cette forme de scarlatine
que dans les autres, et aussi que dans les autres fièvres éruptives.

TRAITEMENT. — Délayants, lavements contre la constipation.
Contre l'angine : Sangsues ou simplement gargarismes mucilagineux; ipécacuanha; décoction de quina aiguisée avec l'acide
chlorhydrique ou le chlorure de chaux. Les Anglais donnent le
calomel.

Frictions sèches pendant la convalescence.

17. VARICELLE VESICULEUSE. — Les préludes de l'éruption ne
consistent le plus souvent qu'en un peu de soif, d'inappétence
et de malaise. De petits points rouges qui rapidement se transforment en vésicules transparentes entourées d'une auréole
rouge, et la formation d'une croûte qui se détache deux jours
après, c'est-à-dire vers le septième jour, tels sont ses caractères.
Fièvre légère ou nulle.

18. VARIOLE. — La variole, même discrète, ne fait pas son
éruption sans avoir été annoncée pendant trois jours par les
symptômes suivants : frissons irréguliers, bouffées de chaleur,
ardeur de la peau, cephalalgie, soif, nausées, vomissements et
douleurs d'intensité variable à l'épigastre et aux lombes. Le délire, des palpitations, de l'oppression et des douleurs thoraciques
peuvent compliquer les phénomènes précédents.

Les pustules plus haut décrites succèdent à des vésicules qui
elles-mêmes ont pris la place de petits points rouges.

Les points rouges saillants et durs apparaissent sur la face,
puis rapidement sur le reste du corps dès le troisième jour; le
quatrième jour, les vésico-pustules sont dessinées, leur base
s'élargit; le cinquième leur sommet s'acumine, puis se déprime
au centre en ombilic.

Le septième jour après le début, et le quatrième jour de l'éruption apparait un redoublement de la fièvre qui s'était un peu
calmée. Cette fièvre secondaire est le signal de la maturation
des pustules. Le visage est alors quelquefois monstrueusement
gonflé. Il y a des douleurs au pharynx; la déglutition est
gênée.

Le neuvième jour nommé *grande critique* est le signal d'une détente et, enfin le 10e et le 12e, le gonflement disparaît du visage et apparaît aux pieds et aux mains et les pustules se dessèchent en croûtes. Si la variole est discrète, les cicatrices consécutives sont rares.

TRAITEMENT. — Les émissions sanguines ne peuvent être indiquées qu'au début de la période d'éruption. Frictions hydrargyrées; calomel à l'intérieur. Bains tièdes et frictions rudes dans le bain. Cérat, boissons abondantes.

Variole maligne.— La malignité peut être manifestée par l'une des complications suivantes; 1° confluence très-grande des pustules (dans ce cas l'auréole rouge qui entoure les pustules donne à la peau une teinte framboisée); 2° Ecchymoses diffuses, taches violacées, soulèvement épidermique formant des boutons noirs; hémorrhagies par les diverses ouvertures naturelles; 3° Diarrhée, dyssenterie, bronchite, pneumonie, latentes ou non. En outre, les malades peuvent être emportés rapidement, avant la période d'éruption, par la violence des symptômes de l'invasion. La lenteur de l'éruption présage toujours une mauvaise variole.

19. VARIOLOIDE. — Cette variété diffère encore de la variole franche par l'absence de cicatrices consécutives aux croûtes. Si après six mois elle marque encore, les cicatrices ressemblent à de petits coups de burin.

20 MORVE AIGUE. — Si la morve a été directement inoculée, après 8 ou 10 jours d'une incubation parfaitement latente, apparaît sur le point d'insertion, un cordon rouge et douloureux (lymphangite), une inflammation diffuse du tissu cellulaire. La fièvre, des envies de vomir, la céphalalgie et l'engorgement des ganglions voisins compliquent ces symptômes. Puis la guérison peut quelquefois paraître prochaine lorsque se déclarent les symptômes suivants :

Douleurs dans la continuité des membres ou même dans les articulations; plus rarement au cou, au dos, aux hypochondres. Sous les points douloureux se trouvent des noyaux engorgés qui, ordinairement deviennent fluctuants, et fournissent un pus souvent sanieux, après s'être couverts de taches violettes, gangréneuses ou non.

Un flux nasal visqueux, d'une odeur repoussante, et d'une action très-irritante est le plus souvent observé. Quoi qu'il en soit, les ulcérations nasales n'ont jamais fait défaut à l'auptosie.

En outre, l'inflammation de la muqueuse buccale et pharyngienne produit souvent un écoulement de sanie par la bouche.

Quant à l'éruption, elle a lieu sous forme de pustules globuleuses, analogues à celle de la varicelle, entourées d'un petit cercle rosé, non ombiliquées, éparses sur les membres, le tronc et la face.

Le pouls est accéléré; assez fort au début, il devient dépressible et intermittent. Une diarrhée aqueuse et fétide, les fuliginosités des dents, la sécheresse de la langue, le météorisme du ventre, le délire ou le coma terminent la scène.

TRAITEMENT. — Ni les antiphlogistiques ni les évacuants n'ont réussi. On absterge les abcès; on donne des toniques. Créosote.

21. MORVE CHRONIQUE. — On en connaît trois cas.

22, VARICELLE PUSTULEUSE. — Pustules non ombiliquées, desséchées en huit jours, sans gonflement; fièvre nulle après l'éruption.

On la distingue en conoïde, dans laquelle les pustules sont coniques, et en globuleuse. Toutes les deux sont opaques.

Lorsqu'elles sont transparentes, ce n'est jamais dans la totalité de la pustule. Elles succèdent à des taches analogues à des piqûres de puces qui sont remplacées par des élevures pointues. La base des pustules est moins rouge et moins enflammée que celle des pustules de la variole. Du huitième au neuvième jour, les croûtes se détachent. Les cicatrices sont rares et petites.

TRAITEMENT. — Le lit, la diète, les émollients, les lavements.

23. SUPPURATION GÉNÉRALE DES GENCIVES. Le mal est indolent et limité à quelques dents au début. Plus tard il se généralise. La pression des gencives fait sourdre entre le rebord gingival et la dent une matière purulente. Les dents deviennent douloureuses et finissent par tomber par usure de l'alvéole.

TRAITEMENT. — Nettoyage de la bouche; collutoires; purgatifs; exutoires.

24. SCORBUT DES GENCIVES. — Les gencives sont boursoufflées, saignantes, violacées, érodées, détachées du collet de la dent qui vacille et tombe. Il n'y a point de pus.

TRAITEMENT. — Frictions avec la teinture de myrrhe, avec l'esprit de cochlearia (eau de Botot). Au besoin : traitement du scorbut.

25 ALTÉRATION MERCURIELE DES GENCIVES. — Petits boutons et ulcérations grisatres sur les gencives boursouflées; les boutons peuvent se montrer aussi sur la langue et envahir la muqueuse buccale. Les ulcérations sont moins taillées à l'emporte-pièce que celles qui proviennent de la syphilis.

TRAITEMENT. — Frictions plusieurs fois par jour avec la poudre de chlorure de chaux. (Voir stomatite mercurielle).

26. PARULIS. — Tumeur douloureuse chaude, rouge, à marche rapide, donnant issue à du pus. La tuméfaction a lieu soit à la face dentaire de la gencive, soit à la face externe. Du rouge elle passe au livide, puis un point blanc se montre et l'ouverture de la tumeur fournit un peu de matière purulente.

Cette tumeur, lorsqu'elle succède au plombage d'une dent, peut gagner la joue, infiltrer la face de ce côté, en un mot, un abcès de la joue peut en résulter.

TRAITEMENT. — Topiques émollients.

27. FISTULE DENTAIRE. — Tuméfaction vague, peu étendue, peu saillante, marche chronique, pus séreux, suintant sans cesse par une ouverture presqu'invisible; au niveau de la tuméfaction existe une dent ou une racine qui a été douloureuse.

TRAITEMENT. — Extraction de la dent.

28. ULCÉRATION SYPHILITIQUE. — Ulcération profondément taillée à pic, à fond grisatre. D'autres signes de syphilis sont manifestes ou sont accusés par le malade.

29. ÉPULIS. — Tumeur persistante, saillante, provenant de la gencive elle-même. Une variété est molle, fongueuse, d'un rouge obscur et se déchire avec facilité. Elle fournit un suintement purulent et fétide.

Une autre variété est d'un rouge vif, plus fermé, d'apparence érectile, et fournit du sang vermeil si on l'entame.

Une troisième variété est dure, bosselée, pâle ou d'un rouge violet, elle peut dégénérer en cancer.

Le volume de l'épulis dépasse rarement celui d'une noix ; on l'a vue écartant les mâchoires de plus d'un pouce.

TRAITEMENT.—L'arrachement, la ligature, l'excision suivie de cautérisation.

30. **VÉGÉTATION SARCOMATEUSE, FONGUEUSE**. —Tumeur rouge violacée, surgissant du fond d'une alvéole dentaire ; gonflement de l'os maxillaire ; elle survient après l'extraction d'une dent, et peut disparaître pour reparaître plus tard. Le gonflement du maxillaire peut donner l'idée d'une exostose, mais avec le temps apparaît en un autre point de la mâchoire un autre gonflement suivi de l'apparition d'une végétation semblable à la première. Une sonde introduite par l'alvéole peut, quelquefois, arriver jusqu'à la végétation nouvelle.

TRAITEMENT. — Si les racines ne sont point profondes, on extirpe et on cautérise au fer rouge. Dans le cas opposé on résèque le maxillaire ou on en fait l'ablation.

31. **GLOSSITE SUPERFICIELLE.**—Douleur augmentée par le passage de l'air et des aliments, pas de gonflement. L'épithélium est ordinairement soulevé. Les saveurs sont perverties, la sensibilité locale est exagérée.

32. **GLOSSITE PROFONDE**. — Les papilles sont érigées, rouges, dures ; la douleur et le picotement sont insupportables ; le gonflement est tel qu'il peut y avoir menace d'asphyxie. La face peut même être bouffie, violacée.

TRAITEMENT. — Saignée ou sangsues selon l'intensité. On a même essayé des scarifications longitudinales profondes.

33. **GRENOUILLETTE**. — Cette tumeur est blanchâtre; elle est située sous la langue ou dans le plancher de la bouche. Elle est fluctuante, mais elle n'offre ni douleur, ni rougeur ou autre signe d'inflammation. « Comprimée sous le doigt, dit Dupuytren, elle revient bien vite à sa première forme. Son volume d'abord à peine sensible, prend peu à peu de l'accroissement. Communément, il ne dépasse pas celui d'une noix, mais il peut arriver

à celui d'un œuf de poule. Elle refoule la langue en arrière, déplace ou déracine les dents, altère la voix, gêne la succion, la mastication. Elle finit par faire saillie sous la mâchoire et à la partie antérieure du cou.

Maccolsom parle d'un enfant dans la bouche duquel il n'y avait pas de gonflement, et dont une grenouillette masquait le cou et s'étendait jusqu'au sternum. Sa consistance était molle et fluctuante.

TRAITEMENT. — 1° Dilater le pertuis salivaire ; 2° introduction d'une canule sous forme de bouton double ; 3° excision partielle ; 4° cautérisation ; 5° extirpation.

34. CANCER DE LA LANGUE. — Siége à la pointe ou sur les bords au début. Tumeur dure à surface bosselée, à progrès d'abord insensibles, douleurs ne venant que tardivement. Il est souvent limité à la partie superficielle de la langue, mais quelquefois aussi il est enkysté et ses racines sont profondes ; il peut aussi être pédiculé. Les progrès d'abord insensibles se font plus tard avec rapidité ; à l'indolence prolongée de la tumeur succèdent des douleurs lancinantes qui finissent par devenir presque continuelles. En outre un ulcère à fond dur, à produit sanieux et infect, s'empare de la tumeur. Les hémorrhagies, la fièvre hectique détruisent le malade.

TRAITEMENT. — Ligature, extirpation.

35. GANGRÈNE DE LA BOUCHE. — Gonflement, expuition sanguinolente, tache blanchâtre, indolente, entourée d'une auréole violacée, ulcère inégal, raboteux, envahissant. Outre les symptômes déjà indiqués, on observe la fétidité de l'haleine. La tache blanchâtre, ordinairement isolée, peut siéger sur la gencive. L'ulcère s'agrandit, la joue s'infiltre ; déjà, si le malade est un enfant (cas le plus ordinaire), il quitte ses jeux. L'infiltration gagne les paupières, et la peau de la joue, à l'extérieur, devient luisante et forme tumeur au niveau de l'ulcère. L'empâtement augmente, la tache livide devient noirâtre, puis noire, elle s'étend, une bulle gangréneuse apparait à la joue où se forme une hideuse et vaste perforation, v. *Dictionnaire de Favre.*

TRAITEMENT. — Caustiques liquides ou cautère actuel. Vin de Quinquina, de Madère... Quelques cuillerées de bon bouillon.

36. TUMEUR TRANSPARENTE. — Vésicule parfaitement ou semitransparente siégeant sur la muqueuse des lèvres. Elles sont, dit Blandin, de la grosseur d'un grain de millet, nous en avons vu de la grosseur d'un pois. Elle contiennent un liquide semblable au blanc d'œuf. Leur formation cause une vive douleur.

TRAITEMENT. — Excision et cautérisation consécutive.

37. STOMATITE CRÉMEUSE, MUGUET. — Pellicules semées comme des gouttes de lait, pas d'ulcération sous-jacente. La ressemblance éloignée des pellicules blanches avec la fleur du muguet a fait donner ce nom à cette variété de stomatite. Chez les enfants, auxquels elle est presque spéciale, elle est précédée d'un érythème des fesses, de diarrhée et de fièvre.

La langue est rouge, ses papilles sont saillantes. La muqueuse buccale est sèche, luisante, brûlante; la succion est douloureuse ou impossible. Si la maladie se propage au pharynx, la déglutition est douloureuse. Au bout de 2 ou 3 jours, une matière crémeuse se dépose tantôt sous forme de goutte, tantôt d'une manière uniforme. Dans ce dernier cas, les enfants mâchonnent continuellement, ils tirent fréquemment la langue hors la bouche. L'exsudation crémeuse est tantôt discrète et sans fièvre, tantôt confluente et accompagnée de fièvre, de diarrhée, de vomissements de météorisme et de douleur de ventre, de soif inextinguible, d'amaigrissement rapide.

Quand la stomatite est discrète et sans fièvre, elle guérit.

TRAITEMENT. — Collutoires émollients ou chargés d'alun ou de borate de soude, parties égales. Contre l'inflammation de l'intestin, les sangsues peuvent parfois être indiquées. Contre l'adynamie, le sirop de quinquina.

Le sirop d'ipéca, le sous-nitrate de bismuth et même les lavements au nitrate d'argent ont été employés par M. le professeur Trousseau contre la diarrhée.

38. STOMATITE DIPHTHÉRITIQUE. — Elle est caractérisée par une pellicule grisâtre, naissant fort souvent sur le bord sinueux des gencives qui sont gonflées, saignantes et ulcérées. Cette exsudation envahit une portion plus ou moins grande de la cavité buccale. Au-dessous d'elle, la muqueuse est ulcérée (ce qui n'est point dans le muguet).

La fétidité de la bouche et la couleur qu'un suintement de sang donne quelquefois à la pellicule, ont fait admettre la stomatite gangréneuse. Quand la stomatite est limitée à un petit espace, elle est légère, sinon elle s'accompagne d'engorgement, des ganglions, de ptyalisme, de tuméfaction du visage, d'anxiété et de fièvre.

TRAITEMENT. — Voir celui de l'angine diphthéritique, n° 43.

39. STOMATITE MERCURIELLE. — La cavité buccale est chaude, sèche ; il y a une saveur métallique. Les gencives gonflées, détachées de la dent, sont d'un rouge blafard, sàuf vers leur bord libre où elles offrent un liséré blanchâtre. Les dents sont agacées, comme allongées, et couvertes d'un enduit sale. La muqueuse buccale est tuméfiée, infiltrée et couverte d'un enduit blanchâtre, d'abord, sous forme de petits îlôts, puis, par plaques. Au niveau de chaque dent se voient sur la muqueuse des joues de petites ulcérations verticales couvertes d'une pellicule blanchâtre. Ces ulcérations sont séparées par une crête verticale formée par la muqueuse rouge et gonflée.

La fétidité caractéristique de l'haleine, le ptyalisme assez abondant pour fournir trois litres de salive en 24 heures, le gonflement des parotides, celui des ganglions sous-maxillaires, l'inflammation de la trompe d'Eustache et les douleurs d'oreille, la nécrose même complètent, avec un gonflement quelquefois extrème de la langue, le tableau des symptômes.

TRAITEMENT. — Émollients à demeure ; sangsues quelquefois; badigeons caustiques ou seulement alunés, boratés ou au chlorate de potasse ; purgatifs énergiques au croton ; étuves.

40. APHTHES. — STOMATITE FOLLICULEUSE. — Vésicule gris perle, transparente au début et rapidement suivie d'une ulcération lenticulaire douloureuse. Les bords de ces petites ulcérations sont durs, grisâtres, souvent saignants, toujours très-douloureux. Le diamètre est de cinq à dix millimètres. Ptyalisme, engorgement des ganglions sous-maxillaires. — La stomatite discrète est ordinairement apyrétique, confluente; elle s'accompagne de symptômes graves et peut tuer au milieu d'accidents typhoïdes. Durée moyenne, 15 jours.

TRAITEMENT. — Sangsues, émollients et calmants. S'il n'y a point d'inflammation, toucher avec l'alun, le borax ou le nitrate d'argent. Régime doux ou la diète.

41. STOMATITE ÉRITHÉMATEUSE. — Une rougeur plus ou moins vive, uniforme, ordinairement partielle de la muqueuse sont ses caractères. Il peut aussi y avoir un léger gonflement et quelques érosions de l'épithélium.

La salive, nulle au début, est ensuite sécrétée en très-grande abondance. Le passage de l'air froid et des aliments augmente la douleur de la stomatite.

TRAITEMENT. — Émollients, nettoyage des dents.

42. ANGINE GUTTURALE ET PHARYNGÉE AIGÜE. — La gorge, sèche au début, est ensuite embarrassée d'un mucus visqueux qui se coagule surtout sur les amygdales. Le malade souffre pour avaler; sa voix est nasonnée. La luette gonflée, allongée, quelquefois abcédée, provoque des besoins continuels d'avaler, des nausées, des vomissements. Haleine fétide, pouls ordinairement un peu élevé. — La difficulté pour avaler peut être remarquable quoiqu'il n'y ait pas de rougeur; c'est la *même angine* bornée à la portion invisible du pharynx. D'ailleurs, mêmes symptômes, sauf les phénomènes provenant de la luette.

TRAITEMENT. — Émollients, pédiluves, laxatifs, vomitifs.

MÊME ANGINE A L'ÉTAT CHRONIQUE. — La couleur est tantôt violacée, tantôt d'un rouge pâle. Gorge chaude et sèche. La surface est mamelonnée ou granulée.

TRAITEMENT. — Gargarismes astringents, étuves, toucher les granulations avec un caustique.

43. ANGINE PSEUDOMEMBRANEUSE. — On désigne encore cette maladie sous le nom d'angine diphthéritique. Les pellicules qui la caractérisent peuvent envahir en quelques heures toute la gorge, la trompe d'Eustache et les fosses nasales. Elles sont plus saillantes au centre et leur pourtour est rouge. Quelquefois elles sont flottantes, noircies par du sang, et dans ce cas, elles ont pu donner l'idée d'une angine gangréneuse. La douleur pour avaler, l'altération de la voix, les douleurs d'oreille, des épistaxis sont les symptômes accusés par le malade. Par leur dissémination, ces pellicules peuvent amener une prostration extrême, et la mort. Les vomissements et surtout la diarrhée ne sont pas rares.

TRAITEMENT. — Badigeons caustiques, insufflation d'alun en poudre. Laxatifs, éméto-cathartiques ; décoction de quinquina.

44. ANGINE GANGRÉNEUSE. — Rare et épidémique, une fièvre ardente, la rougeur intense de l'arrière-gorge, les taches blanches avec auréole, la fétidité extrême de l'haleine, les nausées, les vomissements et l'exanthème d'une part ; de l'autre la chute des taches ou escarres, la formation d'ulcère douloureux sous ces taches, le délire, le coma annoncent une grave maladie générale tandis que l'angine pseudo-membraneuse au début est une affection que le traitement peut détruire sur place.

TRAITEMENT. — Lotions acidulées, cautérisation, chlorures, solution de quinquina. A l'intérieur, traitement des affections gangréneuses.

45. AMYGDALITE. — Autrement dite angine tonsillaire. Le malade grimace en avalant et la douleur du gosier peut devenir telle que la déglutition soit impossible. Il y a souvent une toux gutturale, c'est-à-dire sollicitée par un obstacle au gosier et d'un timbre rauque, différent de la toux ordinaire ; cette toux expulse des mucosités jaunâtres, opaques. La voix est enrouée ; l'examen du fond de la gorge manifeste le gonflement des amygdales ; elles sont parfois recouvertes de concrétions jaunâtres qui, dans la fièvre scarlatine, sont pultacées et blanchâtres. L'extension à la trompe d'Eustache peut rendre l'ouïe difficile et causer des douleurs et des bourdonnements d'oreille. La gangrène est quelquefois la suite de cette inflammation, il se forme quelquefois aussi un abcès dans l'amygdale. Il est rare que cet abcès s'ouvre au cou, et encore plus qu'il fuse dans la poitrine.

L'amygdalite provoque quelquefois des accidents de suffocation.

TRAITEMENT. — Saignée ou sangsues, un laxatif ou un émétocathartique. Les astringents ne conviennent pas dans la forme aiguë.

46. ENGORGEMENT CHRONIQUE DES AMYGDALES. — Gonflement persistant des amygdales, voix rauque. Cette maladie succède le plus souvent à la précédente terminée par induration. La voix est moins parfaite et, selon Dupuytren, la poitrine s'aplatit latéralement.

TRAITEMENT. — Gargarismes, collutoires ou insufflations astringentes. Extirpation.

47. OESOPHAGITE. — Douleur dans le milieu du dos ; sensation d'arrêt; rejet du bol; fièvre. La douleur dorsale augmente immédiatement après la déglutition des aliments; le bol alimentaire est arrêté un moment dans son cours, et en outre il est rejeté peu de temps après la déglutition, avec ou sans mélange de pseudo-membranes. Le tout est accompagné de fièvre plus ou moins vive.

TRAITEMENT. — Boissons mucilagineuses, point d'aliments solides, lavements et pédiluves irritants, sangsues au devant de l'œsophage.

Dans la forme chronique : les exutoires et révulsifs puissants.

48. RÉTRÉCISSEMENT DE L'OESOPHAGE. — Point de fièvre, difficulté de déglutition permanente, progressivement croissante ; sensation de difficulté vaincue. Cette maladie succède souvent à la maladie précédente. Une tumeur, ou, chez les personnes âgées, un cancer de l'œsophage, peuvent produire les mêmes symptômes.

TRAITEMENT. — Dilatation avec l'éponge préparée et enduite ou non de pommade simple ou astringente.

49. PARALYSIE DE L'OESOPHAGE. — Souvent il est possible d'avaler une grande quantité tout d'un coup, mais non pas lentement.

En outre, la difficulté pour avaler peut être plus grande pour les liquides que pour les solides, symptômes qui ne s'accordent pas avec l'idée d'un rétrécissement.

TRAITEMENT. — Nourrir avec la sonde et traiter la paralysie.

50. SPASME DE L'OESOPHAGE. — Le bol est rejeté au moment où l'on ne s'y attend pas; les personnes nerveuses, les hydrophobes en sont quelquefois affectées. Après avoir été rejeté, le bol alimentaire peut, à un deuxième essai, être avalé, mais avec des douleurs si vives, qu'il en résulte quelquefois une syncope. Les boissons chaudes passent mieux que les autres.

TRAITEMENT. — Belladone, bains prolongés, quelquefois la saignée, rarement la sonde est indispensable.

51. CORPS ÉTRANGER. — Explorer le corps avec une sonde introduite le long de la paroi postérieure, puis l'extraire avec une pince à pansement, une pince courbe à polype, la tige en parapluie de Baudens, une tige flexible ět boutonnée, faire vomir, temporiser, ouvrir l'œsophage.....

52. GASTRITE AIGUE. — Douleur d'estomac, augmentant par la pression et les boissons elles-mêmes; peau chaude. La douleur est obtuse ou lancinante, elle s'étend sous les côtes à la hauteur de l'estomac; elle peut même retentir à l'épaule. Les pommettes du malade peuvent être un peu rouges, mais il est rare que sa figure soit animée; ses yeux sont excavés, cernés.

L'appétit est nul, la soif vive, le pouls fébrile. Il y a des nausées, des vomissements d'eau, de mucus ou de bile. La langue est souvent blanche, mais les bords et la pointe sont rouges. A une période avancée, elle peut tendre à se sécher. Il y a du malaise, de l'insomnie; la respiration est courte, symptôme qui dépend de la compression douloureuse de l'estomac par le diaphragme. Quelques malades ont une toux convulsive.

Les mêmes symptômes atténués caractérisent la gastrite subaiguë.

TRAITEMENT. — Sangsues réitérées de préférence aux saignées; cataplasmes épigastriques; tisanes mucilagineuses, avec ou sans addition de préparation calmante selon les douleurs. Ces tisanes sont données en petite quantité, mais à court intervalle. Diète absolue jusqu'à tolérance, puis lait, bouillon de poulet.

53. GASTRITE PAR EMPOISONNEMENT. — Début brusque après un repas ou une boisson; ardeur au pharynx et le long de l'œsophage. La matière des vomissements peut, selon la nature du poison, contenir du sang, des pellicules, des substances toxiques.

54. HÉMATÉMÈSE. — Chez certaines femmes mal réglées, ce vomissement peut complétement remplacer ou compléter les menstrues. Le cancer, un anévrysme, un ramollissement de l'estomac, une maladie de la rate, du cœur, le scorbut déterminent des hématémèses symptomatiques.

Le malade éprouve d'abord une chaleur et une pesanteur à l'estomac, puis survient l'hématémèse. Si elle est abondante, des sueurs, le froid des extrémités, un pouls concentré, une anxiété considérable, des lipothymies, des bourdonnements d'oreille, ou même, si elle est très-abondante, l'absence du pouls, des convulsions l'accompagnent.

TRAITEMENT. — Repos, silence, encouragement. Saignée du pied ou du bras, révulsifs aux pieds et aux mains; glace sur l'estomac, quelques cuillerées à café d'eau glacée; potion avec deux grammes d'alun ou trente gouttes d'eau de Rabel, limonade sulfurique.

Contre le scorbut : la campagne, le quinquina, le fer.

55. INDIGESTION. — Un malaise général, une sensation fort incommode de plénitude à l'épigastre, des nausées; la céphalalgie, des éructations signalent la première période: des vertiges, des vomissements d'aliments plus ou moins altérés, et, si l'indigestion est double, des coliques et des selles marquent la seconde.

Le pouls est petit, les sueurs peuvent être froides chez les personnes âgées. La congestion cérébrale, et même l'apoplexie chez les enfants, des convulsions ecclamptiques peuvent résulter de l'indigestion.

TRAITEMENT. — Dans la première période, infusion de tilleul ou de café additionné ou non de kirch ou d'anisette, selon la nature excitante ou fade du repas antérieur. Dans la seconde période, on donnera l'eau tiède avec ou sans ipéca.

56. VOMISSEMENT NERVEUX. — Tangage de vaisseau, roulis d'une voiture, balançoire. Il surprend le malade au milieu de la santé; les douleurs d'estomac, une anxiété parfois très-grande sont les seuls symptômes observés.

57. PERFORATION DE L'ESTOMAC. — Douleur atroce à l'estomac, se propageant rapidement dans le ventre avec ce caractère; mort rapide. Cette douleur survient dans une maladie grave de l'estomac (cancer, gastrite chronique, ulcération chronique, ramollissement).

La douleur arrache des cris au plus résolu; le malade se tient courbé, sa peau devient froide, ses traits s'altèrent, il perd connaissance, le ventre se ballonne. (Dict. de Fabre).

58. RAMOLLISSEMENT D'ESTOMAC. — Vomissement à chaque

prise de liquide ou de solide. Maladie grave antérieure, la phthisie, la dentition, la fièvre typhoïde, la méningite tuberculeuse le déterminent quelquefois.

Le malade, ne pouvant se nourrir, dépérit et meurt.

59. VOMISSEMENT DES FEMMES ENCEINTES. — Ordinairement compliqués d'un ptyalisme abondant, ou même causés par lui, ils peuvent disparaître au troisième ou quatrième mois, et tantôt ne plus reparaître, ou, au contraire, se montrer encore au septième ou huitième mois, d'autres fois ils ne disparaissent qu'après l'accouchement. Quelquefois ils n'ont lieu que le matin à jeun, d'autres fois ils ont lieu plusieurs fois dans le cours de la journée. On les attribue au tiraillement du péritoine par l'utérus.

TRAITEMENT. — Régime doux, ou, au contraire, laissé au choix de la malade. Selon les cas, saignée. Demi-bains ou bains entiers. Emplâtre de theriaque ou même de cantharide à l'estomac. Potion de Rivière, eau de seltz à la glace, extrait de quinquina, vin d'Espagne, magnésie calcinée, un peu de sirop de morphine et surtout la position horizontale. Les douches hydrothérapiques en pluie.

60. CANCER DE L'ESTOMAC. — Dépérissement progressif, incessant, teint jaune paille, vomissements couleur chocolat, tumeur à l'épigastre; ces caractères peuvent se distinguer d'une gastrite chronique, dont la durée, chez une personne âgée, peut être de plusieurs années, sans que le malade, une fois affaibli, dépérisse davantage. Chez un malade jeune, les douleurs du cancer sont quelquefois atroces.

TRAITEMENT. — Régime aux viandes blanches, puis exclusivement lacté. Frictions sèches, bains tièdes, sangsues à l'épigastre, vésicatoires ou petits moxas. Eaux gazeuses ou alcalines. Opium.

61. GASTRITE CHRONIQUE. — Le malade mange, mais il souffre après le repas; il a des rapports aigres, de la soif, un peu de fièvre après le repas. Vomissement des aliments. Ces symptômes s'accompagnent de pesanteur de tête, de gonflement de l'épigastre. Quelques malades mangent par raison, d'autres en éprouvent souvent le besoin. La douleur est tantôt sous forme de crampe, tantôt sous forme constrictive; elle retentit quelquefois à la région correspondante du dos; des éructations, des nausées accompagnent la digestion. Les vomissements sont souvent muqueux, quelquefois bilieux, très-exceptionnellement analogues à du marc de café. Ils calment quelquefois la douleur d'estomac. Les aliments exaspèrent toujours la douleur; le contraire s'observe cependant par exception.

Peau chaude (surtout à la paume des mains), sèche, céphalalgie, migraine, oppression, toux petite, brève et sans matière. Langue rouge, exceptionnellement naturelle, avec ou sans enduit blanc. Battements épigastriques pouvant donner l'idée d'un anévrisme du tronc cœliaque ou de l'aorte. Si le pouls est fébrile ce n'est que pendant la digestion.

62. GASTRORRHÉE OU PITUITE. — Les vomissements sont glaireux, ils n'ont lieu que le matin a jeun ou quatre heures après le repas. C'est une variété de la maladie précédente. Les aliments sont conservés.

TRAITEMENT. — Sangsues à l'épigastre; cautères, setons ou simplement le vésicatoire. Eaux minérales sulfureuses en première ligne, en seconde ligne les ferrugineuses. Régime lacté, potages légers, crêmes.

63. EMBARRAS GASTRIQUE. — Le malade n'a point de fièvre ou elle n'est que passagère à moins de complications. Il n'a point d'appétit; sa langue est couverte d'un enduit épais blanc, jaunâtre; sa bouche est pâteuse. Des renvois aigres, insipides ou amers, des nausées, une fétidité de l'haleine le poursuivent (haleine saburrale). Il accuse rarement une douleur d'estomac même à la pression, mais une sensation de pesanteur, de gonflement. Les traits sont tirés, le teint grisâtre ou blafard, les conjonctives parfois jaunes. Ses urines sont rougeâtres et rares; il se sent courbaturé, sa tête est douloureuse. La constipation est à peu près constante; on distingue l'embarras gastrique bilieux et le muqueux. Il pourrait être confondu avec les préludes d'une fièvre typhoïde ou ceux d'une fièvre bilieuse, n'était l'absence de fièvre continue ou rémittente qui les sépare.

TRAITEMENT. — Une ou deux administrations d'ipéca en trois jours; laxatif ou simplement la diète et la tisane de chicorée. Rhubarbe en poudre, colombo, cannelle, bains froids, ferrugineux.

64. MALADIE VERMINEUSE. — Salive abondante, aqueuse, quelquefois épaisse; vertiges, crépitus intérieurs de l'abdomen, selles mêlées de glaires. En outre le malade a des nausées, surtout le matin à jeun. Ces symptômes s'atténuent ou même disparaissent après le repas. La langue est tout au plus un peu enduite au fond; l'appétit est souvent conservé, quelquefois il est diminué ou nul.

Il y a des coliques sourdes, un ballonnement de la région ombilicale, les selles souvent solides tendent cependant à la diarrhée, elles peuvent contenir des vers, du sang.

Les enfants sont pris pendant leur sommeil d'une toux brève monosyllabique si je puis m'exprimer ainsi. Cette toux a lieu sans interrompre le sommeil. En même temps on les entend mâcher, faire des mouvements de déglutition, se retourner dans leur lit. Le délire, des convulsions paraissent avoir été souvent observés. J'ai vu une oppression considérable accompagnée de râles muqueux très-nombreux, disparaître après l'expulsion d'un grand nombre de vers opérée par une potion stibiée que j'adressais aux phénomènes thoraciques. Les convulsions auraient été produites par l'introduction de vers dans les canaux hépatique et cholédoque. La fièvre existe rarement.

65. DEPLACEMENT D'ESTOMAC. — Maladie concurrente grave et ancienne du foie ou de la rate, porteurs de hernies volumineuses, ballonnement du ventre; sonorité et matité stomacales déplacées. Des nausées, des vomissements, des tiraillements d'estomac, des digestions difficiles, l'amaigrissement, tels sont les symptômes du déplacement de l'estomac. Pour obtenir le diagnostic, il faut percuter l'épigastre et le voisinage avant un repas aussi copieux que possible et immédiatement après.

66. DILATATION D'ESTOMAC. — Ventre ballonné, parfois comme ascitique. Rétrécissement antérieur du pylore ou de l'intestin, paralysie de la couche musculaire, constipation habituelle interrompue de temps en temps par une véritable débâcle de vomissements ou de selles extrêmement abondants, développement progressif avant les selles et affaissement immédiatement après; bruits abdominaux déterminés par la succussion du ventre. Cette maladie a été confondue avec un kyste de l'ovaire.

67. GASTRALGIE. —Douleur souvent analogue à celle de la faim, d'autres fois contusive, ou vive, déchirante, calmée par les aliments ou un verre de liqueur. Cette douleur est fréquente le matin à jeun; une frayeur, un excès de joie, un travail d'esprit la réveillent ou l'exaspèrent. Elle est souvent calmée par la pression.

La langue est naturelle, il n'y a ni fièvre ni soif, mais désir des aliments de haut goût et des boissons alcooliques.

Les vomissements n'ont lieu qu'à longs intervalles, ils sont muqueux, non alimentaires. La douleur est rémittente; vers son déclin ont lieu des éructations. Sa violence est quelquefois la cause d'une syncope.

TRAITEMENT. — Repos d'esprit; nourriture substantielle, douce chez quelques-uns, mais en général composée de rôti, bœuf, mouton, pain rassis, poisson maigre, légumes frais, jambon; vin de bordeaux et de préférence, bière amère, pilules de Dutertre, exercice dans un air pur, lait d'ânesse ou de vache. Bains, infusions avec laudanum, il faut en être extrêmement sobre. Eau gazeuse, eaux de chaux; magnésie calcinée.

68. DYSPEPSIE. — Point de vomissements, pesanteur ou même douleur d'estomac pendant la digestion. Bon nombre de repas bien supportés; outre ces caractères il peut y avoir des renvois acides. Le ballonnement épigastrique ou du ventre, la céphalalgie sont fréquents. L'absence de fièvre et de vomissements, la compatibilité de cette maladie avec une santé suffisante ou bonne, cette circonstance que le dyspeptique d'aujourd'hui digère bien demain suffisent pour le diagnostic.

TRAITEMENT. — Amers, toniques, boissons peu abondantes. Hydrothérapie, formules de M. de Lapasse.

69. HERNIE DE L'ESTOMAC. — Tumeur réductible à l'épigastre, dans un point de l'abdomen ou à l'aine. Caractères de la tumeur variant avant et après le repas.

Douleur à l'épigastre, anxiété; digestions pénibles accompagnées de vomissements; une hernie de l'estomac de la grosseur d'une olive a été observée à l'épigastre.

TRAITEMENT. — Réduire la tumeur et bandage.

69 *bis*. PÉRITONITE AIGUE. — Sonorité tympanique au début; développement du ventre, matité et fluctuation par places, sonorité en d'autres. Le début est généralement marqué par un frisson, puis dans les vingt-quatre heures, le ventre acquiert un volume considérable; il peut cependant rester peu developpé pendant quelques jours, à moins que la péritonite ne provienne d'un étranglement ou d'une tumeur stercorale. Le ventre est partout également développé.

Le caractère essentiel de cette maladie, c'est une douleur permanente, mais tellement vive que le moindre mouvement, le contact des couvertures lui-même est quelquefois insupportable ; les secousses de la toux l'exaspèrent aussi. Tels sont, avec les nausées, les vomituritions, les vomissements et la constipation, les phénomènes de la première période.

La douleur de ventre étant augmentée par l'abaissement du diaphragme, il en résulte une respiration courte, dyspnéique.

La chaleur générale est un peu augmentée, la peau est presque toujours sèche, la face pâle, le pouls petit, fréquent, serré. Les urines sont rares.

Deuxième période. Le développement du ventre s'augmente encore ; on constate en certains points la sonorité, en d'autres la matité et la fluctuation. Les nausées, les vomituritions persistent ; il y a cependant des moments de calme qui font illusion aux malades.

Dans la forme ataxique, le délire, les convulsions, des cris, des soubresauts de tendons s'ajoutent aux signes précédents.

La péritonite peut être partielle, dans ce cas, s'il y a des adhérences, lorsque les douleurs sont calmées, elle peut être confondue avec un kyste de l'ovaire. Sous les côtes, à gauche, elle peut donner l'idée d'un engorgement de la rate ; à droite, elle peut simuler une maladie du foie.

TRAITEMENT. — Immobilité, silence ; une à trois saignées dans les vingt-quatre heures ; sangsues de 20 à 80 chez les adultes, bains tièdes prolongés de 4 à 8 et 10 heures ; en sortir avec précaution contre le froid. Fomentations dans l'intervalle ; on a conseillé aussi les applications froides.

Tisane émolliente ou acidulée par gorgées fréquentes à la température froide, si le malade vomit. Si la péritonite a succédé à la constipation, un purgatif pourra être avantageux.

70. — ABCÈS PARIÉTAL DE LA BANDE MOYENNE. — Empâtement si le mal est superficiel, fluctuation dans le cas opposé ; douleur vive.

Ces abcès fort souvent sont vastes et peuvent produire plusieurs litres de pus. Si l'abcès est profond ou extra péritonéal, la fluctuation sera plus obscure, mais réelle. Ils sont fort douloureux et, comme la péritonite, ils s'accompagnent de vomissements.

Traitement. — Antiphlogistiques, frictions mercurielles belladonisées, ouverture de l'abcès.

71. PÉRITYPHLITE. -- C'est l'abcès du tissu cellulaire qui entoure le cœcum ; il provient tantôt d'une perforation du cœcum à la suite d'une typhlite, tantôt d'une cause étrangère au cœcum. Il peut arriver d'ailleurs que la tumeur ou l'engorgement qui constitue la pérityphlite ne suppure point et se résolve.

Après divers symptômes dont les plus fréquents sont la constipation ou des selles irrégulières, des coliques fixes ou disséminées, mais ayant une tendance à converger vers le point où doit se former l'engorgement ; un embarras gastrique, parfois des vomissements, les symptômes spéciaux se manifestent, ce sont :

1° Une douleur fixe, permanente, localisée dans un point très-borné de la fosse iliaque droite ; 2° au niveau de cette douleur une tension, une résistance plus grande du ventre, et, profondément une tumeur fort sensible. Cette tumeur est emphysémateuse si elle est de nature stercorale et consécutive à une perforation de l'intestin.

Le plus souvent le malade redoute beaucoup toute pression, tout contact, tantôt il rapporte tous ces accidents à l'engorgement des ganglions de l'aine. Dans le premier cas, il tient les cuisses fléchies sur l'abdomen.

72. ABCÈS OU PHLEGMON ILIAQUE. — Douleur, tension, résistance et tumeur dans la fosse iliaque gauche, les symptômes sont donc les mêmes que pour la pérityphlite. Dans les deux cas le pus se fait jour tantôt par l'intestin, tantôt par la peau. D'autres fois il se répand dans le péritoine.

Traitement de la pérityphlite.— Sangsues, émollients, légers laxatifs, lavement. Si l'abcès stercoral est formé, la saignée est dangereuse ; on prescrit pommade mercurielle, phellandrium.

73. VOLVULUS, INVAGINATION INTESTINALE. — Le premier est l'entortillement de l'intestin, la seconde consiste dans la pénétration d'une portion de l'intestin dans la lumière de la portion qui lui fait suite.

Les évacuations sont supprimées, les vomissements ne cessent fort souvent qu'à l'agonie. Ils sont d'abord alimentaires, puis bilieux, puis stercoraux.

Le ventre est très-développé, très-douloureux ; la palpation y reconnaît des bosselures ; la percussion, sonore en quelques points, fournit un son mat dans le point invaginé ou entortillé. Le pouls est petit, il y a un malaise extrême, du hoquet, des sueurs froides.

TRAITEMENT. — Saignée, sangsues, purgatifs huileux ; injections forcées ; potion belladonée à 0,20 et plus ; mercure coulant. Gastrotomie, réduction de l'intestin sorti en ayant soin de réduire non pas directement dans l'anus, mais dans l'orifice de l'intestin qui est sorti.

74. 1° TUMEUR STERCORALE DU COLON. — 2° TUMEUR STERCORALE DU COECUM. — La tumeur stercorale du cœcum occasionne la tension de l'abdomen, l'engourdissement du membre correspondant. On trouve ordinairement du côté opposé, dans la fosse iliaque gauche, une accumulation de fèces ; la tumeur du côté droit jouit d'une certaine mobilité latérale. Cette maladie, apyrétique au début, peut développer une fièvre intense et produire les accidents du volvulus. Elle est plus commune chez les vieillards.

TRAITEMENT. — Purgation, électricité.

La tumeur stercorale du colon est allongée verticalement ; elle est précédée de matité, et son développement peut aller au point de faire saillie à l'extérieur. La fièvre alors s'allume, la peau devient chaude ; la douleur locale se fait sentir, elle retentit jusque dans le membre correspondant qui peut même s'infiltrer. L'inappétence, la céphalalgie, la constipation ou au contraire des selles muqueuses chargent le tableau des symptômes. La gangrène, la péritonite, les perforations de l'intestin ne sont pas rares. — Traitement précédent.

75. SPLÉNITE. — Douleur au côté gauche, fièvre continue plus souvent rémittente ou intermittente, estomac et poumon indemnes. La pression, la marche, la toux, le décubitus à gauche, la respiration même augmentent cette douleur. La rate paraît augmentée à la percussion, mais elle l'est bien moins que dans les fièvres intermittentes ; tension et douleur à l'épigastre ; nausées, vomissements ; urine foncée, sédimenteuse. — L'engorgement de la rate en dehors de l'inflammation est très-rarement un peu douloureuse.

Traitement. — Saignées, sangsues, laxatifs.

76. ENTÉRITE VILLEUSE (MUQUEUSE). — La forme folliculeuse de l'entérite muqueuse a été décrite sous le nom de fièvre typhoïde.

La tension de l'abdomen va jusqu'au ballonnement. Les coliques sont réveillées ou exaspérées par les boissons froides ou le bouillon. La pression est d'ailleurs ordinairement indolente. La diarrhée n'est point permanente elle ne fait qu'interrompre la constipation. Le malade est grandement affaibli ; sa langue jaune au fond, est rouge sur les bords. Il est altéré, sa peau est sèche, son pouls petit, accéléré, ou plein et dur selon qu'il y a diarrhée ou constipation.

L'insomnie, le délire, les convulsions ont été observés.

Traitement. — Diète, boissons mucilagineuses ; quelques sangsues peuvent être indiquées. Lavements et cataplasmes émollients opiacés à doses fractionnées s'il n'y a point de phénomènes cérébraux.

77. DYSSENTERIE. — En temps d'épidémie, le malaise, l'anorexie, des coliques et une tendance diarrhéique des selles peuvent la faire prévoir. Elle est caractérisée dans sa forme légère par des coliques, une pesanteur avec ardeur de l'anus surtout au passage des matières et une contraction du sphincter anal qui donne la sensation d'un besoin d'expulser une selle. Cependant le malade se présente sur le vase, fait des efforts souvent prolongés, mais sans résultat, ou, s'il expulse une selle, elle est d'une quantité extrèmement petite. Quant aux matières, leur apparence est tantôt celle de la lavure de chair, tantôt elle ressemble à des mucosités, au frai de grenouille, mais toujours elles sont mélangées de sang. Parfois une eau trouble, brunatre, dans laquelle on reconnaît la présence de sang, constitue les selles dyssentériques. Le pouls est rarement fébrile dans la forme légère, il l'est toujours dans la forme grave.

C'est dans cette dernière que le nombre des selles peut s'élever à 200 dans les vingt-quatre heures et que le ténesme ou douloureux besoin d'évacuer ne laisse que peu de répit au malade. La soif est vive, mais la plus légère quantité de tisane sollicite immédiatement les coliques, le ténesme, les selles et souvent des vomituritions.

Le hoquet, le gonflement du ventre, l'altération cadavéreuse de la face, le refroidissemeent des extrémités, la cessation des douleurs annoncent la mort.

TRAITEMENT. — On a vanté, peut-être à tort, les émissions sanguines générales et locales. On administre l'ipéca selon la méthode brésilienne, les narcotiques, les toniques. — Une purgation quotidienne au sulfate de soude pendant trois ou quatre jours nous a souvent suffi. Applications chaudes humides ou sèches sur le ventre. Tisane et lavements albumineux.

78. GASTRO ENTÉRITE. — Le malade est altéré; la peau est chaude, sèche, le pouls fréquent, peu développé. La langue rouge à la pointe et sur les bords, est jaune ou blanche au milieu; la bouche est pâteuse, amère. Le malade a des nausées; il vomit, quelquefois même d'une manière opiniâtre. L'épigastre est pesant ou douloureux ; il est plus chaud ainsi que le ventre. Si l'inflammation occupe l'intestin grêle, le malade est constipé, si elle occupe le colon, il a la diarrhée. Des borborygmes, des vents, des coliques, la céphalalgie, une courbature générale et des urines rouges et déposant un sédiment briqueté complètent les symptômes.

TRAITEMENT. — Diète, boissons mucilagineuses, cataplasmes et lavements émollients — sangsues. Des applications froides à l'épigastre ont calmé des vomissements opiniâtres.

79. ENTÉRITE PHLEGMONEUSE. Elle se développe d'une manière brusque à la suite d'un frisson, ou d'une manière lente à la suite d'une constipation prolongée. Les régions ombilicale ou iliaque sont le siége d'une douleur permanente, augmentant par la pression. Ces régions offrent en même temps une sourde renitence, de la tuméfaction, des borborygmes.

L'anxiété du malade se peint sur sa figure. Tantôt il s'agite, tantôt il garde une immobilité parfaite. La douleur lui arrache des plaintes, même des cris; les vomissements sont bilieux, rarement stercoraux. Si des selles ont lieu, elles sont muqueuses, sanguinolentes. La respiration est gênée, le pouls est fréquent, la chaleur est peu considérable ou même diminuée.

TRAITEMENT. — Repos, diète, émissions sanguines, fomentations et lavements émollients. Si l'on emploie des opiacés, ce ne peut être que contre des douleurs violentes.

80. TYPHLITE AIGUE. — Douleur au niveau de la fosse iliaque droite, cuisson à l'anus, douleur dans la région droite du sacrum, dans la cuisse du même côté et le testicule qui est rétracté. La douleur est permanente, elle augmente par la pression. — Les selles sont au nombre de dix à vingt pendant un jour ou deux et elles sont abondantes, bien qu'elles s'accompagnent de cuisson à l'auus. Lorsque les selles se sont suspendues, elles ne sont cependant pas remplacées par la constipation.

La soif est vive, le pouls souvent à 120 ; la peau est chaude et sèche, elle finit par se couvrir de sueur. L'urine est rouge, le sommeil est nul, la faiblesse et l'agitation sont grandes. Tandis que dans l'inflammation de l'intestin grêle la langue est sale, ici elle reste nette.

TRAITEMENT. — Saignée, sangsues en grand nombre, bains entiers ou de siége, lavements et cataplasmes.

81. DUODÉNITE. — Douleur vers la limite latérale droite de l'épigastre, teinte bilieuse. Cette maladie est très-rare à titre d'inflammation isolée; aux symptômes indiqués, il faut joindre la soif, la céphalalgie et des évacuations bilieuses abondantes.

22. MÉLÆNA. — Des horripilations, la pâleur de la face, l'affaiblissement du pouls, les syncopes, les lypothymies, des coliques ombilicales si l'hémorrhagie a lieu dans l'intestin grêle, ou lombaires si elle a lieu dans le colon ; la matité de la région où s'est produit l'épanchement et enfin l'évacuation du sang plus ou moins noir, selon qu'il part d'un point plus élevé ou plus inférieur, tels sont les symptômes du melæna idiopathique.

TRAITEMENT. — Certaines circonstances indiquent la saignée. — Si la faiblesse est grande, on applique des réfrigérants sur l'abdomen; on donne des lavements frais simples ou à la ratanhia. Tisane froide. Frictions, ventouses, sinapismes,

83. CHOLÉRA MORBUS. — Il débute par un affaiblissement brusque, une grande pâleur, des vertiges avec diminution de la vue, des sueurs abondantes, une soif vive et un gonflement considérable du ventre qui, plus tard, sera au contraire rétracté. En, outre ont lieu les vomissements et les selles mentionnées. Celles-ci peuvent être au nombre de cent en vingt-quatre heures ; elles diminuent rapidement le poids et le volume du corps.

Dans la période algide ou cyanique, la langue est large, visqueuse, glacée. Les malades réclament sans cesse des boissons froides ; ils se plaignent d'une barre constrictive qui les traverse au niveau de l'estomac et des hypochondres et les oppresse d'une manière atroce. L'abdomen affaissé donne une sensation d'empâtement ; la sécrétion et l'évacuation de l'urine est totalement supprimée.

Les battements du cœur sont fréquents, mais faibles ; bientôt les artères du poignet, de la cuisse, du cou lui-même ne fournissent plus de pouls. Le sang artériel prend la couleur noire du sang veineux. C'est en vain qu'on ouvre la veine ; il ne sort rien, tout au plus un petit caillot semblable à du raisiné.

La peau est glacée ; la langue, l'haleine même sont froides, et cependant les malades sont tourmentés par une ardeur intérieure. Leur voix est si basse que la parole est soufflée, aphone ; l'œil se dessèche, la cornée se flétrit ; la peau est bleuâtre ; cette couleur a fait donner au choléra, le nom de cyanique ; en outre des crampes horribles donnent par moments aux membres la dureté du bois. Des convulsions, une agitation continuelle ne permettent pas à quelques malades de rester deux minutes en place. Tel que l'on jugeait moribond se lève et se jette dans une baignore. La peau ridée donne à l'enfant la figure d'un vieillard décrépit ; elle conserve les plis qu'on lui imprime ; si on l'incise, les lèvres de l'incision ne s'écartent pas.

Dans la période œstueuse ou de réaction, la violence des symptômes s'atténue ; on entrevoit la possibilité de la guérison. Une apparence typhoïde et surtout le coma sont de mauvais augure,

TRAITEMENT. — Vapeur sèche dans le lit du malade ; frictions avec le liniment de Fioraventi ou des Juifs ; couvrir le rachis avec une bande de flanelle imbibée avec térébenthine 30 grammes, ammoniaque liquide 4 grammes, recouvrir avec un linge double imbibé d'eau chaude, et, tous les quarts d'heure, passer dessus un fer chaud à repasser — à l'intérieur, l'ipéca au début produirait de bons effets. Lavements amidonnés, opiacés ou avec décoction de ratanhia additionnée de 4 grammes d'extrait. Bains entiers sinapisés.

Contre les vomissements : fragments de glace, potion de Rivière ; vésicatoire sur l'épigastre — contre la réaction : sirop de groseille et traitement des maladies concomitantes : pneumonie, méningite, gastro-enterite.

Contre la rétention d'urine, extrait d'opium sur une sonde.

84. CHOLÉRA SPORADIQUE. — On le désigne aussi sous le nom de flux bilieux. Le flux bilieux n'est pas accompagné de suspension des urines. La douleur d'estomac est simple et non sous forme de cardialgie atroce ; il n'y a pas de cyanose ni de sueurs froides, et, en outre la maladie est isolée, non épidémique. Nous avons observé un choléra sporadique, dans un pays où n'a jamais sévi le choléra ; les selles contenaient cependant les grains de riz crevés qu'on n'attribue pas d'ordinaire au choléra sporadique. Le refroidissement est souvent limité aux extrémités.

85. COLITE AIGUE. — Coliques légères, superficielles, mobiles aboutissant à l'anus ; ténesme. Si la fièvre existe, elle est fort médiocre, l'appétit est souvent conservé. Les besoins d'aller à la selle sont assez fréquents et s'accompagnent souvent d'effort, de cuisson à l'anus.

86. CANCER DE L'INTESTIN. — Le diagnostic reste quelquefois longtemps obscur. Les symptômes accusés sont d'abord ceux d'une inflammation chronique de l'intestin. Toutefois la fièvre est très-rare. Puis apparaissent en un point toujours fixe des douleurs qui peuvent être permanentes ou laisser quelque repos au malade. Souvent le cancer obstruant l'intestin, une tumeur stercorale se forme dans le cours d'une longue constipation, puis survient la diarrhée et le malade est soulagé. Si le cancer se ramollit, toute constipation cesse, et une diarrhée colliquative amène le marasme et la mort.

Le cancer peut se montrer dans tous les points de l'intestin, mais il est plus commun au cœcum et au rectum. La teinte jaune paille et la tumeur, lorsque le palper peut la reconnaître, sont d'un grand secours pour le diagnostic.

TRAITEMENT. — C'est celui du cancer de l'estomac ; purgatif dans le cas de tumeur stercorale, aliments qui laissent peu de résidu.

87. DYSENTERIE CHRONIQUE. — Cuissons à l'anus, selles glaireuses, quelque appétit, parfois même beaucoup, anasarque. Les selles ont l'apparence de celles de la dysenterie aiguë, mais elles ne sont pas si fréquentes. Les douleurs sont moins vives, l'anasarque est commune dans cette forme ; dans la forme aiguë, la palpation fait quelquefois reconnaitre le colon sous forme de cylindre étroit résistant et douloureux verticalement situé au-dessus de la fosse iliaque gauche.

TRAITEMENT. — Alimentation exclusivement lactée ou tout au moins un régime fort sévère, opiacés, toniques, lavements alunés, boratés ou même au nitrate d'argent ou à la teinture d'iode fortement mitigée, vésicatoires entretenus sur le ventre.

88. RAMOLLISSEMENT DE LA MUQUEUSE INTESTINALE. — Diarrhée abondante avec ou sans colique, dépérissement plus rapide ; cette diarrhée a pour caractère d'être permanente, opiniàtre ; elle n'admet pas les intervalles que l'on observe quelquefois dans la colite.

TRAITEMENT. —Astringents en lavement, diascordium, aliments laissant peu de résidu.

89. GASTRO ENTÉRITE CHRONIQUE.— Appétit diminué, soif augmentée, coliques après le repas, vomissements, selles molles, mais non pas plus fréquentes.

L'épigastre est pesant. Les selles ne sont pas trop fréquentes, mais plus molles. Le soir, il y a un léger état fébrile. Après un temps plus ou moins long, les vomissements surviennent, la fréquence des coliques augmente ainsi que le nombre des selles, amaigrissement, symptômes nerveux bizarres, marasme, mort.

TRAITEMENT. — Tisanes mucilagineuses ; sangsues en petit nombre ; régime sévère de la gastrite chronique, et plus tard la décoction de quinquina, la thériaque, le diascordium.

90. PELLAGRE. — Rougeur, papules, épaississement de la peau des pieds, des mains et de toutes les régions exposées à l'air ; épigastre pesant, vomissement, diarrhée. Cette maladie, endémique dans certaines localités, dure plusieurs années ; elle ne se montre d'abord qu'au printemps ou pendant toutes la saison chaude, mais une fois enracinée, elle laisse pendant l'hiver, soit dans les fonctions digestives, soit dans le système nerveux, soit à la peau, des arrhes de son retour printanier.

Les lésions de la peau consistent en un érythème qui disparaît ordinairement par la pression, et qui, surtout sous l'influence des rayons solaires, est cuisant ou prurigineux. Il n'est

pas **rare** d'observer des bulles ou des vésicules sur l'érythème.
Chez quelques individus on n'observe point d'érythème, mais
une teinte brune et une sécheresse de la peau. Dans les deux
cas se manifeste ordinairement une desquammation de l'épiderme. Lorsque la maladie est déjà enracinée, la peau devient
brunâtre, sèche, rugueuse; l'épiderme tombe en écaille, à la
place desquelles la peau est luisante et d'un rouge livide; l'apparence est alors celle du pityriasis versicolor; d'autres l'ont
comparée à la peau des pattes de l'oie. Cette altération laisse,
pendant l'hiver, des cicatrices comme de brûlure qui parfois
sont un peu déprimées. Plus tard encore on observera des fissures, des crevasses, des ulcérations, des croutes, quelque
chose d'analogue à l'ichthyose ou à l'éléphantiasis. Dans les
landes, la rougeur a été comparée à celle de la scarlatine, on y
observe des papules.

Les lésions digestives sont celles de la gastro-entérite chronique, anorexie, nausées, vomissements, pyrosis, sensation
d'érosion à la gorge, stomatite folliculeuse, érythémateuse, scorbut de la bouche, diarrhée, coliques.

Les lésions du système nerveux consistent dans une répu-
gnance croissante pour le mouvement, des vertiges, des tintements d'oreille, la diplopie, l'amblyopie, une mélancolie profonde, une propension au suicide, un défaut d'équilibre des
mouvements qui cause des chutes fréquentes surtout en avant,
quoique les forces soient encore suffisantes; de la titubation,
des tremblements de tête; la paralysie, l'aliénation sous forme
de délire ambitieux.

TRAITEMENT. — Livré à l'empirisme rationnel.

91. **PÉRITONITE CHRONIQUE.** — Ventre fortement développé ou
au contraire rétracté. Les malades suivent le progrès de la digestion dans l'intestin. Fluctuation, ou au contraire bruit de
cuir par la pression. Cette maladie suit souvent son cours sans
la moindre douleur, d'autres fois il en existe une tellement peu
intense qu'elle ne se développe chez quelques malades qu'à la
suite d'un choc, d'un éternument. Les digestions se font péniblement et les malades en suivent les phases dans toutes la longueur de l'intestin. Le pouls est fort, souvent fréquent, mais
surtout vers le soir. Pour tout symptôme, il n'y a parfois qu'une
ascite dont la fluctuation est souvent vague et obscure. S'il n'y
a pas d'épanchement, le ventre est affaissé, d'une dureté anor-
male. Dans d'autres cas en pressant les circonvolutions intesti-

nales qui, dans cette maladie, sont souvent pelotonnées au milieu du ventre, on entend un bruit de cuir. Assez souvent, il y a de la constipation ; d'autrefois, mais surtout vers la fin, il y a de la diarrhée. Les membres inférieurs, les parois de l'abdomen sont souvent infiltrés ; comme nous l'avons dit, le ventre, en l'absence d'épanchement, est souvent comme pelotonné.

TRAITEMENT. — Vésicatoires répétés ; frictions ; bains sulfureux et de vapeur ; douches en arrosoir, cautère, moxas, sétons.

Diurétiques légers ; s'il y a des douleurs vives, traitement de la péritonite aiguë ; régime de la gastro-entérite chronique.

92. **CARREAU.** — C'est la dégénérescence tuberculeuse des ganglions du mésentère ; elle peut exister sous la forme indolente et compatible avec la santé.

Dans la première période on remarque des alternatives de diarrhée et de selles normales ; des vomissements glaireux de temps à autre, et une certaine rotondité du ventre, surtout le soir, ainsi qu'un aspect lactescent des urines. La face et le front sont pâles, la langue est sale.

Dans la deuxième, le développement du ventre est permanent, gravatif, incommode ; on y observe des indurations isolées, sensibles au toucher. Après chaque repas, le ventre se distend davantage. Les selles sont irrégulières, tantôt molles, tantôt liquides, blanches ou cendrées, d'apparence argileuse. Les vers ne sont pas rares, les ganglions du cou sont engorgés.

Dans la troisième période, outre l'aspect blanchâtre, les selles offrent un mélange d'aliments imparfaitement digérés. La fièvre hectique, un dévoiement colliquatif s'ajoutent aux symptômes précédents.

Les douleurs de l'entérite sont beaucoup plus aiguës, et plus intermittentes que celles du carreau. Pour être douloureuse, la pression du ventre doit être plus profonde dans le carreau que dans la péritonite chronique. Les écarts de régime les plus légers aggravent l'entérite, ils sont sans influence sur le carreau. Les sauts, les cahots sont, au contraire, douloureux dans le carreau et indolents dans l'entérite. Enfin, des tumeurs marronnées, dont le volume peut atteindre celui d'un œuf ou même du poing, peu mobiles et reprenant vite leur position sont pathognomoniques du carreau.

TRAITEMENT. — L'air, le soleil, une excellente hygiène. —

Bains iodés à 4 grammes d'iode et 12 grammes d'iodure de potassium par 30 litres d'eau. Huile de morue. Régime tonique.

93. RÉTRÉCISSEMENT DE L'INTESTIN. — Vomissements fréquents, ou, en leur absence, météorisme du ventre ; borborygmes ; matières molles rubannées, matières dures sous forme de masses ovoïdes, ou filées. Les matières fécales, le cancer, les cicatrices après ulcération peuvent le produire.

Si le rétrécissement est près de l'estomac, les vomissements sont fréquents, aqueux ou composés d'aliments ; la digestion est pénible, pleine de rapports gazeux. La constipation est la règle, la nutrition est imparfaite. La région sus ombilicale est développée ; les anses intestinales semblent faire saillie sous la peau.

Si le rétrécissement est situé à la fin de l'intestin grêle ou dans le colon, il n'y a point de vomissements, mais du météorisme, une pesanteur et une tension du ventre surtout après le repas.

La constipation est de temps en temps interrompue par la diarrhée. La percussion constate de la matité et de la douleur dans le point rétréci. Les lavements pénètrent bien, mais ils sont rendus péniblement par portions dans la journée (portion inférieure de l'intestin). Les malades sont toujours inutilement sur le vase.

Si le rétrécissement est situé dans le rectum, le doigt ou une bougie à empreinte confirmeront le diagnostic. L'obstacle, s'il est accessible au doigt, se présente sous la forme d'un croissant. Les matières liquides sont, en outre, imparfaitement retenues. La constipation est habituelle ; il y a des borborygmes, la tension du ventre dans la même journée est fort variable. La langue est saburrale. Le malade est pâle et amaigri, ses yeux sont bouffis. C'est dans le rétrécissement du rectum que les matières sont rubannées ou ovoïdes ou comme passées à la filière.

TRAITEMENT. — Rechercher si la syphilis n'est pas en cause ou le cancer. Purgatifs. Bains, douches et eaux de Vichy, si le rétrécissement est à $0^m.18$ au-dessus de l'anus ; s'il est près de l'anus on conseille la dilatation, la cautérisation, l'incision, les mèches hydrargyrées et belladonées ou opiacées ; bains et révulsifs anaux, galvanisme.

94. COLIQUE DE PLOMB. — Elle est annoncée par la nuance jaune terreux du teint et un goût sucré à la bouche. L'épigastre est pesant ; il y a de sourdes et douloureuses coliques, des nausées, des borborygmes, dés selles globuleuses, noirâtres et de légères douleurs pour uriner.

Dans la colique déclarée, la douleur est comparée à un tortillement ou à une térébration. Elle se déclare brusquement avec une violence extrême vers l'ombilic. Elle n'occupe les reins, les flancs, les hypochondres, les fosses iliaques, l'anus, les testicules, l'épigastre et l'hypogastre que plus rarement. Cette douleur prend par accès une émouvante cruauté. Le malade se couche à plat ventre, se roule, se pelotonne, se serre le ventre, se mord en poussant des mugissements. Il est très-rare que la pression augmente un peu les douleurs ; généralement, elle les soulage.

La diarrhée est l'exception, la constipation est la règle. Le ventre n'est jamais ballonné, quelquefois il semble collé à la colonne verétébrale. Généralement, il n'est pas souple, mais dur par places et forme comme des tumeurs inégales. A chaque accès l'anus se tétanise, les malades se soulagent en y introduisant le doigt.

Les nausées sont plus fréquentes que les vomissements. Ceux-ci ont lieu douloureusement et sont composés d'un liquide vert porracé d'une amertume extrême.

L'insomnie est fréquente, l'appétit est nul, la soif est vive. Les urines ne sortent que difficilement, goutte à goutte ou sont suspendues. Les testicules sont rétractés. Il y a de l'oppression et une constriction de la poitrine. Le pouls est entre 50 et 60, la chaleur est naturelle, et enfin, dernier mais précieux symptômes, les gencives décolorées offrent une nuance ardoisée.

TRAITEMENT. — Limonade sulfurique à 2 grammes par litres. Opiacés : 1 décigramme pour vingt-quatre heures plus des lavements et des emplâtres opiacés. La dose est chaque jour progressivement augmentée.

Le meilleur traitement est celui de la Charité.

1er jour. — Émetique 0,15 ; eau 1000 ; décoction de tamarin 60. — Lavement purgatif le matin, lavement anodin le soir plus thériaque 30 grammes, opium 5 centigrammes.

95. **TYMPANITE.** — Si l'estomac est rempli de vents, la région épigastrique est ballonnée, sonore ; les malades se plaignent de douleurs très-aigües, augmentant par la pression, et s'accompagnant d'oppression, de palpitations, de toux, de hoquet, de lipothymies et de sueurs froides. Les boissons pénètrent quelquefois difficilement dans l'estomac.

Si la pneumatose a lieu dans l'intestin grêle, il y a des borborygmes, une sorte de croassement dans le ventre. La douleur, la sonorité correspondent assez bien à l'intestin grêle ; la palpation fait reconnaître plusieurs tumeurs circonscrites, élastiques, mobiles. Si la pneumatose est très-limitée on ne trouve qu'une tumeur ; si elle a lieu seulement dans le colon, la palpation permet de suivre son trajet. Le colon énormément distendu peut produire par sa compression la dysurie, des vomissements, l'ictère (dictionnaire de Fabre).

TRAITEMENT.— Infusions chaudes de camomille, d'anis, de badiane ; frictions sèches, embrocations aromatiques; potions éthérées, opiacées ; laxatifs doux; sonde; applications froides.

96. RHUMATISME PRÉABDOMINAL.— Douleur superficielle, augmentée par l'action de se courber; indolence à la pression.

Les douleurs de l'entérite et de la gastrite sont augmentées par la pression, mais surtout elles n'augmentent pas quand le malade se courbe. Du reste le ventre n'est point ballonné et les digestions sont normales à moins de complications.

97. NÉVRALGIE ABDOMINALE. — La pression n'est douloureuse que dans le milieu du ligament de Fallope (foyer inguinal); au scrotum ou aux grandes lèvres; au-dessus de l'anneau inguinal. Les mouvements sont sans influence sur la douleur; celle-ci, en outre, se rapproche plus du caractère intermittent des névralgies que du caractère continu du rhumatisme.

98. ENTÉRALGIE. — Douleur le plus souvent ombilicale, soulagée par la pression. Pouls, langue et volume du ventre naturels. La pression soulage ordinairement les douleurs de l'entéralgie. La durée de ces douleurs est de quelques heures ou de quelques années. Dans ce dernier cas, il y a des intermittences ou des rémittences.

TRAITEMENT. — Bains tièdes, de vapeur, les frictions sèches, aromatiques, camphrées, opiacées, les antispasmodiques, le massage.

99. ASCITE. — Elle peut résulter d'une altération de l'épiploon, du mésentère, du foie, de la rate, du pancréas, des reins, etc.

Le malade devient plus apathique, ses vêtements sont trop étroits; du reste, si les progrès sont lents, il ne s'aperçoit du danger que tardivement. L'urine diminue. Si le cœur est malade, les pieds, les mains, les paupières sont infiltrées.

Quand le liquide s'élève jusqu'à l'ombilie, la soif, les nausées, les vomissements, l'émaciation, la petitesse et la fréquence du pouls aggravent l'état du malade.

Des veines bleuâtres rampent sous la peau de l'abdomen. Celui-ci est développé, il ne cède pas sous la main quand il y a beaucoup de liquide; il contraste avec la maigreur du corps. Si on le percute d'un côté à l'autre, on perçoit la fluctuation s'il n'y a qu'une médiocre quantité de liquide; dans le cas contraire, les deux mains qui explorent doivent être placées du même côté. La sonorité intestinale est remplacée vers les flancs par la matité; si même il y a beaucoup de liquide, elle peut disparaître de la région ombilicale et être refoulée jusqu'à l'épigastre.

TRAITEMENT. — L'oseille, la digitale, la racine de cahinça, 8 grammes pour 150 de décoction, après 48 heures de macération; son extrait à la dose de 0,86 à 1 gramme. Les purgatifs, paracentèse, compression, injection après la ponction.

L'ascite par irritation sécrétoire peut être combattue par les vésicatoires, les exutoires, les pommades révulsives.

100. CONSTIPATION. — La vieillesse, l'abus des lavements, l'habitude de boire peu, la diminution des sécrétions intestinales, celle du foie, du pancréas, les sueurs et suppurations abondantes, l'hystérie, l'épilepsie, la mélancolie, les diverses paralysies, les hernies, les tumeurs, les engorgements de l'utérus, la colique nerveuse, celle de plomb, le volvulus, l'ictère peuvent la produire.

Elle est caractérisée par l'intervalle souvent très-long (un mois et plus), qui s'écoule d'une selle à l'autre; elle s'accompagne de difficulté, d'effort pour expulser les selles, de borborygmes, de pesanteur à l'anus et aux lombes, de coliques, de tension et de dureté du ventre, de bouffées de chaleur, d'éblouissements, de douleurs de tête; elle peut causer la rétention d'urine, le vomissement, l'inflammation, ou même la rupture de l'intestin.

Il ne faut pas s'en laisser imposer par la présence de quelques selles liquides; elles peuvent exister avec la conservation de matières plus dures.

TRAITEMENT. — La bière, le lait pur ou mêlé au café, la fumée de tabac, les bains, une nourriture aqueuse ou végétale réussissent quelquefois. M. Trousseau préconise l'extrait de belladone à la dose d'un centigramme par jour; M. Fleury, l'usage, chaque jour renouvelé, d'une mèche enduite d'extrait de belladone incorporé à huit parties de cérat. Les suppositoires variés, les fumigations aqueuses vers l'anus; l'habitude de se présenter chaque jour, à la même heure, sur le vase, sont recommandés.

101. HEMORRHOIDES. — Les tumeurs hémorrhoïdales, qui sont recouvertes par la muqueuse, sont, les unes, rouges, de consistance ferme et de nature érectile; les autres, violacées et formées par un lacis veineux et variqueux.

Ces tumeurs sont périodiquement, ou par intervalles éloignés, sujettes à un gonflement dont le retrait est souvent précédé, soit d'un suintement, soit même d'un écoulement sanguin, parfois très-abondant. Lorsque cet écoulement est devenu une habitude constitutionnelle, s'il vient à manquer, il peut y avoir un mouvement congestionnel vers d'autres organes.

Les phénomènes précédents sont annoncés par une pesanteur à l'anus, des envies fréquentes d'évacuer les urines et les selles, des démangeaisons et des élancements. La diarrhée est très-rare et la constipation fréquente. Les membres inférieurs et supérieurs sont sujets à l'engourdissement, aux crampes. L'abdomen est météorisé; les régions du foie et de la rate sont gonflées; les borborygmes sont fréquents. Les malades sont tristes, irritables; ils ont la tête lourde et des tintements d'oreille, ou même des vertiges. Il en est qui ne peuvent s'asseoir sur une chaise ordinaire; la marche, souvent gênée, est quelquefois impossible. Si les tumeurs sont dans l'orifice anal, les besoins d'évacuer s'accompagnent d'impossibilité de retenir les gaz et les matières liquides. Ces tumeurs peuvent être expulsées, étranglées par le sphincter. La congestion hémorrhoïdale peut être précédée de douleurs dorsales et lombaires. Le suintement sanguin est quelquefois remplacé par un suintement séreux.

TRAITEMENT. — On rappelle les hémorrhoïdes supprimées au moyen de purgatifs aloétiques, de suppositoires variés, de topiques émollients et d'un régime doux. En cas de pléthore, les saignées ou les sangsues — contre l'exagération de l'afflux hémorrhoïdal, la diète, le repos au lit suffisent quelquefois, mais la scarification des tumeurs, les sangsues peuvent être nécessaires. Le cérat fortement belladoné, seul ou sur une mèche **qui exerce en même temps une compression, sont très-utiles.**

On prévient l'expulsion des tumeurs au moyen d'une mèche ; si déjà elles sont étranglées, soit par le fait du gonflement, soit par le spasme du sphincter, on les ramollit au moyen de corps gras, de bains de siége, de sangsues ; on *réduit* ou l'on opère.

102. POLYPES DU RECTUM. — Tumeur pédiculée ou à base large, de consistance molle ou charnue, contenue dans le rectum ; développement progressif, mais sans retrait périodique. Ces tumeurs gênent la défécation, produisent des douleurs vives ou une pesanteur au périnée, un suintement sanguinolent, et peuvent être confondues avec les hémorrhoïdes.

TRAITEMENT. — La ligature, l'excision.

103. CHUTE DU RECTUM. — Bourrelet de couleur lié de vin, gluant, visqueux, placé au dehors de l'anus, a peu près comme une figue dont la queue aurait été introduite dans le rectum. C'est la hernie ou l'issue au dehors de la muqueuse du rectum. Le centre de la tumeur est froncé par des plis convergents vers un orifice central par où sortent les matières.

TRAITEMENT. — Réduction. Ferrugineux, bains de mer, noix vomique, astringents locaux contre les rechutes ; la ligature, la cautérisation, l'incision, l'excision rayonnée ou partielle ont été conseillées.

104. INVAGINATION DU RECTUM. — Tumeur de même couleur, mais de forme cylindrique, entre laquelle et l'orifice anal le doigt peut passer, vomissements du volvulus, constipation. Ce n'est pas la muqueuse seulement, mais l'intégrité du rectum qui fait hernie hors de l'anus. La tumeur cylindrique avait, dans un cas, 45 centimètres de longueur. Elle est percée d'un orifice à son extrémité.

TRAITEMENT. — Réduction. Voir le volvulus, n° 73.

105. FISTULE A L'ANUS. — L'odeur stercorale du pus étant commune à tous les abcès de l'anus, ne suffit pas au diagnostic, mais l'introduction d'une sonde par l'orifice extérieur prouvera si le conduit aboutit au rectum ; le contact à nu de l'extrémité du stylet par l'indicateur introduit dans l'anus, ou la coloration de ce doigt au moyen d'un liquide coloré injecté par l'orifice extérieur prouvera que le trajet fistuleux a un orifice intérieur et alors la fistule sera dite complète; elle sera borgne dans le cas opposé. Il y a une troisième variété de fistule dans laquelle il n'y a qu'un pertuis intérieur. Cette variété est dite borgne interne. Dans ce cas, le pus qui recouvre les matières et la douleur à l'anus augmentée par la défécation; la lividité, l'empâtement et la dureté de la peau; la douleur produite par la pression ainsi que l'issue du pus dans cette même circonstance suffiront au diagnostic.

TRAITEMENT. — Injections de diverse nature; les poudres et les injections caustiques sont un peu plus efficaces. — La compression avec la double canule de Bermond — la ligature; — le meilleur moyen est l'incision.

106. FISSURE DE L'ANUS. — Dans la première période de cette maladie, c'est-à-dire pendant plusieurs mois ou plusieurs années le malade n'éprouve pendant la défécation qu'une chaleur ou une démangeaison.

Puis apparaît la douleur déchirante de la fissure; cette douleur diminue bientôt, mais elle s'exaspère de nouveau une heure après. Puis un calme plus ou moins complet revient à peu près généralement jusqu'à une prochaine selle que les malades éloignent autant que possible. Une constipation opiniâtre, l'amaigrissement, la décoloration sont la suite des fissures.

Les ulcérations ont de 5 à 6 millimètres de largeur, 1 ou 2 centimètres de longueur; elles sont tellement superficielles que le doigt ne peut les constater. C'est à peine si elles fournissent un léger suintement. M. Blandin pense que les fissures qui siégent au niveau du sphincter sont les seules qui soient douloureuses. La fissure douloureuse s'accompagne toujours de la constriction du sphincter.

TRAITEMENT. — Chaque matin : un lavement avec extrait de ratanhia 4 à 10 grammes, alcool 2 grammes, eau 150 grammes. Ce lavement n'est administré que demi-heure après l'expulsion d'un lavement de son ou d'huile — répéter le soir pendant quelque temps — cautérisation directe au nitrate d'argent, incision du sphincter externe, ou de préférence la dilatation forcée avec les deux mains — mèches dilatantes graduées.

107. CONCRÉTION STERCORALE DU RECTUM. — Sensation de bouchon pesant dans le rectum. Constipation absolue, efforts d'expulsion. Le toucher, les commémoratifs ne laissent aucun doute sur la nature du mal. Les malades ont des coliques, des nausées.

TRAITEMENT. — Curette, lavements huileux.

108. CANCER DU RECTUM. — Tumeur irrégulière, mal limitée, ulcérée. Selles mélangées de sanie, de sang, incontinence tardive des matières outre la douleur locale et les symptômes désignés, le cancer du rectum s'accompagne de tous les symptômes du cancer de l'intestin et du rétrécissement au début du mal.

TRAITEMENT. — V. Cancer de l'intestin.

109. RÉTRÉCISSEMENT DU RECTUM. — Bride variée dans sa forme, plus ou moins résistante et ferme, constatée par le doigt ou une bougie à empreinte — mêmes symptômes que pour le rétrécissement de l'intestin, voir n° 93.

110. NÉVRALGIE VÉSICO-ANALE. — Douleurs vives à l'anus, efforts pour expulser une selle qui n'a point lieu, suspension de l'urine au milieu du jet.

Les phénomènes désignés reviennent par accès et, ni l'intestin, ni les organes urinaires n'offrent d'ailleurs aucune lésion.

111. OXYURES VERMICULAIRES. — Vives démangeaisons à l'anus, ou même douleurs atroces. — Ténesme surtout le soir et la nuit.

Ce sont de petits vers de la grosseur d'une épingle qu'on observe par centaines sur les excréments.

112. PARALYSIE DU RECTUM. — Les matières liquides s'échappent involontairement ; les matières solides s'accumulent.

Cette maladie n'existe dans la jeunesse que par suite d'une maladie de la moelle ou des centres nerveux. Dans la vieillesse elle peut exister sans autre paralysie. Le rectum est lâche et facilement distendu par le doigt.

113. HÉPATITE AIGUE. — La respiration, le décubitus sur le côté gauche augmentent la douleur de l'hépatite. Cette douleur et la fièvre peuvent être les seuls symptômes saillants de l'hépatite légère. La langue se couvre d'un enduit jaune, vert ou noir ; la bouche est amère, il y a des nausées — le pouls est fréquent, la chaleur brûlante. Le malade est altéré, ses yeux ou même toute la peau sont jaunes. Les urines sont troubles, huileuses, parfois même elles offrent une coloration vert noir.

Une oppression considérable, la vivacité grande de la douleur du côté et de l'épaule, le hoquet, le délire, la sécheresse de la langue, caractérisent la forme grave.

L'ictère, les vomissements sont caractéristiques de l'hépatite de la concavité ; ces symptômes manquent et sont remplacés par la toux et la douleur d'épaule dans l'inflammation de la convexité du foie.

TRAITEMENT. — La saignée doit être préférée aux sangsues. Cataplasmes, bains, diète, délayants ou acidulés et lavements.

114. CHOLÉCYSTITE. — Douleur plus intense et fixe au niveau de la vésicule, point de douleur d'épaule, vomissements — continuité de la douleur, à part le décubitus à gauche que, dans cette maladie, les malades préfèrent, tous les symptômes de l'hépatite, jaunisse, caractère des urines se retrouvent dans cette maladie.

115. CANCER DU FOIE. — Douleurs lancinantes ou pénible sensation de pesanteur, teint jaune paille ; bosselures souvent constatées au foie par la palpation ; remarquable dépérissement.

La percussion constate une étendue plus grande ou plus petite de la matité verticale, selon l'augmentation ou la diminution de volume de l'organe.

L'anorexie, les éructations, les nausées, les vomissements, les aigreurs et la constipation sont fréquents mais non pas constants. L'ictère lui-même et l'ascite peuvent manquer. L'œdème des malléolles ne se développe qu'après l'ascite.

116. COLIQUE HÉPATIQUE. — De vives douleurs se déclarent et cessent brusquement dans l'un des points compris entre l'épigastre et l'hypochondre droit au niveau des canaux biliaires ; elles retentissent vers l'épaule droite et les lombes, mais jamais vers le testicule ou le ligament rond. Elles ont lieu tantôt par accès avec intermittence franche, tantôt d'une manière continue avec des exacerbations. Rarement l'accès dure plus de 24 ou de 48 heures. Le malade s'agite sans cesse ; mais il ne se redresse pas et reste toujours courbé. La face est altérée, les vomissements sont fréquents ; l'ictère n'est pas constant, mais il **paraît fort souvent ainsi que la couleur safranée des urines. Les**

selles mêmes peuvent être décolorées. On entend parfois la crépitation des calculs dans la vésicule. D'autrefois ces derniers sont retrouvés dans les selles après l'accès. L'émission des urines est toujours facile ; le pouls est très-peu influencé.

L'*iléus du côté droit* pourrait être confondu avec la colique hépatique.

TRAITEMENT. — Sangsues ; bains frais de plusieurs heures, éther uni aux opiacés ou sous forme de remède de Durande ou uni à l'huile de ricin. — Eaux de Vichy sur les lieux.

117. CONGESTION DU FOIE. — Si la douleur existe, c'est sous forme de tension ou d'embarras de l'hypochondre droit ; outre l'augmentation de la matité verticale constatée par la percussion, la palpation reconnaît le bord du foie saillant au dessous de l'hypochondre. La fièvre n'existe jamais si la congestion du foie est indépendante de toute complication. L'hématémèse n'est pas rare.

Une maladie du cœur, la phthisie ou le scorbut provoquent souvent cette maladie.

TRAITEMENT. — Saignée de préférence aux sangsues.

117 *bis*. IRRITATION DU FOIE. — Tension de l'hypochondre, peau chaude ; le pouls est plein, mais non fébrile ; jaunisse. Le malade est sans appétit ; il a du dégoût pour la viande, quelque peu de soif, parfois des nausées ou même des vomissements.

TRAITEMENT. — Diète absolue ou légumes verts ; tisanes acidulées ; lavement ou même un laxatif. Point d'émétique, lors même que le malade vomit. Des sangsues à l'anus sont quelquefois indiquées.

118. HÉPATITE CHRONIQUE. — L'appétit est presque nul ; la langue, les conjonctives sont jaunes ; le timbre de la voix, le caractère même sont changés. Elle succède à l'hépatite aiguë, ou plus souvent encore elle s'établit d'emblée. Dans les deux cas, le ventre se tuméfie, surtout à sa partie supérieure ; la palpation constate le bord du foie tuméfié, parfois même un abcès. La peau est jaune ; les urines sont huileuses ; les selles dures et argileuses d'abord, sont plus tard liquides et blanchâtres, ou, au contraire, noires et infectes.

TRAITEMENT. — Sangsues à l'anus ou sur l'hypochondre : le vésicatoire est quelquefois utile ; bains alcalins ou de Vichy, suivis d'une douche de vapeur ; le savon médicinal et la ciguë sont oubliés. Pilules laxatives au calomel sont fort en usage en Angleterre. Boissons légèrement toniques, eau de seltz, frictions sèches. Légumes frais, fruits acides, viandes blanches, cure de raisin.

119. HYPERTROPHIE DU FOIE — Matité verticale plus étendue, ictère, ascite, tuméfaction reconnue par la palpation, troubles digestifs. L'hypertrophie peut avoir lieu au lobe droit ou au lobe gauche, ou, au contraire, vers sa partie supérieure. En revanche, un épanchement pleurétique peut refouler le foie vers l'abdomen et faire croire à une hypertrophie. Les troubles de la digestion et des selles sont constants.

120. DILATATION DE LA VÉSICULE. — Tumeur molle, fluctuante au niveau de la vésicule. Cette maladie ne produit ni fièvre ni douleur. Elle succède à l'oblitération du canal cystique. — La dilatation des canaux biliaires offre les mêmes caractères.

121. KYSTE HYDATIQUE. — Tumeur offrant une grande résistance et une remarquable élasticité. Frémissement hydatique. Douleur sourde. Ictère rare. Ils ne sont appréciables que lorsqu'ils font saillie au-dessus du niveau du foie. Le frémissement hydatique qu'ils produisent est une vibration perçue par le doigt qui percute la tumeur.

122. ABCÈS DU FOIE. — Ils sont le résultat d'une hépatite aiguë. La peau est chaude. Il y a des sueurs visqueuses, des frissons irréguliers ; en outre, la douleur primitive du foie enflammé diminue et cesse, et il n'y a cependant point d'évacuation critique. La fièvre est petite, elle offre des redoublements vespéraux. Les pieds sont ordinairement gonflés. Tous ces phénomènes ont ordinairement lieu vers le dixième jour. Les abcès peuvent s'ouvrir dans l'estomac, le poumon, les plèvres, le péricarde, l'intestin ou le péritoine. S'ils s'ouvrent vers la peau ils forment une tumeur pâteuse d'abord, puis fluctuante.

TRAITEMENT. — Infusion de quinquina. Portal recommande une grande réserve dans l'emploi des laxatifs; il proscrit l'émétique. — Incision ou caustiques.

123. ATROPHIE DU FOIE. — La diminution de la matité verticale du foie n'existe pas quand le foie est transformé en tissu cellulaire, dans certaines variétés de cirrhose. — L'ascite est constante dans cette maladie. Troubles digestifs.

129. PYELITE. — Si l'inflammation est simple, ses symptômes se confondent avec ceux de la néphrite. Il est, dans ce cas, le plus ordinairement sous la dépendance de l'absorption des cantharides ou de l'extension de la blennorrhagie.

130. PYÉLITE CALCULEUSE. — Quand les calculs sont assez petits pour arriver facilement à la vessie, les symptômes sont ceux de la *gravelle*. Dans le cas contraire, la pyélite se présente sous des formes différentes.

Première forme. Coliques néphrétiques. — Le premier symptôme est une douleur vive, souvent accompagnée d'un frisson, et qui, des reins, s'étend vers la vessie. En outre, la quantité des urines est de beaucoup diminuée; elles ne sortent que goutte à goutte avec une sensation brûlante, et souvent sont mélangées de petits graviers, d'un peu de sang et de mucus, que le refroidissement fait déposer sous forme de flocons cotonneux. Le pouls, d'abord petit et déprimé, devient fréquent et plein, le plus souvent après un ou plusieurs vomissements et des défaillances. — Ces accidents cessent brusquement quand le calcul est arrivé dans la vessie.

Deuxième forme. Muqueuse. — Lorsqu'un ou plusieurs calculs séjournent dans le rein, la douleur moins vive n'est plus qu'une sensation de pesanteur. Toutefois l'acuité de la douleur se réveille sous l'influence d'une secousse du tronc ou d'un effort. Elle se propage souvent jusque au testicule qui est rétracté et à la cuisse. Les mouvements brusques, la toux, le décubitus sur le côté opposé et la chaleur du lit exaspèrent cette douleur. L'urine est *ordinairement* chargée de mucus.

Troisième forme. Pus sans tumeur. — Chaque jour, surtout vers le soir, il y a des frissons irréguliers; le rein est ordinairement le siége d'une tension douloureuse qui se propage dans le membre correspondant; l'urine laisse déposer par le repos un sédiment purulent d'un blanc de lait, ou légèrement verdâtre, principalement composé de pus ou de sels de l'urine. Les douleurs peuvent disparaître, mais les urines laissent toujours déposer du pus à une période plus avancée; il y a des exacerbations avec fièvre, douleurs vives, nausées, vomissements et soif.

Quatrième forme. Pus avec tumeur. — Mêmes symptômes, plus une tumeur souvent bosselelée, fluctuante, dont le poids s'est élevé jusqu'à dix et trente livres, et qui peut déplacer le foie ou la rate selon le côté.

Cinquième forme. Atrophie. — Le rein atrophié s'applique sur le calcul. Les symptômes ne sont point significatifs, seulement si le rein de l'autre côté vient à s'obstruer, le malade meurt en quelques jours.

TRAITEMENT. — Contre l'état aigu l'on prescrit les saignées, les sangsues, les ventouses, les bains prolongés, les cataplasmes narcotiques, les potions opiacées, les lavements antispasmodiques. Les pieds nus sur le pavé, facilitent quelquefois le passage d'un calcul. S'assurer s'il y a une pierre dans la vessie et la briser, et en faciliter l'expulsion en faisant boire à jeun beaucoup d'eau de fontaine, mais surtout de Contrexéville.

Les baumes de copahu, de cubèbe, sont conseillés avec la tisane de bourgeon de sapin contre la sécrétion purulente, mais ils rapprochent les attaques et ne valent pas la tisane de lin.

131. PYÉLITE CANTHARIDIENNE ET BLENNORRHAGIQUE. — Les malades se plaignent des reins: ils urinent quelquefois par gouttes, mais très fréquemment. — La miction s'accompagne de pesanteur au périnée, de douleurs, de spasmes, surtout après les dernières gouttes. L'urine peu colorée est chargée de mucus.

TRAITEMENT. — La tisane de lin, les bains, les cataplasmes. Voir la blennorrhagie.

132. CONGESTION SANGUINE DU REIN. — Une pesanteur légère, fort souvent absente, et la présence, soit de l'albumine, soit de globules sanguins dans les urines, sont les seuls symptômes. Cette maladie complique celles du cœur, ou d'autres inflammations viscérales. A un degré plus élevé, elle s'accompagne de la maladie suivante.

131. APOPLEXIE RÉNALE. — Consiste dans la présence de foyers sanguins dans le tissu de rein. Point de symptômes spéciaux. Elle peut s'accompagner d'hématurie.

132. HÉMATURIE. — La cantharide, l'arsenic, le sublimé, peuvent la produire, non par une lésion directe, mais par l'asthénie (école italienne). Le scorbut, le purpura, la néphrite albumineuse, les secousses violentes, les calculs s'accompagnent parfois d'hématurie. Ces derniers et les fongus de la vessie produisent l'hémorrhagie vésicale. Les courses à cheval sont aussi quelquefois suivies de pissement de sang. Lorsque l'hématurie est très-abondante, l'anxiété, les nausées, la petitesse du pouls, les sueurs froides annoncent le danger. On a observé un cas de fièvre larvée hématurique.

TRAITEMENT. — Les antiphlogistiques et les calmants, ou les toniques et les astringents sont prescrits selon les cas.

Le repos, la diète sévère, l'air froid, les boissons froides avec addition d'eau de Rabel, les applications froides sur le ventre ou les reins, les lavements froids au vinaigre, et même les injections froides dans la vessie.

Les injections vésicales, l'emploi de la sonde à tire-bourre (le mandrin saisit les caillots dans l'œil de la sonde).

133. NÉPHRITE ALBUMINEUSE AIGUE. — La scarlatine chez les enfants, le froid et l'humidité chez l'adulte peuvent la produire.

Au début, on observe un frisson suivi de chaleur, de soif et de fréquence du pouls; les urines sont moins abondantes que les boissons; elles sont rougeâtres, d'un brun foncé, mêlées de sang dans les moments d'exacerbation; elles contiennent de l'albumine, offrent une réaction acide, et, au bout de 24 heures, une odeur de bouillon de bœuf; par le repos, elles déposent des flocons filamenteux, rougeâtres. Leur densité est ordinairement plus grande.

Il y a dans la région lombaire une pesanteur, ou même une douleur, mais qui n'est jamais vive ni propagée au testicule ou au membre inférieur, comme dans la néphrite aiguë simple.

Cette maladie s'accompagne toujours d'anasarque, laquelle débute par les paupières ou par les membres, reste limitée, quitte une région pour en envahir une autre, ou bien gonfle tout le corps. La peau est chaude et sèche, la langue sèche, le pouls fébrile, le sang de la saignée couenneux, et le sérum moins albumineux.

134. NÉPHRITE ALBUMINEUSE CHRONIQUE. — Ordinairement elle ne succède pas à la précédente, mais elle s'établit d'emblée.

L'urine est plus mousseuse que d'habitude. Ce caractère peut être reproduit sur les urines déjà anciennes, en les insufflant au moyen d'un tube. Sa quantité est réduite d'un tiers; sa couleur, un peu rouge au début, est plus tard d'un jaune pâle et louche, son odeur moindre que dans l'état normal; sa densité, qui est augmentée dans la forme aiguë, est diminuée dans celle-ci. L'acide nitrique et la chaleur y démontrent la présence de l'albumine; il est nécessaire, quand on emploie la chaleur, de les rendre acides en y ajoutant de l'acide acétique lorsqu'elles sont alcalines.

Les malades se plaignent aussi quelquefois d'une douleur lombaire sourde, mais souvent la plus forte pression ne parvient pas à la développer. La modification des urines peut être durant plusieurs mois le seul symptôme, puis survient l'infiltration. Elle débute tantôt par les paupières et la face, tantôt par un œdème des malléoles. Le froid humide accélère grandement son extension à tout le tissu cellulaire sous-cutané. Le volume des parties infiltrées n'est pas aussi grand que dans les anasarques dépendant d'une maladie du cœur. Ces dernières disparaissent plus facilement dans la position horizontale et ne sont pas aussi rénitentes. Consécutivement à l'anasarque se forment des épanchements dans le péritoine, le péricarde; la plèvre, et même les ventricules cérébraux.

Les autres symptômes sont la sécheresse de la peau, la dyspnée habituelle, la bronchite, l'œdème pulmonaire. La diarrhée est plus fréquente que les vomissements, mais, si abondante qu'elle soit, ce n'est point au profit de l'hydropisie. Les accidents cérébraux terminent souvent cette maladie.

Traitement. — Saignées répétées. On ne préférera les sangsues qu'après le moyen précédent ou chez les sujets faibles. — Après les émissions sanguines, on a recours aux purgatifs salins ou, si l'anasarque est très-prononcé, aux drastiques. Aux vomissements, à la diarrhée, on oppose les sangsues à l'anus et l'opium.

Les bains de vapeur, les diaphorétiques légers, les diurétiques sont avantageux. Le malade ne se permettra de sortir que si le temps est très-chaud; — diète absolue ou lactée.

Dans la forme chronique, une petite saignée ou quelques sangsues aux lombes ne seront applicables que s'il y a quelques exacerbations et en l'absence de tout signe de cancer ou de phthisie.

On purgera le malade deux fois par semaine, tantôt avec des purgatifs salins, tantôt avec des drastiques auxquels on pourra associer les ferrugineux.

Les succès des diurétiques ne sont pas aussi généralement reconnus. M. Rayer se loue de la décoction de 15 à 45 grammes de racine sèche de raisin sauvage pour un litre; M. Martin Solon vante le vin diurétique amer de la Charité, d'autres la **poudre de Seille. On administre aussi les bains de vapeur sous** les couvertures du malade. — Les toniques, les ferrugineux sont indiqués contre la faiblesse. L'alimentation, en l'absence de signes inflammatoires, doit être substantielle.

135. NÉPHRITE AIGUË SIMPLE. — Immédiatement après le frisson initial ou seulement quelques jours après, se manifeste une douleur aux reins, soit d'un seul côté, soit des deux, mais presque toujours plus vive d'un côté que de l'autre. Cette douleur est profonde, un peu diffuse ou très-limitée ; elle s'étend au testicule qui est soulevé, ou au ligament rond, à l'urètre et à la vessie. Cette dernière est quelquefois plus douloureuse que le rein lui-même. Le colon transverse et le diaphragme sont quelquefois douloureux. La douleur du rein augmente par le décubitus sur le côté malade, ou sur le dos si les deux reins sont pris. La toux, l'éternuement, l'inspiration profonde produisent le même effet.

L'urine est fort diminuée ou même supprimée dans les néphrites doubles : elle est rendue goutte à goutte ; elle est rouge ou d'un brun foncé ; elle est alcaline ou à peine acide. Dans les néphrites traumatiques ou cantharidiennes, elle contient du sang ; l'albumine y est constatable, mais en petite quantité. Le volume du rein est quelquefois très-augmenté.

Le pouls est dur, fréquent ; la langue sale ; il y a des nausées, des vomissements, quelquefois du délire, du coma, des symptômes typhoïdes.

TRAITEMENT. — Une ou plusieurs saignées, même quand le pouls est petit, sangsues ou ventouses aux lombes ; boissons mucilagineuses en petite quantité selon les uns, en abondance selon les autres ; cataplasmes laudanisés sur les reins ; lavements émollients ou même laxatifs ; bains généraux prolongés. On ne saigne qu'avec réserve les néphrites toxiques, mais on ne doit pas balancer dans celles qui suivent l'accouchement. Les vomissements opiniâtres sont combattus par les eaux gazeuses et les frictions laudanisées.

136. NÉPHRITE CHRONIQUE. — Caractérisée par des douleurs tellement obscures qu'il faut pour ainsi dire la dénoncer aux malades, et par l'état alcalin des urines qui sont rouges ou purulentes et fort souvent troubles. La fièvre peut s'y montrer passagèrement. Il y a des alternatives d'acidité et d'alcalinité de l'urine, provenant d'une amélioration que le moindre froid fait disparaitre. Elle est souvent l'origine des calculs.

Traitement. — La flanelle, les cautères, les sétons; l'opium, les lavements camphrés, les bains de siége calment les envies trop fréquentes d'uriner. Si l'état aigu vient à se montrer, les ventouses, les bains, les cataplasmes.

137. ABCÈS DES REINS. — Ils proviennent d'une inflammation limitée au tissu rénal ou commune à ce tissu et au cellulaire qui l'entoure.

La douleur locale, la fièvre, la percussion et la palpation sont les seuls moyens de diagnostic jusqu'à ce que le pus paraisse en dehors de la masse sacro-lombaire. Si le calice lui-même est malade, le pus se mêlera aux urines.

138. DIABÈTE. — On distingue le diabète sucré, le diabète avec excès d'urée, et le diabète avec matières grasses, ou laiteux.

Le malade éprouve aux lombes, vers l'abdomen et la vessie, des alternatives de chaud et de froid. La salive est spumeuse, épaisse, l'estomac pesant; déjà se manifestent les trois symptômes caractéristiques : la soif, la faim et l'abondance des urines qui sont pâles et sans odeur. La soif, remarquable au début, devient impérieuse, puis inextinguible. La faim, exagérée d'abord, devient dévorante.

La quantité des urines varie de 10 à 15 litres. On cite des cas bien plus extraordinaires. Elles finissent par devenir supérieures aux aliments et aux boissons. Dès lors, l'amaigrissement devient du marasme; la densité des urines est augmentée, leur saveur sucrée.

La peau, dès le début, est sèche; plus tard elle devient terreuse; les cheveux, les poils tombent; les dents s'ébranlent et disparaissent. La gorge est chaude, sèche et lisse. La quantité considérable d'aliments avalée est digérée mais avec peine. Le pouls, lent et faible au début, devient fréquent et dur à une époque avancée. Dans les premières périodes, il y avait des vertiges, la vue et l'ouïe étaient affaiblies, à la fin le coma et les convulsions délivrent le malade désespéré.

Dans le diabète avec excès d'urée, il y a des douleurs aux lombes, des besoins continuels d'uriner, une ardeur et une cuisson au canal de l'urètre.

Traitement. — Les sangsues elles-mêmes ne sont plus employées qu'avec réserve; on prescrit les astringents. L'opium diminue les accidents à coup sûr; on en donne jusqu'à un et deux grammes par vingt-quatre heures, en ayant soin de tenir le ventre libre par des purgatifs, ou de préférence des laxatifs que l'on répète si le malade n'est pas trop faible; régime animal avec addition d'oseille, d'épinards, de chicorée, de cresson; point de fécule; du bon vin, l'exercice.

139. HYDRONÉPHROSE. — Les malades ont des douleurs de rein ou dans les régions qui lui correspondent. L'inspection fait reconnaître une tumeur rénale, indolente, qui paraît bosselée comme l'intestin et que la percussion et la palpation limitent assez bien. L'urine excrétée est saine, mais non pas celle de la tumeur. La tumeur, par accumulation de pus ou de sang, est ordinairement douloureuse et communique à l'urine des caractères distinctifs (pyélite).

139. NÉPHRALGIE. — On pourrait peut être contester les cas que l'on a observés, mais la possibilité de la maladie n'est pas contestable.

140. CANCER DU REIN. — Une douleur profonde et persistante aux reins, mais ne rétractant point le testicule; une tumeur bosselée; du sang pur ou en caillot, de la bavure de chair dans les urines, et les caractères de la cachexie cancéreuse peuvent permettre d'affirmer.

140 bis. KISTES HYDATIQUES.—S'ils obstruent l'uretère, ils forment une tumeur rénale sans caractère spécial.

141. MALADIES DES URETÈRES. — Un calcul engagé dans leur calibre peut produire la dilatation de la partie supérieure de ce canal. Un rétrécissement de l'urètre produit la ditatation de l'uretère entier.

Une atrophie rénale complète produit le rétrécissement ou même l'obturation du canal.

Un calcul engagé dans l'uretère et le bouchant d'une manière complète diminuera la quantité des urines, ou même les supprimera si les deux uretères sont bouchés. Si les aspérités du calcul enflamment l'uretère, une douleur se fixera en ce point et s'étendra au reste des voies urinaires, à la cuisse correspondante; le testicule se rétractera; des spasmes, des convulsions, la dysurie, la strangurie, la suppuration de l'organe et du voisinage pourront en résulter.

TRAITEMENT. — Voir celui de la pyélite calculeuse.

142. RÉTENTION D'URINE. — Elle peut avoir lieu dans le rein ou dans l'uretère par obstruction calculeuse. Dans la vessie, les calculs, les polypes, les fongus, la prostate hypertrophiée, des caillots et les divers rétrécissements de l'urètre peuvent la produire.

Elle occasionne les symptômes suivants : pesanteur au périnée, douleurs hypogastriques. Ténesme, hémorrhoïdes. Les douleurs se communiquent a l'extrémité extérieure du canal de l'urètre et vers les reins. La toux, les mouvements l'augmentent ; le malade s'infléchit ; des besoins douloureux d'urine le tourmentent ; des vomissements, des sueurs urineuses, le coma, le délire, les convulsions apparaissent. On trouve à l'hypogastre une tumeur sphérique, rénitente, douloureuse formée par la vessie.

TRAITEMENT. — Vider la vessie, traiter les diverses maladies qui produisent la rétention.

143. INCONTINENCE D'URINE. — On en connaît deux espèces : la première est symptomatique d'une maladie des voies urinaires. Elle complique et masque parfois la rétention d'urine par paralysie de la vessie. Les malades alors ne pissent que par regorgement,

La seconde espèce est idiopathique. Celle-ci peut être seulement nocturne ou bien à la fois nocturne et diurne. Dans le premier cas, elle tient généralement à un état d'éréthisme et de surexcitation des muscles de la vessie; dans la forme diurne, c'est au contraire une atonie de ces muscles qui la produit. Il n'est pas rare de voir l'incontinence nocturne se compliquer de pertes séminales involontaires.

Si l'incontinence est nocturne, les enfants (ce sont eux qu'elle atteint le plus souvent) pissent au lit, quelque précaution que l'on prenne. Si elle est diurne, ils échappent l'urine dans leurs vêtements.

TRAITEMENT. — La forme nocturne est avantageusement combattue par des onctions de pommade belladonée sur le ventre et une prise de un ou deux ou, plus tard, trois centigrammes de poudre de belladone par jour. Dans un cas où le prépuce était fort long la belladone échoua et l'opération du phimosis réussit. On conseille aussi le cubèbe, le mastic en larmes; 32 grammes pour 64 bols ou 128 pilules à prendre en quatre ou huit jours selon l'âge.

Dans la forme diurne on prescrit l'extrait de noix vomique, le sulfate de strychnine, le cubèbe.

144. GRAVELLE. — *Dans les reins, les calices et le bassinet.* — Caractérisée par des envies fréquentes d'uriner, la rétraction du testicule, les crampes dans les membres inférieurs, des nausées, des vomissements, l'impossibilité de garder longtemps la même position ; la diminution, la suppression ou même la présence du sang dans les urines dans lesquelles on trouve aussi un sédiment rougeâtre, ou du sable ou de petits graviers. La pression vers l'abdomen ou les reins augmente quelquefois les douleurs.

Gravelle dans le canal de l'urètre. — Des douleurs plus ou moins vives dans un point du canal, une difficulté parfois très-grande pour uriner, les données fournies par la sonde, la présence d'un peu de sang dans les urines, la pression du canal dans les points où il peut être comprimé décèlent la gravelle.

TRAITEMENT. — Les divers rétrécissements de l'urètre, une paresse de la vessie pouvant être les causes de la gravelle, il faut les combattre. Quant aux phénomènes de la gravelle, ils réclament, selon l'espèce, les sangsues et les ventouses aux reins ; les cataplasmes, les bains, les boissons diurétiques abondantes, les eaux de Vichy, Contrexéville, Carlsbad, Bussang, Pougues et enfin les purgatifs à doses fractionnées.

Si la gravelle est formée d'acide urique, aux purgatifs donnés tous les huit jours, aux sangsues, M. Civiale ajoute les frictions, les bains, les douches sulfureuses et des sudorifiques internes. La térébenthine a des inconvénients ; elle a cependant réussi sans que les conditions qui réclameraient son emploi soient bien appréciables. Les eaux indiquées ci-dessus peuvent rendre des services après l'insuccès des moyens précédents. Le régime des graveleux doit être doux.

Aux coliques néphrétiques ainsi qu'à la variété dite gravelle grise ou phosphatique, M. Civiale oppose, outre les moyens précédents, des injections dans la vessie, tièdes d'abord puis froides ; ses malades restent quelquefois cinq heures dans un bain.

145. CALCULS DE LA VESSIE. — Ils produisent des douleurs, la difficulté ou l'impossibilité d'uriner et des troubles dans l'urine.

La douleur est d'autant plus vive que le calcul est plus près du col ; elle se manifeste surtout à l'extrémité du gland. Les tractions, l'allongement du canal la diminuent, l'expulsion des urines l'augmente ainsi que les mouvements brusques, les cahots, la défécation. Cette douleur si vive, n'est d'autres fois qu'une pesanteur dans le bassin, les reins, le rectum, un prurit de la verge. Lorsqu'elle est vive, le testicule remonte vers l'anneau.

Tantôt l'urine part bien et s'arrête au milieu du jet; tantôt elle est complétement retenue, d'autres fois, si le calcul est gros, il y a incontinence d'urine. Fort souvent, pour pouvoir la chasser, les malades sont obligés de prendre des positions bizarres.

Les urines sont généralement troubles, fétides, contiennent des mucosités épaisses, quelquefois mélangées de sang.

La sonde complète le diagnostic.

TRAITEMENT. — Les eaux de Vichy prises en boissons, en bains et en injections, dit M. Ségalas, peuvent attaquer les calculs de la vessie, mais pour peu qu'ils soient gros, la lithotritie et, s'il y a indication, la taille sont les meilleurs moyens. Elles n'attaquent d'ailleurs que les calculs d'acide urique ou d'urates ou de phosphate et non les oxalates ou de silice ou d'oxyde cystique. L'électricité paraît avoir des chances pour l'avenir, la question est encore obscure. Régime des autres calculs (rénaux, etc). L'opération de la taille voit succomber plus de malades que la lithotritie, mais aussi quelle différence de gravité dans les cas auxquels s'adresse l'une ou l'autre méthode.

Si le calcul n'est pas plus gros qu'une grosse noix, s'il n'y a pas de contre-indications particulières, la lithotritie doit être préférée. Chez les enfants la taille seule est possible; chez les vieillards la lithotritie est en première ligne; l'engorgement de la prostate, s'il est très-considérable, une cystite chronique prononcée, peuvent la faire rejeter.

146. CYSTITE AIGUE. — L'absorption des cantharides, les contusions accidentelles ou non, la répercussion des dartres peuvent la produire.

Elle peut s'accompagner de douleurs dans divers points de l'abdomen, mais celle de l'hypogastre, s'étendant à l'urètre, au rectum, au périnée, aux cuisses et que la pression la plus légère augmente; des besoins d'uriner fréquents, suivis de l'issue de l'urine gouttes par gouttes, ou même de rétention complète; dans ce dernier cas, la présence à l'hypogastre d'une tumeur globuleuse, formée par la vessie distendue; la fièvre, la soif, la céphalalgie caractérisent suffisamment la cystite. Elle peut s'accompagner de délire, de convulsions, de nausées, de vomituritions et, si la terminaison par suppuration ou gangrène a lieu, de prostration, de petitesse du pouls, de sécheresse de la langue.

TRAITEMENT. — Nombreuses sangsues à l'hypogastre ; bains tièdes longtemps prolongés et rendus mucilagineux. Lavements donnés avec précaution, — point de sudorifiques. — Diète ou régime sévère, repos absolu. S'il y a rétention, on passera la sonde ; on la laisse à demeure ou on la retire, suivant les difficultés de l'introduction.

147. CYSTITE MUQUEUSE OU CATARRHALE. — Elle peut succéder à la forme précédente : on le reconnaît aux frissons irréguliers, à l'atténuation de la fièvre dans laquelle apparaissent des exacerbations.

La défécation provoque des douleurs à l'hypogastre ; le malade est réveillé par des besoins d'uriner, il rend quelques gouttes d'urine ou un flocon de glaire et il est soulagé. Parfois cette expulsion de glaire rend normal le jet de l'urine, d'autres fois survient une rétention rebelle. L'urine est tantôt lactescente, tantôt fauve ou orangée, parfois elle contient du sang ; refroidie, elle a une odeur d'alcali volatil, plus tard elle offre une réaction acide. — Le refroidissement la sépare en deux parties, celle qui est au fond est un mucus épais, filant, glutineux, souvent semblable à du blanc d'œuf.

Le dépôt qu'accompagne l'ulcération des reins n'est point glaireux comme ici, il se mêle parfaitement à l'urine par l'agitation, ce qui n'a pas lieu dans le catarrhe vésical.

Le besoin d'uriner est plus fréquent chez les calculeux. — Les douleurs et les besoins de la cystite muqueuse ou catarrhale ont lieu surtout pendant la nuit. C'est l'opposé quand il y a des calculs. — Le dépérissement des catarrheux est plus rapide que celui des calculeux. La vessie est sensible à la sonde dans le catarrhe.

TRAITEMENT. — Si le catarrhe a la forme aiguë, c'est celui de la cystite aiguë, — dans la forme chronique non compliquée de calcul, on recommande l'habitation et les vêtements chauds et secs, la laine sur la peau. — Le malade ne laissera point séjourner l'urine dans la vessie ; avant de l'évacuer naturellement ou par la sonde, il fera quelques pas autour de la chambre. Les sondes, si on les emploie, seront de gros volume.

Le cachou, le quinquina, la gomme kino, ont été administrés en lavements, en potion et en pilules. — La thérébentine, en pilules ou en sirop ou en suspension dans les boissons, est d'un usage plus général ; on la conseille aussi en frictions locales. — Baumes de la Mecque, de copahu. — Les injections d'eau d'orges, puis celles de Barège coupées avec la précédente. — L'eau blanche a été injectée une fois par Chopart, le vieillard survécut deux ans. — Injections de nitrate d'argent, un grain pour quatre onces d'eau. Les liquides injectés doivent toujours pénétrer, pour ainsi dire, goutte à goutte.

Les bains sulfureux, l'usage des eaux de Contrexéville, d'Enghien, etc.; les vésicatoires hypogastriques, le séton, ont été fréquemment employés par M. Roux et d'autres.

Si quelques symptômes d'acuité paraissent, les sangsues hypogastriques, jamais à l'anus, pas plus que dans la cytiste aiguë, à moins qu'il n'y eût une tumeur hémorrhoïdale.

148. PARALYSIE DE LA VESSIE. — Il ne s'agit ici que de la paralysie essentielle. — Au début, le besoin d'uriner n'est pas immédiatement suivi de la sortie de l'urine.

La vessie ne se contracte que lorsqu'elle est bien pleine, le malade n'éprouve donc le besoin d'uriner que tard, et il s'aperçoit qu'il est obligé d'aider la vessie par des efforts; il contracte le ventre et pousse; le jet de l'urine, malgré tous ces efforts, n'est pas puissant et tombe entre les jambes du malade; du reste, à moins de complication, le jet est aussi gros qu'à l'état normal. En cessant d'uriner, les malades ne sentent plus le dernier coup de piston de la jeunesse; il reste dans le canal de l'urine qui souille les vêtements. Les boissons spiritueuses occasionnent facilement des rétentions d'urine. Quelquefois cette maladie disparaît pour longtemps. D'autres fois la vessie pleine forme tumeur à l'hypogastre, elle ne se vide que par regorgement et reste toujours pleine à l'insu des malades.

TRAITEMENT. — On traite l'engorgement de la prostate, s'il existe : on recommande de ne pas résister au premier besoin d'uriner; on vide la vessie par intervalles rapprochés ou, selon les cas, on laisse une sonde à demeure. — On applique des réfrigérants à l'hypogastre ou autour du bassin, on fait même des injections froides : extrait de noix vomique.

149. HERNIE DE LA VESSIE. — La cystocèle a été observée à l'anneau inguinal surtout, plus rarement à l'anneau crural et dans le vagin.

Elle forme une tumeur molle, fluctuante, plus grosse quand le malade n'a pas uriné depuis longtemps, et dont la réduction s'accompagne d'un besoin pressant d'uriner et de douleur dans la miction.

TRAITEMENT. — La réduction et un bandage ou un pessaire, selon les cas.

150. VARICES, POLYPES, FONGUS. — Des difficultés pour uriner ou même la rétention d'urine, l'hématurie peuvent les faire soupçonner. La sonde pourrait fournir quelques lumières.

151. ABCÈS DE LA VESSIE. — Après une inflammation de la vessie, si du pus sort par l'urètre non par un suintement permanent (abcès de la prostate), mais seulement dans la miction, on peut soupçonner un abcès de la vessie.

152. ULCÈRES DE LA VESSIE. — La dysurie : des douleurs à l'hypogastre augmentant par la pression ; le caractère des urines qui sont opaques, fétides et déposent un sédiment peu abondant, grisâtre, peu visqueux, et qui, battu dans l'eau chaude, forme des flocons ; l'absence de la sensation que produirait avec une sonde exploratrice une tumeur molle ; la douleur vive en un point, nulle ou bien plus légère ailleurs ; le dépérissement et la diarrhée sont des symptômes qui, réunis, permettront quelquefois d'affirmer.

153. FISTULES DE LA VESSIE. — On les rencontre dans les régions ombilicale, hypogastrique, périnéale ; elles ont quelquefois lieu dans le colon, dans le rectum, dans le vagin.

Si dans l'une de ces régions l'on rencontre soit au centre d'une fongosité rougeâtre formant cul de poule, soit à la peau ou à la muqueuse un pertuis, peu ou point enflammé, de l'orifice duquel suinte par gouttes un liquide dont l'odeur, l'aspect et la saveur soient urineux, à travers lequel un stylet puisse arriver plus profondément, et qui laisse passer un liquide coloré injecté dans la vessie, le diagnostic sera irréprochable. Il faut cependant que le suintement soit incessant et permanent, car s'il n'avait lieu qu'a la suite de la miction la fistule appartiendrait à l'urètre ; elle pourrait, même dans ce cas, appartenir à la vessie, mais serait alors placée soit en arrière des conduits afférents de l'urine, soit en un point où l'urine ne pourrait arriver que d'une manière intermittente.

TRAITEMENT. — S'il y a un obstacle au cours naturel des urines, il faut d'abord y remédier ; on emploiera contre la fistule la cautérisation aidée de la compression. — Quant aux fistules vésico-vaginales, elles réclament une opération : la méthode par la cautérisation et la compression au moyen d'un tampon réussit quelquefois dans les fistules qui ne sont pas situées au bas fond, mais près du col. — Si toutes les méthodes avaient échoué dans une fistule du bas-fond, elle pourrait procurer quelque soulagement.

154. RÉTRÉCISSEMENT DE L'URÈTRE. — On en distingue trois sortes, le spasmodique, l'inflammatoire et l'organique.

La première espèce se reconnaît à des mictions alternativement faciles, difficiles, impossibles.

Dans la seconde la miction est difficile d'une manière permanente, ou impossible : « Une douleur vive se fait sentir au col de la vessie ou dans l'urètre; l'introduction la plus ménagée de la sonde provoque une sensation insupportable de brûlure, et parfois des spasmes et des convulsions. Si l'on persiste, du sang artériel s'échappe en abondance par l'urètre, le pouls est fréquent, la peau chaude. » (Lallemand et Bégin).

La troisième espèce a lieu, soit par des brides latérales ou circulaires, soit par le gonflement chronique de la muqueuse, gonflement qui acquiert parfois la consistance calleuse ou fibreuse, selon que le tissu sous-muqueux participe à l'engorgement, ou qu'il est sain.

Leur siége est, soit à l'orifice, soit de un à trois pouces et demi dans l'intérieur, ou, enfin, à cinq pouces de profondeur.

Tous ces rétrécissements produisent des besoins d'uriner plus fréquents; après la miction, il reste encore de l'urine dans l'urètre; le jet de l'urine est affaibli, bifurqué, contourné. Les efforts nécessaires pour la miction augmentent de plus en plus, le jet finit par se réduire à un simple filet, puis à des gouttes successives auxquelles la rétention finit par mettre un terme.

L'exploration des rétrécissements se fait avec les sondes graduées, la sonde bougie et le conducteur de Ducamp, ou avec les bougies molles de Civiale.

TRAITEMENT. — 1° Dilatation simple au moyen A de bougies dont on ramollit seulement l'extrémité pour prévenir les lésions de l'urètre, B de sondes. Celles-ci sont employées après les bougies ou de prime abord. 2o Dilatation forcée de Mayor (méthode proscrite). 3° Cautérisation par les procédés Ducamp, Heurteloup, Amussat. 4° Incisions, scarification (peu d'approbateurs). 5o Injections forcées. 6° Cathéterisme forcé. 7° Boutonnière. 8° Ponctions.

155. CALCULS DE L'URÈTRE. — Dans la portion prostatique, ils produisent la rétention complète, incomplète, ou l'incontinence, selon leur volume et la forme, lisse ou inégale de leur surface, une douleur profonde au périnée, une pesanteur au rectum, une cuisson vive et permanente dans tout le canal, mais particulièrement au bout de la verge; ces signes unis à ceux que fournissent le toucher rectal et la sonde, permettent d'affirmer. En se servant de la sonde, il faut, autant que possible, ne pas repousser la pierre dans la vessie.

Dans la portion membraneuse, c'est-à-dire sous l'arcade du pubis, la douleur locale, la difficulté pour uriner, les données du toucher rectal et de la sonde éclairent suffisamment. Les deux derniers moyens combinés font reconnaître si le calcul a perforé la muqueuse; dans ce cas une fistule urinaire de l'urètre est imminente.

Dans la portion spongieuse, les calculs se reconnaissent à la douleur, à la tumeur, au palper, à la sonde.

TRAITEMENT. — Le calcul siégeant à la région prostatique, s'il y a rétention, on introduit jusqu'à lui un cathéter cannelé, sur lequel on incise jusques au calcul, le doigt introduit dans le rectum fait alors saillir le calcul dans l'incision que l'on agrandit alors sur le calcul lui-même, en ne laissant aucune bride, et l'on termine avec les tenettes ou une curette.

L'opération est peu différente de la précédente, mais moins difficultueuse quand le calcul est dans la région membraneuse.

Dans la portion spongieuse, on se sert, soit de la dilatation par les injections huileuses, soit de l'insufflation du canal, soit de la corde à boyau, soit d'une anse de fil métallique, soit de la pince quadrifide d'Amussat, soit mieux encore, du crochet brisé de Leroy d'Etioles, soit de l'incision.

Dans l'urètre des femmes, le doigt introduit dans le vagin ou le rectum, selon les cas, indique si le calcul fait saillie dans la vessie; dans ce cas, on l'y repousse; dans le cas contraire, on dilate l'urètre et on saisit, avec une tenette, le doigt du rectum résistant au calcul; s'il était trop volumineux, il faudrait inciser l'urètre sur la rainure d'une sonde cannelée.

CARNOSITÉS, VÉGÉTATIONS, POLYPES. La sonde et les difficultés pour uriner.

156. ABCÈS URINEUX, INFILTRATION URINAIRE. — L'infiltration urineuse, lorsqu'elle n'est pas encore abcédée et ouverte, est caractérisée par « une tumeur circonscrite indolente, immobile sur ses côtés, sans changement de couleur aux téguments qui, parfois, paraissent calleux » (Boyer); la tumeur est flasque en temps ordinaire, elle est plus saillante, tendue, rénitente quand le malade urine ; la pression de la main facilite l'expulsion de l'urine et soulage ; si elle est continuée après la miction, le volume diminue et l'urine sort par l'orifice de l'urètre. Cette infiltration est ordinairement limitée au périnée, elle peut envahir les bourses, les fesses, la partie interne des cuisses, les parois de l'abdomen.

Le séjour de l'urine dans les tissus les enflamme, la peau s'altère et la tumeur s'ouvre en un ou plusieurs points, tantôt par simple inflammation, tantôt par gangrène ordinairement limitée de la peau. D'autres fois, au milieu d'un ulcère effrayant par son étendue, flottent les testicules nus et pendus à leurs cordons.

TRAITEMENT. — Traiter le rétrécissement de l'urètre s'il existe ; laisser une sonde à demeure, même après la disparition de la tumeur, comprimer la tumeur après chaque miction ; si, malgré ce traitement, la tumeur ne disparaît point, et s'il se manifeste des symptômes inflammatoires, il faut ouvrir avec le bistouri ; on traitera plus tard la fistule qui résultera de l'incision. Cette incision sera d'une longueur proportionnée à la tumeur, elle devra pénétrer profondément dans le foyer ; chaque tumeur sera ainsi ouverte, et une tumeur unique, mais vaste, pourra en exiger un grand nombre. On les remplira mollement de charpie, et par dessus l'on appliquera des compresses d'eau végéto-minérale animée, soit avec l'eau-de-vie, soit avec la décoction de quinquina. Quant à l'ulcère dont nous avons parlé, des cataplasmes émollients, puis des gâteaux de charpie enduits d'un digestif animé, et plus tard la charpie sèche, etc., termineront le traitement.

157. **FISTULES URINAIRES URÉTRALES.** — Le plus souvent elles sont la conséquence de la maladie précédente. Le pertuis fistuleux est ordinairement unique dans l'intérieur du canal, mais à l'extérieur, plusieurs orifices peuvent exister. Ils ne fournissent de l'urine que pendant la miction ou immédiatement après quand la tumeur par infiltration, si elle existe encore, a été bien vidée. « L'ouverture présente ordinairement une fongosité rougeâtre, forme une espèce de cul de poule » (Boyer). Des callosités, une corde assez dure les unit au canal de l'urètre. L'injection faite par le canal, sort par l'orifice. Celui-ci a été observé au périnée, dans les bourses, le long de la verge, au pli des aines, sur les fesses, au devant des cuisses, au sacrum, à la partie inférieure du rectum et du vagin.

TRAITEMENT. — Si la fistule est avec perte de substance considérable, il est rare qu'il ne faille pas recourir à l'urétroraphie ou à l'urétroplastie. — Si le trajet de la fistule est recouvert d'une peau très-amincie, altérée et décollée, il faut l'exciser ou pour le moins la diviser dans toute l'étendue décollée; si des corps étrangers ou des calculs existent dans le voisinage, il faut les extraire.

Des cataplasmes, des onctions d'onguent mercuriel détruisent les callosités, sinon on agrandit la fistule; on recherche et on détruit les sinus et le foyer de suppuration qui entretient la fistule. Si les callosités sont nombreuses et l'engorgement du canal tel que la verge soit peu ou point perméable à l'urine ou aux bougies les plus fines, et si néanmoins l'infirmité est passablement supportée par le malade, il faut l'abandonner à la nature; si elle s'accompagne de fièvre, d'insomnie, d'amaigrissement, de dangers en un mot, il faut inciser profondément et au long le périnée sur le trajet des fistules, emporter une partie des callosités, remplir ensuite de charpie mollette, couvrir d'un cataplasme émollient. — Lorsqu'on renouvelle le pansement, on examine, le malade faisant des efforts pour chasser l'urine, l'ouverture qui en fournit le plus, et l'on y passe une bougie qui arrive dans un pansement consécutif jusqu'à la vessie. La bougie est alors remplacée par une sonde. A cette période on traite le rétrécissement de la portion spongieuse. Si, au contraire, il n'y a point d'amélioration dans la miction, on remplace la bougie par une sonde cannelée, on incise sur elle jusqu'au col de la vessie inclusivement, et dans cette ouverture on place une canule. On trouve dans les auteurs des exemples de guérison par ce procédé.

Pour les fistules simples, on place à demeure une sonde et l'on cautérise l'orifice.

158. **PROSTATE.** — Glande située sous l'arcade pubienne, entre le rectum et l'urètre qu'elle enchâsse. Elle a de longeur 24 millim., de largeur à sa base, vers la vessie, 35 millim., et d'épaisseur 28 millim. Chez les vieillards elle s'engorge, s'hypertrophie, et par cette augmentation de volume gêne ou rend impossible le passage des urines.

TRAITEMENT. — Sondes plus ou moins grosses à demeure ou non, selon les cas.

159. **TUMEURS.** — Leur volume est tantôt celui d'une noisette,

tantôt celui du poing. Elles produisent l'incontinence ou la rétention d'urine, quelquefois des douleurs fugaces au pubis. — La sonde peut être déviée dans son passage, mais elle pénètre librement, ce qu'elle ne fait pas dans les rétrécissements.

Calculs. — Il en est de gros comme des noisettes. — Voir *Calculs de la vessie,* du *Canal de l'urètre.*

160. UTÉRUS. — *Métrite du col.* — Le volume, la chaleur et la sensibilité du col sont augmentés; sa couleur est plus ou moins rouge. Il y a de la pesanteur dans le bassin, fort souvent de la constipation, il n'y a souvent pas de fièvre.

161. MÉTRITE DU CORPS ET DU COL. — Après un frisson la peau devient très-chaude et une douleur aiguë, avec des exacerbations, se manifeste à l'hypogastre. Cette douleur est continue, la pression, la toux, l'inspiration profonde l'exaspèrent; elle se propage dans tout le ventre, mais on la retrouve toujours plus vive à l'hypogastre. Elle s'accompagne de pesanteur et de chaleur dans le bassin. Si le péritoine participe à l'inflammation, la douleur est plus superficielle, plus vive; la pression pour l'exaspérer n'a pas besoin d'être aussi profonde. Le col utérin est plus chaud, plus dur, ou, au contraire, ramolli; le calorique vaginal est aussi plus grand. — Les lombes, les aînes, les cuisses, les fesses, sont le siége de douleurs vives. — Les malades sont constipés, l'émission des urines est douloureuse, il y a parfois du ténesme. — La fièvre, la céphalalgie frontale, les vomissements, des tendances à la syncope ou à un délire obscur complètent l'énumération des symptômes les plus saillants.

TRAITEMENT. — Saignée générale, sangsues ou ventouses; fomentations et cataplasmes émollients; injections mucilagineuses; lavements huileux ou même un laxatif contre la constipation. Les bains sont très-utiles quand les malades peuvent les prendre sans déplacement douloureux; diète sévère.

162. MÉTRITE CHRONIQUE. — *Engorgement.* — Les malades éprouvent des douleurs profondes et obscures dans le bassin et souvent dans les glandes mammaires. La station, la marche les augmentent. Des pertes de diverse nature, parfois rouges, sont à peu près constantes. La face devient jaune paille, mais elle peut aussi ne pas éprouver de changement.

La consistance de l'utérus est augmentée ou diminuée; sa mobilité est moindre, sa pesanteur plus grande; il est douloureux au toucher. La mobilité et la pesanteur peuvent être normales, si le col seul est le siége de l'inflammation. Si, au contraire, le col est sain et le corps malade, la douleur pourra ne pas exister et la consistance sera naturelle.

TRAITEMENT. — On combine les petites saignées dérivatives avec les bains, les calmants, les toniques. C'est une médication fort complexe qui ne peut trouver place ici.

163. MÉTRITE PUERPÉRALE. — A la suite d'un accouchement récent, un frisson prolongé suivi quelquefois de défaillance, la céphalalgie, les vomissements, la fréquence du pouls et la chaleur de la peau la font prévoir,

Le ventre se ballonne et devient douloureux; les douleurs s'exaspèrent par moment sous l'influence de contractions utérines. On trouve à l'hypogastre une tumeur globuleuse et douloureuse formée par l'utérus. Le col est plus chaud, plus mou, l'utérus plus lourd. Les lochies sont quelquefois sanguines, quelquefois plus abondantes, d'autres fois supprimées. La sécrétion lactée ne s'établit pas ou disparaît. Les malades restent couchées sur le dos, les membres inférieurs fléchis sur le bassin. La face est jaunâtre, la bouche amère, la langue d'un blanc jaunâtre.

Quand le péritoine ne participe pas à l'inflammation de l'utérus, qu'il n'y a point de météorisme, de délire, de hoquet, de refroidissement des extrémités, de petitesse du pouls, ni de défaillance, le pronostic perd beaucoup de sa gravité.

TRAITEMENT. — Si la métrite est franchement inflammatoire, les saignées sont indispensables, on leur associe les injections vaginales émollientes. Les laxatifs tels que l'huile de Palma Christi, et parfois d'une manière très-avantageuse l'ipéca à la dose de un gramme en deux prises à une heure d'intervalle. On fait quelquefois suivre l'ipéca d'une potion kermétisée en deux grammes de kermès pour 90 grammes de potion huileuse. Dans la forme typhoïde et même dans la forme inflammatoire, les frictions mercurielles sont très-usitées à haute dose; si l'adynamie est très-prononcée, on donne quelques toniques. Les exutoires conviennent pour favoriser la résolution des engorgements.

164. ROUGEURS DE L'UTÉRUS. — Le segment postérieur de l'orifice utérin est à peu près universellement rouge chez les femmes affligées de pertes abondantes.

D'autres fois le col, dans sa totalité ou partiellement, est d'un rouge brun analogue à la rougeur des dartres. Cette rougeur fait une légère saillie bien circonscrite au-dessus des tissus sains. Le vagin lui-même conserve sa couleur naturelle. Ces taches s'accompagnent d'engorgement ordinairement simple, rarement induré. Elles sont molles, tomenteuses, facilement saignantes au toucher.

TRAITEMENT. — Bains généraux, lavements et injections émollientes; narcotiques s'il y a des douleurs; saignées révulsives de 60 à 90 grammes.

Si elles passent à l'état chronique, cautérisation avec le nitrate d'argent ou le nitrate acide de mercure.

Excoriations. — Elle succèdent soit à un semis de vésicules miliaires, soit à des vésicules plus grosses ressemblant à des aphthes. On les traite par la cautérisation.

165. ULCÉRATIONS. — Sont plus fréquentes sur le segment postérieur; tantôt elles sont tellement superficielles qu'on a peine à les distinguer, tantôt elles sont légèrement excavées; quelquefois, la muqueuse épaissie leur donne une apparence de profondeur qu'elles n'ont pas. Parfois elles sont bourgeonnantes et d'aspect trompeusement fongueux. Quand elles sont de nature tuberculeuse, la surface du col est ordinairement bosselée.

TRAITEMENT. — Traitement de l'engorgement avant ou pendant les cautérisations. Celles-ci seront légères, renouvelées tous les huit ou dix jours. Une lotion à l'eau froide sera faite après.

166. INTROVERSION UTÉRINE. — Si le fond de l'utérus fait dans la cavité de l'organe une saillie simple, la maladie est à l'état de dépression; s'il descend au niveau de l'orifice c'est le second degré de la maladie, si enfin le fond de l'utérus fait hernie par l'orifice et dépasse la vulve, l'introversion est à son degré le plus élevé On observe une tumeur mollasse, rouge-brun, humide, d'autres fois plus pâle et desséchée. A l'extrémité supérieure on trouve autour du pédicule un anneau circulaire. Cette tumeur contient quelquefois des anses intestinales qui ont suivi son mouvement de descente; dans ce cas, son volume varie. Lorsque la maladie n'est qu'au second degré, l'anneau laisse pénétrer le doigt dans sa cavité et celui-ci ne rencontre qu'un cul de sac circulaire autour de la tumeur. Ce cul de sac n'existerait que d'un côté si la tumeur était un polype, toutefois la confusion en certains cas est possible.

A l'état de dépression, le diagnostic est impossible.

Le toucher rectal ne trouve pas le corps de l'utérus dans le second et surtout dans la troisième degré.

Il y a des douleurs d'entrailles, des nausées, des vomissements, et, dans les deux derniers degrés, des hémorrhagies.

TRAITEMENT. — La réduction. Il faut bien se garder de la faire avec une certaine violence. Il vaut mieux ajourner s'il le faut les tentatives et, en attendant, s'il y a lieu, prescrire les bains, les cataplasmes émollients. Si la réduction a lieu après l'accouchement, il faut la maintenir avec la main jusqu'à ce que celle-ci soit chassée par les contractions.

166 *bis*. RÉTROVERSION. — Le corps de l'utérus est renversé en arrière. Les malades éprouvent des pesanteurs au fondement, des tiraillements aux aines, aux lombes, aux cuisses. Il y a des troubles dans la miction qui peuvent être portés jusqu'à la rétention, et d'autre part la constipation est quelquefois opiniâtre.

Le toucher reconnaît un raccourcissement du vagin en arrière tandis qu'en avant il se prolonge hors de la portée du doigt. Si l'utérus est doublé comme une cornue, l'orifice pourra être très-accessible, sinon on le trouvera derrière le pubis. La rétroversion s'accompagne quelquefois de gonflement de la vulve. Elle se rencontre plus souvent dans l'état de grossesse.

TRAITEMENT. — La réduction. Elle doit être précédée de l'évacuation des urines. Il faut relever la commissure supérieure de la vulve pour mettre le canal en évidence et en même temps abaisser le col utérin pour passer la sonde. Les bains préalables, la belladone et la saignée faciliteront la réduction. La réduction se fait en abaissant le col d'une main, tandis que l'autre, introduite partiellement ou entière dans le rectum, relève le corps.

167. ANTÉVERSION. — Cette maladie se rencontre dans l'état de vacuité, il est douteux qu'on l'ait observée pendant la grossesse.

Certaines malades éprouvent dans la vessie une sensation douloureuse continuelle qui donne l'idée d'un calcul. Cette sensation diminue quand les malades sont au lit, la maladie peut même exister à l'état parfaitement latent. Le calibre du vagin est en partie obstrué par la tumeur. L'orifice est dans la concavité du sacrum, il est ordinairement abaissé, d'autres fois on a de la peine à l'atteindre. Quand la matrice est réduite, on constate souvent un engorgement de sa paroi antérieure et des ligaments ronds.

TRAITEMENT. — Réduire et placer un pessaire bien adapté.

168. CHUTE OU PROLAPSUS. — Cette maladie dans son premier degré s'appelle abaissement; le vagin est simplement raccourci; dans le second degré, l'orifice utérin arrive au niveau de la vulve, c'est le delapsus; dans le troisième, l'utérus est pendant hors de la vulve, c'est la précipitation.

Il y a dans le bassin une pesanteur habituelle, des tiraillements à l'épigastre, un affaiblissement de la voix. Dans le troisième degré, le déplacement n'ayant pas lieu sans entraîner une portion de la vessie, les malades se plaignent de difficulté pour uriner. L'urine est projetée en avant ou même en haut, les tiraillements lombaires sont plus prononcés. Les premiers degrés étant très-réductibles ne seront point confondus avec les polypes, qui sont irréductibles. Le troisième degré offre une tumeur pendante à l'extérieur, cylindroïde, et terminée par un orifice transversal.

TRAITEMENT. — La réduction; les pessaires, traiter les engorgements s'ils existent.

169. HYSTÉROCÈLE. — C'est la hernie de l'utérus à travers les anneaux inguinal et crural. Ces cas sont infiniment rares dans l'état de vacuité comme dans l'état de grossesse.

On les reconnaît à la dureté et sans doute à la forme et au caractère lisse de la tumeur. Les mouvements qu'on lui imprime correspondent à l'orifice de l'utérus qui est tourné du côté opposé à la tumeur; la direction du vagin est oblique.

TRAITEMENT. — La réduction ne serait possible que si la hernie était très-récente.

170. HYDROMÉTRIE. — Elle est amniotique ou hydatique, ou enkistée, ou libre. Il y en a une variété formée par l'accumulation du sang menstruel dans les cas d'imperforation.

Toutes ces hydropisies simulent la grossesse, elles s'accompagnent même parfois d'une sécrétion lactée. L'estomac est souvent plus délicat, plus irritable. Dans les cas d'hydrométrie hydatique, on a observé une perte de sang prolongée.

TRAITEMENT. — S'il y a de l'irritation : les antiphlogistiques, les bains prolongés. Le seigle ergoté. Un stylet introduit par l'orifice; ponction avec le trocart, soit par l'orifice, soit sur l'utérus lui-même.

171. PHYSOMÉTRIE. — L'utérus est dilaté par des gaz, mais la dilatation n'est pas considérable. Les malades en se courbant rendent des vents par le vagin.

TRAITEMENT. — C'est celui des rétentions du placenta, de la métrite, ou des névroses.

171 *bis* POLYPES ET CORPS FIBREUX. — Les polypes de l'utérus sont fibreux, ou cellulo-vasculaires, ou muqueux; ou bien ils sont formés par l'hypertrophie du tissu de l'utérus, ou enfin ces polypes sont sous forme de poches contenant des poils ou une matière gélatineuse.

Si les malades sont encore jeunes, elles se croient grosses; l'hypogastre est en effet légèrement developpé et tendu, elles éprouvent une pesanteur au bas ventre, les glandes mammaires sont développées. Mais le sang menstruel, au lieu de se supprimer, apparait plus souvent et plus longtemps. La matrice est dure, soit partout également soit partiellement. Elle est globuleuse; puis le développement du ventre ne se fait pas régulièrement de mois en mois et proportionnellement au temps. Il n'est pas rare que chaque mois il y ait des contractions expulsives de l'utérus, et alors, si le polype est encore entièrement contenu dans l'utérus, le doigt peut constater sa présence, puis quelques jours après, cette constatation est impossible. Plus tard, le polype apparait dans le vagin hors de l'utérus, il en résulte de la constipation, des mictions difficiles; le polype finit par dépasser la vulve. La leucorrhée est la compagne obligée des polypes.

TRAITEMENT. — Les signes de congestion ou d'inflammation locale seront combattus par les sangsues, les laxatifs et les anodins; les pertes de sang par le repos, les applications froides, l'acétate de plomb en pilules, etc. Quant au polype, le broiement combiné avec la torsion et l'arrachement convient aux polypes qui ne sont point fibreux. M. Lisfranc a amené l'utérus au dehors et extrait soit par excision, soit par arrachement. La ligature est bien plus rationnelle quand il y a un pédicule.

172. TUMEURS CALCULEUSES. — La sonde utérine pourrait peut-être fournir quelques lumières. Ce sont sans doute des tumeurs fibreuses dégénérées.

172 *bis*. CANCER DE L'UTÉRUS. — Les malades se plaignent de douleurs gravatives ou lancinantes vers l'utérus, s'irradiant dans le bassin, les lombes, les fesses, les cuisses. Elles ont une leucorrée abondante et fétide et aussi des pertes sanguines tellement fréquentes qu'il est impossible de reconnaître celles qui appartiennent aux menstrues. Elles accusent aussi des symptômes,

d'irritation vésicale et vers le rectum. Elles offrent tôt ou tard
les signes extérieurs de la cachexie cancéreuse. Les perforations de la vessie, du rectum et du péritoine ne sont pas rares
à la suite des progrès du cancer. Au toucher, le col est dur en
quelques points, ramolli en d'autres ; si on le comprime, il
fournit une sanie ou même du sang ; plus tard il saigne au simple
toucher ; il se déforme, s'ouvre largement. Ses bords sont frangés, ou ils offrent des tubercules ou des végétations en chou-
fleur ou champignon qu'on ne saurait confondre avec un polype,
bien que l'erreur ait été commise.

TRAITEMENT. — L'élément cancéreux marchant presque continuellement de concert avec l'élément inflammatoire, il ne
faudra point négliger les saignées petites et dérivatives, les
bains émollients prolongés, l'abstinence de toute sorte d'excitation, les cataplasmes.

Telle cancéreuse se trouvera bien des bains soit de mer, soit
simples, à basse température.

Il est bien rare que l'opium produise autre chose qu'une fatigue et une aggravation du mal.

On a employé la ciguë pure et isolée, et on l'a continuée progressivement jusqu'au vomissement et aux vertiges ; d'autres
lui ont associé le sulfate de quinine et l'aloès. L'arsenic à l'intérieur a produit des bienfaits évidents. On leur associe la cautérisation au fer rouge et au nitrate. L'amputation du col et même
l'extirpation de l'organe, la première surtout, ont été pratiquées.

173. MÉTRORRHAGIE. — Active ou passive, elle apparaît quelquefois dans l'intervalle des menstrues, plus souvent encore elle
en est un prolongement plus ou moins abondant. Les malades
éprouvent dans le bassin des douleurs gravatives ou une sensation de plénitude et de tension, du malaise, une douleur de tête
occipitale ou temporo-orbitaire, des bouffées de chaleur, et, si
elles sont nerveuses, des crampes dans les membres, de l'anxiété
épigastrique, des spasmes, des nausées, des vomissements, des
palpitations, des vertiges, des lypothymies. Dans le cours des
métrorrhagies, il y a des alternatives d'augmentation et de
diminution ; après quelque temps, la maladie tend à la chronicité et peut durer des mois et des années. L'utérus, plus développé, se retrouve parfois à deux et trois pouces au-dessus du
pubis. Le sang finit par perdre de sa coagulabilité ; les malades
maigrissent, l'œdème des malléoles, et même des hydropisies
apparaissent ; leurs yeux sont cernés. Lorsqu'après la parturi-

tion, se manifestent des frissons, de la céphalalgie, des défaillances, des convulsions, il faut examiner s'il n'y a point hémorrhagie interne.

Traitement. — S'il y a des signes de pléthore, on pratique une saignée; on applique le doigt sur l'ouverture de la veine, afin de ne laisser couler le sang que peu à peu, d'une manière intermittente. Si la métrorrhagie persiste, M. Gendrin conseille les sangsues aux aines, à l'hypogastre, même au périnée; repos absolu sur un lit dur et bien horizontal. Diète absolue ou avec la concession de gelées végétales, crèmes de riz; boissons acidulées fraîches, lavements huileux ou même légers laxatifs; sinapismes entre les épaules, manuluves.

En l'absence de pléthore : la rathania, la limonade sulfurique, l'eau de Rabel, l'eau de Léchelle, alimentation légère, quinquina, ferrugineux, ergot de seigle, sabine, ergotine, diète lactée; très-petite saignée révulsive à l'époque suivante, s'il y a des signes de congestion utérine, séjour de la campagne.

174. HYSTÉRALGIE. — État nerveux et malaises de l'utérus. — Dans l'hystéralgie, il y a des douleurs vives et même des élancements dans le bassin; elles sont augmentées par la station debout ou assise, par la marche et surtout par la pression directe. L'émission des urines, les selles font souffrir. Un caractère essentiel de l'hystéralgie, c'est l'intermittence ou au moins la rémittence et la constitution nerveuse des malades. Dans les malaises de l'utérus, ce n'est point de la douleur, mais plutôt de la gêne que les malades éprouvent dans le bassin. Elles sont ordinairement sujettes aux vapeurs. Il y a un peu de leuchorrhée, des irrégularités de menstruation et quelquefois l'aménorrhée; des digestions difficiles, de l'irascibilité dans le caractère et parfois un peu d'embarras dans les lombes.

Dans l'hystéralgie comme dans les malaises de l'utérus, au toucher, le col paraît dilaté comme il l'est avant, pendant et après les règles; au speculum il paraît très-légèrement fluxionné. Du reste, le volume, la forme, le poids et la direction de l'organe sont à l'état naturel.

Traitement. — Saignées générales du bras (Lisfranc); bains entiers, lavements émollients, injections narcotiques. S'il y a constipation, suppositoires anodins.

175. DYSMÉNORRHEE. — Elle est caractérisée par des douleurs vives à l'hypogastre, aux reins, au sacrum, aux aines, au haut des cuisses; douleurs qui accompagnent l'écoulement menstruel ou même le précèdent un peu. La pression soulage quelquefois ces douleurs. Les malades se plaignent de la tête et sont sujettes aux vomissements pendant leurs époques.

TRAITEMENT. — Si la malade est pléthorique, on emploie les saignées, les sangsues à la vulve, à l'anus. Lavements opiacés.

176. AMÉNORRHÉE. — Elle n'est pas toujours incompatible avec la santé. Les troubles qu'elle produit sont la céphalalgie, des montées de sang à la tête, une forte chaleur à la poitrine, au ventre, avec des élancements dans tout le corps; des palpitations, des éblouissements, des tintements d'oreille, de l'oppression.

TRAITEMENT. — Saignée générale, ou locale dans le cas de pléthore; ferrugineux dans le cas contraire.

177. LEUCORRHÉE. — Les malades éprouvent une sensation douloureuse à l'hypogastre, aux lombes, aux aines, au sacrum; une chaleur prurigineuse dans le bassin. Les urines sont cuisantes, le col utérin plus chaud, plus mou, plus ouvert. Il y a des tiraillements habituels à l'estomac, un appétit capricieux, des nausées et même des vomissements, de la faiblesse dans les membres inférieurs. La face est bouffie, l'œil sans vivacité, le caractère triste, ennemi des plaisirs.

La pesanteur, la douleur de tête ne sont pas rares; il y a parfois des syncopes, les malades sont facilement étouffées lorsqu'elles marchent; leur pouls est petit et lent.

178. ABSENCE, OBLITÉRATION, IMPERFORATION DU VAGIN. — Il en résulte à la longue une variété d'hydrométrie (*voir* n° 170) que la palpation de l'hypogastre et le toucher rectal constatent facilement; à un degré élevé, les nausées, les vomissements, le gonflement des mamelles, l'anorexie, les spasmes, les convulsions apparaissent.

179. RELACHEMENT, CHUTE, RENVERSEMENT DU VAGIN. — S'il y a renversement hors la vulve et que toute la périphérie vaginale ne soit pas renversée, la tumeur est ronde, constituée par la muqueuse vaginale qui est facile à reconnaitre, elle ne présente aucune ouverture. Si toute la périphérie est renversée, la tumeur est cylindrique, elle offre inférieurement une ouverture qui conduit au col. Il y a de fréquents besoins d'uriner et d'aller à la selle.

TRAITEMENT. Emollients ou astringents ; réduction, pessaire en bondon. — Excision, extirpation.

180. — RECTOCÈLE VAGINAL. — Le rectocèle vaginal forme dans le vagin une tumeur plus grosse quand le rectum est plein de matières. Les malades sont constipées, elles souffrent pendant la défécation. Elles sont essoufflées, leurs digestions sont troublées, leurs menstrues sont moins régulières. Il y a de la pesanteur dans les membres ; de la céphalalgie, de la fièvre, des défaillances.

TRAITEMENT. — Un pessaire en forme de sablier irrégulier.

181. POLYPES DU VAGIN. — Forment une tumeur pédiculée ou à base large, ordinairement dure, presque toujours indolente, irréductible, n'augmentant point par la toux, de volume égal avant comme après la miction, paraissant hors la vulve ou étant contenue dans le vagin. La leucorrhée, des difficultés d'uriner, la constipation accompagnent les polypes du vagin ; en pressant la tumeur on ne provoque pas d'envie d'uriner. Ces polypes n'occasionnent pas aussi souvent d'hémorrhagie que ceux de l'utérus. Leur traitement est celui de ces derniers.

182. OVARITE. — Elle n'existe ordinairement que d'un côté. Dans ce cas, la douleur existe de ce côté seulement, mais elle s'arrondit vers les lombes, les aines, la cuisse. Le ventre peut rester souple, mais souvent l'on peut percevoir une tumeur latérale qui atteint quelquefois à la ligne médiane et peut s'élever à plusieurs travers de doigts au-dessus du détroit supérieur. La fièvre (chaleur de la peau, fréquence du pouls, céphalalgie) est en raison de l'intensité, de la simplicité ou des complications vers le péritoine, l'utérus, et enfin des idiosyncrasies. — Cette maladie est souvent méconnue.

TRAITEMENT. — Saignées, sangsues, loco dolenti ou à la vulve, à l'anus. Cataplasmes et fomentations, bains et demi-bains prolongés, frictions d'onguent mercuriel. Si un abcès se forme, la potasse à moins qu'on soit assuré des adhérences. Le pus peut sortir à l'extérieur par la région iliaque, le canal inguinal, l'arcade crurale, par le vagin, la vessie, l'intestin. — Régime convenable, eaux minérales en douches, en bains, en injections. Frictions mercurielles et iodurées ; les moxas, les sétons, les grands vésicatoires; on ajoutera, aux moyens précédents, quelques laxatifs et l'usage des eaux de Néris, de Luxeuil et de Bourbonne.

183. PHLEGMON PÉRIUTÉRIN. — Les malades se plaignent de douleurs dans le bassin; le vagin est chaud, l'utérus immobile ou moins mobile. On constate une tuméfaction pâteuse dans le cul de sac postérieur du vagin. Tantôt l'engorgement est médian, tantôt il empiète sur l'un ou sur l'autre côté; il a été beaucoup plus rarement observé au-devant de l'utérus. Le toucher, le palper et la sonde prouvent que l'utérus a conservé sa direction et sa forme. La pression de l'utérus est moins douloureuse que celle du voisinage. Ce serait le contraire pour la métrite. La tumeur du phlegmon s'étend rarement jusque dans la fosse iliaque. — Les touchers rectal et vaginal combinés ont prouvé jusqu'ici que l'engorgement avait lieu dans la cloison recto-vaginale et fort souvent aussi dans les ligaments larges.

TRAITEMENT.— Les émissions sanguines proportionnées à l'état fébrile, les purgatifs et les lavements contre la constipation, parfois de légers narcotiques; les injections après la suppuration, lorsqu'elle a lieu, parfois on ajoute la teinture d'iode au cinquantième à l'eau de l'injection, s'il y a quelque menace d'infection purulente.

Nous nous contentons de mentionner : la *congestion de l'ovaire*, la *mélanose*, les *concrétions calcaires*, les *corps fibreux*, les *tubercules*, le *cancer*.

184. KYSTES DE L'OVAIRE. — Les malades se rappellent que la tumeur s'est élevée progressivement de la région latérale inférieure de l'abdomen. La tumeur observée peut être, selon son ancienneté et les prédispositions individuelles, grosse comme le poing ou peser soixante livres. Si la tumeur est à gauche et que les malades se couchent du côté droit, la tumeur est entraînée du même côté. Les adhérences avec le voisinage, si elles ne sont point trop intimes, au lieu d'être un obstacle à ce développement, le favorisent. La palpation du ventre fait connaître la forme, le volume et la résistance du kyste. — La fluctuation, si le kyste est uniloculaire, pourra être obtenue d'une extrémité à l'autre de la tumeur, sinon on devra percuter deux points rapprochés de la tumeur. Quant à la sonorité de l'intestin, elle sera ou du côté opposé à la tumeur ou postérieurement et sous elle. Le toucher vaginal et rectal prouveront l'état normal du col utérin, constateront que le corps de la matrice n'est pas plus développé. — Parmi les tumeurs volumineuses de l'ovaire, l'hydropisie est sans doute la seule qui permette une bonne santé relative. La couleur et la consistance du liquide contenu dans le kyste sont variées.

TRAITEMENT. — La ponction suivie ou non d'injection iodée; l'incision suivie de l'introduction d'une bande de toile dans l'ouverture; l'excision; l'extirpation.

185. HERNIES ET DÉPLACEMENT DE L'OVAIRE. — Elles ont été observées à l'anneau inguinal, à l'arcade crurale, dans l'échancrure ischiatique, à l'ombilic, dans le vagin. Elles dépendent soit d'une chute de l'utérus, soit d'une modification dans la structure de l'ovaire. Les ovaires déplacés contractent des adhérences avec le voisinage, produisent des dérangements fonctionnels dans les premières années de la vie et plus tard la stérilité ou l'avortement. Il est fort difficile de reconnaître les déplacements de l'ovaire.

Les hernies se reconnaissent à une grosseur égale à celle d'un œuf de pigeon, rarement plus grosse, rénitente, circonscrite, sans changement de couleur de la peau, plus ou moins douloureuse, n'occasionnant, lorsqu'elles n'est point compliquée d'autre hernie, ni coliques, ni vomissements, ni constipation, ni gargouillement dans les efforts de réduction, augmentant à l'époque des règles, diminuant après; causant des tiraillements lombaires et hypogastriques.

Les douleurs augmentent quand les malades se couchent du côté opposé ou même sur le dos. On ne confondra point ces hernies avec les glandes engorgées, qui sont plus mobiles, sont survenues progressivement et dont la douleur ne retentit pas à l'utérus. — La toux ni les efforts ne retentissent point sur la hernie de l'ovaire; elle n'a point de connexion directe avec l'anneau ou l'arcade crurale. La hernie de l'épiploon est moins circonscrite, moins douloureuse, moins rénitente. Elle s'accompagne souvent de nausées, de coliques, de vomissements, de tiraillements hypogastriques spontanés; une tumeur graisseuse ne fournira que des symptômes locaux sans irradiation dans le ventre.

TRAITEMENT. — La réduction. En cas d'étranglement, les antiphlogistiques, le débridement. S'il y a dégénérescence, l'ablation.

192. LARYNGITE AIGUE SIMPLE. — Elle débute ordinairement par un frisson, du malaise, de la fièvre.

La pression du larynx, le passage du bol alimentaire augmentent la douleur que les malades éprouvent constamment au larynx.

La difficulté de la respiration et sa fréquence, le caractère sifflant de l'inspiration sont en rapport avec la tuméfaction inflammatoire de la muqueuse laryngienne. Il y a parfois, surtout chez les enfants à la mamelle, des menaces de suffocation.

La voix et la toux sont rauques : celle-ci acquiert plus tard un timbre aigu, strident. Elle est douloureuse, et cependant les malades la secondent, pensant se débarrasser de mucosités qu'ils supposent obstruer le conduit de la respiration. Quand les malades crachent, ce ne sont guère que des mucosités blanches, spumeuses, parfois striées de sang.

Traitement. — Le silence, les infusions émollientes, les loochs simples; atmosphère humide et chaude, pédiluves, lavements, fourrures autour du cou. Si l'inflammation est plus intense : saignées, sangsues, vomitifs, les laxatifs, sinapismes ou compresses térébenthinées derrière le cou. Si le malade est un enfant à la mamelle, une ou deux *petites* sangsues au-dessous de la clavicule, cataplasmes très-chauds aux pieds.

193. LARYNGITE STRIDULEUSE SIMPLE (Asthme de Millar). — Le plus souvent elle débute pendant la nuit. L'enfant est réveillé en sursaut par une toux rauque, parfois semblable à l'aboiement d'un petit chien, sifflante, sèche, très-sonore, éclatante, caractère qu'elle ne présente pas dans le croup. L'enfant paraît sur le point d'étouffer : il veut crier et en est empêché par la toux; il est en proie à une terreur profonde.

La face est rouge, les veines du cou sont plus grosses ; mais bientôt survient une diminution de tous les symptômes : la face pâlit, la toux s'humecte, la parole revient. Si des accès nouveaux apparaissent, ce n'est plus avec le même caractère de gravité, et la maladie est immédiatement remplacée, soit dès le premier jour, soit, au plus tard, le troisième, par un simple rhume.

Il n'y a ni fièvre (ordinairement), ni engorgement des ganglions cervicaux, ni douleur au larynx, ni rougeur ou fausses membranes au pharynx.

Traitement. — Il faut s'assurer, par l'examen de la poitrine et de la gorge, si la laryngite n'est point compliquée de pneumonie, d'angine pseudo-membraneuse ou d'accidents nerveux. Dans ces cas, on s'occuperait surtout de la maladie principale. Si la laryngite est simple : tisanes, potions adoucissantes et relâchantes ; pédiluves et manuluves rubéfiants. Les sangsues et les vomitifs ne doivent, dit M. Guersant, être que rarement employés, la maladie tendant toujours vers la guérison.

194. LARYNGITE MUQUEUSE CHRONIQUE. — Il y a au larynx une sensation de douleur sourde, la voix est voilée, d'autres fois éteinte. La toux sèche fournit tout au plus quelques mucosités pharyngiennes où se trouvent souvent mêlées des concrétions provenant de l'amygdale. La parole est une cause certaine de douleurs au larynx. Les aphonies alcoolique, nerveuse ou provenant de la compression, doivent être distinguées de celle qui provient de la laryngite chronique.

195. LARYNGITE ULCEREUSE. — PHTHISIE LARYNGÉE. — Le malade éprouve une douleur laryngienne qui, au début, n'est quelquefois qu'un simple picotement ou démangeaison ; elle augmente quand le malade tousse, chante ou parle. La voix devient progressivement plus rauque. L'expectoration est muqueuse, filante, mêlée parfois de parcelles opaques. Dans la deuxième période, la douleur et l'enrouement font des progrès. La déglutition, qui souvent n'est point gênée dans la première, est douloureuse dans celle-ci : les liquides finissent souvent par ne passer que difficilement et surtout par les fosses nasales. La respiration, chez certains malades, continue à se faire librement, chez d'autres se manifeste une dyspnée qui s'exaspère par des accès semblables à ceux du croup ou de l'œdème de la glotte. La toux et l'expectoration sont fort laborieuses ; l'expectoration est composée de crachats en partie muqueux, en partie opaques, et dans lesquels ont été retrouvées des parties de cartilage. La pression du larynx est douloureuse, elle fournit parfois une crépitation ; on aperçoit quelquefois des ulcérations dans les parties les plus reculées de l'arrière-gorge. Les malades sont pâles, amaigris, leurs extrémités sont gonflées. Les sueurs nocturnes, la fièvre hectique et la diarrhée produisent le marasme.

La laryngite ulcéreuse syphilitique a été précédée d'accidents syphilitiques, elle s'accompagne d'ulcérations, de cicatrices et d'une rougeur avec infiltration à l'arrière-gorge.

Traitement. — Les malades doivent parler bas, dit M. Trousseau. Si les antiphlogistiques sont indiqués, la saignée est préférable aux sangsues ; les ventouses scarifiées derrière le cou sont fort utiles ; le vésicatoire, les frictions d'huile de croton à la nuque, mais surtout le séton, sont conseillés ; on a aussi placé de petits cautères sur les côtés du larynx. Les onctions belladonées sur le devant du cou, les sels de morphine par la méthode endermique, la fumée de datura bouilli dans une solution d'opium et séché, sont conseillés utilement. On fait respirer au malade des vapeurs sèches ou humides, émollientes, balsamiques ou narcotiques.

M. Trousseau porte dans le larynx, au moyen d'une éponge ou d'un tube recourbé, une solution de nitrate d'argent dont la plus forte proportion est de deux sur quatre d'eau. Il fait quelquefois avaler par dessus de l'eau salée. Le précipité, le calomel en poudre au douzième et le nitrate d'argent au soixante-douzième, associés à la poudre impalpable de sucre, sont inspirés par le malade.

On prescrit les eaux Bonnes, de Cauterets. La cautérisation empirique des amygdales au nitrate d'argent, les gargarismes alumineux, même dans le cas où le pharynx et les amygdales sont sains.

La trachéotomie trouve quelquefois son application.

196. LARYNGITE SUS-GLOTTIQUE. — OEDÈME DE LA GLOTTE. — Au début, il n'y a point de fièvre, point de rougeur, ni fausses membranes à l'arrière gorge, mais une sensation de gène et de douleur au larynx. La voix résonne comme celle d'une personne qui parle en aspirant. La toux est souvent provoquée par le malade, qui cherche à désobstruer le larynx ; puis, la respiration devient gênée, le malade chasse facilement l'air de sa poitrine, mais il n'inspire que plus difficilement. Puis, la facilité d'expirer se conservant toujours, l'inspiration devient plus gênée ; enfin un accès se déclare : le malade étouffe, il rejette sa tête en arrière, arc-boute ses bras sur les points d'appui qu'il rencontre ; sa voix est sonore ou au contraire voilée, son visage est pâle et dégouttant d'une sueur froide et visqueuse ; sa toux est rauque et douloureuse, il ne peut parvenir à faire pénétrer l'air dans sa poitrine, et cependant l'expiration est toujours très-facile. Ce premier accès ne dure que quelques minutes, mais il n'est pas suivi d'un retour complet à l'état qui a précédé l'accès ; l'appétit diminue, les boissons sont rejetées par les fosses nasales ; chaque nouvel accès aggrave l'état du malade qui, fort souvent, succombe dans un état comateux. L'inspection directe de la glotte et le doigt démontrent la présence d'un bourrelet mollasse à la partie supérieure du larynx.

TRAITEMENT. — Les antiphlogistiques, la sonde laryngienne,

les mouchetures. La laryngotomie seule présente des chances sérieuses.

197. LARYNGITE SOUS-GLOTTIQUE. — Caractérisée par des accès de suffocation accompagnés d'une douleur à la partie inférieure du larynx, et d'une difficulté pour avaler moins grande que dans la maladie précédente. Celle-ci tue le malade en trois jours, la laryngite sous-glottique existe quelquefois, au contraire, sous la forme chronique.

Traitement. — Le même que pour la maladie prédédente.

198. CROUP. — Il est quelquefois précédé de frissons, de malaise, de douleur de gorge et au devant du cou, de raucité dans la voix, d'engorgement des ganglions cervicaux et sous-maxillaires, d'angine pseudo-membraneuse et de fièvre.

D'autres fois survient brusquement un violent accès de toux suffocante, l'inspiration est sonore, sibilante ; un bruissement trachéal masque les bruits naturels ou morbides de la poitrine ; la face est rouge, les veines gonflées, le pouls fréquent. L'enfant renverse, pour respirer, la tête en arrière. Chaque accès laisse le malade plus faible ; dans l'intervalle des premiers, la gaîté de l'enfance revient quelquefois, mais la voix est rauque, et, lorsque de nouveaux accès ont encore empiré l'état du malade, elle s'éteint complétement, et le malade ne parle plus qu'à voix basse. Sa figure est alors d'un jaune cire ou très-pâle, bouffie ; la toux a un timbre guttural voilé, éteint, caractéristique ; la respiration est courte, se fait avec de pénibles efforts. Plus tard les extrémités se refroidissent, la sensibilité s'émousse.

Dans le cours de la maladie, le fond de la gorge offre des plaques blanches de fausses membranes, ou bien les malades en rendent des tuyaux ou des débris détachés du larynx. L'engorgement des ganglions est constant, le déglutition se fait d'ordinaire assez bien, le retour des accès est annoncé par une respiration de plus en plus bruyante ; pendant l'accès, le malade dilate ses narines, il projette çà et là ses membres supérieurs. Un des caractères du croup c'est de s'aggraver progressivement.

Traitement. — Les émissions sanguines sont abandonnées à peu près généralement. Quelques praticiens les emploient chez les sujets robustes dont le régime est habituellement bon. Le tartre stibié à haute dose compte des succès. M. Ozanan en a obtenu par l'usage des vapeurs bromurées et l'absorption du bromure de potassium. M. Bretonneau, M. Guersant, donnent le calomel à deux grains toutes les heures et les frictions mercurielles, ils ont obtenu des succès. — Les vomitifs réunissent tous les suffrages. — Les vésicatoires sont repoussés. — D'autres portent jusque dans le larynx des solutions concentrées de nitrate d'argent. — En cas d'insuccès, mais avant qu'il ne soit trop tard, on pratique la trachéotomie.

199. SPASME DE LA GLOTTE. — Caractérisé par des accès de suffocation au nombre moyen de dix, en vingt-quatre heures, dans les intervalles desquels toute irritation du larynx ou dans la poitrine, toute espèce de désordre de la respiration a disparu.

TRAITEMENT. — L'extrait hydroalcoolique de belladone, etc.

200. SPASMES SYMPTOMATIQUES. — On les rencontre : 1o dans les maladies des centres nerveux ; 2o dans l'hystérie ; 3° dans certaines chorées localisées dans le larynx.

201. ASTHME THYMIQUE. — Existerait, suivant les auteurs allemands qui peuvent avoir confondu, chez les enfants de quatre à vingt mois.

Les accès n'y sont pas aussi fréquents ni aussi longs que dans l'asthme de Millar, ou laryngite striduleuse. Leur durée est d'une minute, pendant laquelle l'enfant pour respirer renverse sa tête en arrière, et fait cinq ou six inspirations sans aucun mélange d'expiration et dont chacune fait entendre un petit cri analogue à celui de la coqueluche, et qui ne se complète qu'à la fin de l'accès. Dans l'intervalle des accès l'enfant reste bien portant, toutefois il peut conserver quelque temps de la pâleur et de la disposition au sommeil, si l'accès a duré trois ou quatre minutes. Il y a un intervalle de huit jours entre les accès.

TRAITEMENT. Pendant l'accès, frapper légèrement sur le dos de l'enfant, après l'avoir mis debout quelques ; gouttes d'eau froide sur la figure. Dans l'intervalle : eau de laurier cerise, musc, assa-fœtida, zinc. — Pour éviter les congestions cérébrales, selon les tempéraments : sangsues, frictions stibiées au sternum, purgatifs fréquents. On parle aussi des mercuriaux, des antimoniaux, des iodés.

202. BRONCHITE AIGUE. — Caractérisée par un coryza initial ; une chaleur et une douleur au larynx et au milieu de la poitrine ;

une toux quinteuse, fort sèche au début, très-humide ensuite, et une fièvre légère avec pesanteur de tête et exacerbations le soir.

Au début, le malade est quelquefois seulement enrhumé du cerveau, mais la phlegmasie de la muqueuse nasale ne tarde pas à descendre dans le larynx, puis dans les bronches. Le malade est enroué, courbaturé. Une titillation désagréable de la gorge le force à tousser par quintes fort pénibles, déchirantes et sans crachats.

Dans une seconde période, la toux amène des crachats d'autant plus visqueux que l'inflammation est plus intense ; ils sont transparents, semblables à du blanc d'œuf, et quelquefois striés de sang. La toux est si violente que des vomissements surviennent quelquefois.

Dans la troisième période, les crachats deviennent de plus en plus abondants, opaques, et se détachent plus facilement. La fièvre et la difficulté de respirer diminuent.

Les malades sont, surtout dans les deux premières périodes, altérés, sans appétit, constipés; leurs urines sont rouges.

La percussion est négative, très-légèrement mate dans la bronchite capillaire; l'auscultation dans la première période constate des râles sonores avec sifflements, mais sans bulles, parfois seulement une respiration rude. Le râle crépitant de la bronchite aiguë capillaire se rapproche beaucoup plus du sous-crépitant que celui de la pneumonie. En outre il s'entend pendant l'inspiration et l'expiration, tandis que dans la pneumonie on ne l'entend que pendant l'inspiration.

Dans la seconde période, aux râles sonores se mêlent des râles muqueux qui parfois donnent à l'oreille un bruit analogue à celui de l'eau de savon insufflée. Dans la troisième période, le râle crépitant ou sous-crépitant se mêle aux râles et au sibilus précités.

202 *bis*. BRONCHITE SIMPLE. — Se distingue en ce que la douleur est rétrosternale et entre les épaules; la toux est forte, sonore; la fièvre est médiocre, la difficulté de respirer peu remarquable, les râles sont muqueux à très-grosses bulles.

203. BRONCHITE CAPILLAIRE. — C'est la fièvre catarrhale ou fausse péripneumonie des anciens.

La toux est intense, la difficulté de respirer prononcée; vomissements; pouls plein, dur et fréquent. C'est dans cette variété que la poitrine est légèrement mate et que l'on constate le râle crépitant.

204. BRONCHITE SUFFOCANTE, ou *Catarrhe suffocant*.

C'est la bronchite ordinaire dans le cours de laquelle se manifeste, au bout de quelques heures, une oppression extrême avec toux violente, angoisses, lividité de la face, expectoration de mucosités transparentes tellement abondantes que le malade semble les vomir.

Cette maladie se rencontre surtout chez les vieillards, qu'elle peut tuer en quelques heures.

L'état bilieux, caractérisé par la couleur jaune des conjonctives, des ailes du nez, des crachats ; par l'amertume de la bouche et l'enduit jaune de la langue, peut compliquer la bronchite. Celle-ci se montre encore fort souvent avec les différentes fièvres éruptives.

TRAITEMENT. — Si la peau est très-chaude et l'intensité des symptômes bien accusée, on tire trois palettes de sang ; on peut se contenter des sangsues ou des ventouses scarifiées, surtout chez les enfants. Si la gravité des symptômes est moindre, infusions pectorales chaudes, gomme en tisane, en sirop ; loochs et juleps simples, ou même si l'inflammation est peu intense, narcotisés. Les vomitifs, les laxatifs, à titre de révulsif. Les cataplasmes sur la poitrine, en ayant soin d'éviter leur refroidissement. Les révulsifs, tels que pédiluves irritants, emplâtres de poix, de cantharide, frictions avec teinture de cantharide ou l'huile de croton.

Contre le simple rhume, quelques juleps, des pédiluves, des lavements, etc.

Une once et demie d'eau-de-vie étendue de trois onces de tisane chaude édulcorée avec suffisante quantité de sirop de guimauve.

204 *bis*. BRONCHITE CHRONIQUE. — MM. Chomel et Blache en ont ainsi résumé les symptômes : expectoration facile ou laborieuse de crachats ordinairement blancs, jaunâtres ou verdâtres, opaques, tenaces, plus ou moins abondants, rejetés surtout le matin ; une toux fatigante revenant quelquefois par quintes ; des douleurs vagues dans la poitrine, un peu de dyspnée, surtout après l'exercice, et un râle muqueux plus ou moins abondant. Elle est tellement bien supportée par certains sujets qu'elle semble n'être qu'un vice de sécrétion. Chez d'autres il y a un mouvement fébrile obscur ou manifeste, diminution de l'appétit ou de l'embonpoint.

Cette maladie donne lieu, 1° aux :

205. ULCÉRATIONS DES BRONCHES. — La raucité de la voix et quelques autres signes de la phthisie laryngée peuvent les faire soupçonner.

206. 2° à la DILATATION DES BRONCHES. — Si plusieurs sont dilatées, la percussion donne un son moins clair ; si la dilatation est considérable, on observe en ce point une pectoriloquie plus ou moins parfaite, de gros râles muqueux ou même du gargouillement, une respiration bronchique ou un souffle voilé.

207. 3° au RÉTRÉCISSEMENT DES BRONCHES. — Il y a diminution du bruit respiratoire.

La bronchite chronique peut exister sous forme de bronchorrhée ou catarrhe pituiteux. La face des malades est ordinairement bouffie ; ils ont ordinairement deux accès par jour de dyspnée plus intense et d'abondante expectoration.

La bronchite chronique sèche offre « une toux sonore, revenant par quintes plus ou moins violentes, terminées par l'expectoration de petites masses globuleuses de consistance d'empois. Le bruit respiratoire est presque nul dans les points affectés. »

(Dict. de Fabre.)

TRAITEMENT. — Les antiphlogistiques ne peuvent être indiqués que contre les retours de l'état aigu et doivent être proportionnés à l'intensité de cet état. Laennec ne conseillait point les vésicatoires au bras, d'autres les regardent comme très-utiles ; frictions avec une brosse en drap.

Laennec a fait vomir quinze fois en un mois une dame de 85 ans, maigre, etc.; il obtint un succès complet. Aux vomitifs, qui sont si utiles, on ajoute fréquemment des purgatifs doux.

Fumée de datura mêlé à la sauge ; fumée de tabac ordinaire. En l'absence de fièvre, on donne les infusions d'hyssope, de véronique, de sauge, de lierre terrestre, 8 à 16 grammes par litre ; l'oxymel scillitique, 15 à 30 grammes dans un julep ; le kermès à la dose de 10 à 20 centigrammes ; l'ipéca en pastilles d'un quart de grain ; l'émétine en pastilles 1/32 de grain et au nombre de quatre à dix ; le soufre, 2 à 5 grammes par jour en tablettes ; le sirop de sulfure de potasse ; les eaux sulfureuses, à la dose de deux à quatre verres par jour ; les baumes de tolu, de copahu, la térébenthine ; inspirations de vapeur d'eau légèrement chargée de chlore. Si l'on soupçonne des ulcérations bronchiques, on fait respirer des vapeurs émollientes, puis aromatiques ; flanelle sur la peau, exercice, équitation.

208. COQUELUCHE. — Elle apparaît souvent dans le cours d'une bronchite ordinaire ou d'une fièvre éruptive.

Le coryza, le larmoiement, la face bouffie, l'inappétence souvent plus prononcée que dans les bronchites ordinaires, le caractère violent de la toux en sont les préludes. Ils peuvent, mais rarement, durer vingt jours. La fièvre est ordinairement peu marquée dans cette période, surtout jusqu'au soir.

Puis apparaissent les quintes pathognomoniques de la coqueluche. La quinte est composée de six à huit éclats de toux, brefs, successifs, séparés par un intervalle si court, qu'ils forment une série comparable à une gamme rapidement parcourue. La poitrine est violemment secouée, le malade cherche un appui même avant l'accès, sa figure est violette, ses yeux baignés, et la violence des secousses est telle que les larmes sont quelquefois mêlées de sang. Les éclats de toux de la quinte ne sont autre chose qu'une série d'expirations parmi lesquelles on n'observe aucune inspiration. L'entrée de l'air dans la poitrine ne peut se faire pendant la quinte, mais celle-ci se termine par une inspiration longue, très-pénible; l'air, en traversant le larynx, spasmodiquement rétréci, fait entendre un bruit qui rappelle celui d'une personne qui parle en aspirant, ou d'un archet parcourant la grosse corde d'un violon. Après cette inspiration recommence une nouvelle quinte, et ainsi de suite durant deux ou cinq minutes, et l'accès est enfin terminé.

Les quintes s'accompagnent de l'expulsion de mucosités filantes, visqueuses, albuminoïdes; d'efforts de vomir ou même de vomissements, si l'estomac n'est point à jeun; d'hémorrhagies par le nez, les voies aériennes, l'estomac. On a parlé de la présence d'une petite vésicule transparente de chaque côté du frein ou filet de la langue.

TRAITEMENT. — Dans les préludes, c'est celui de la bronchite, mais il faut, si l'on soupçonne la coqueluche, être sobre d'émissions sanguines, ne les employer que sur une indication évidente. Cependant elles sont fort approuvées par d'habiles praticiens, sans doute dans la forme inflammatoire. Dans la coqueluche déclarée, on donne les vomitifs répétés (l'ipéca de préférence). Les purgatifs n'ont pas la valeur de l'ipéca, mais ils peuvent être indiqués. L'opium, la belladone, la ciguë, la jusquiame, l'acide hydrocyanique, le musc, le castoreum, le sirop d'éther, l'assafœtida en lavements ou autrement. Ether répandu sur les vêtements du malade. Fumigations avec un mélange de benjoin, d'oliban, de styrax de chaque 250 grammes, les sinapismes, la pommade stibiée, les cataplasmes sur la poitrine.

209. GRIPPE. — C'est une bronchite épidémique parcourant à des intervalles éloignés plusieurs parties de la sphère terrestre.

On y remarque un brisement des membres, une forte céphalalgie, des douleurs de reins quelquefois très-vives; du larmoiement, du coryza et l'angine; une douleur sous-sternale, des quintes de toux pénibles, opiniâtres, déchirantes, surtout la nuit; une expectoration muqueuse, claire, filante, parfois sanguinolente ou même accompagnée d'hémoptysie. La violence de la toux à produit bon nombre d'avortements. La congestion pulmonaire et la pneumonie sont ses compagnes quelquefois.

TRAITEMENT. — Il ne faut conseiller les émissions sanguines que dans les cas de vive douleur de tête et chez une personne sanguine, point nerveuse. Cataplasmes simples ou narcotiques sur la poitrine, révulsifs, vésicatoires, narcotiques administrés simplement ou à dose croissante comme dans la coqueluche. Les vomitifs contre la grippe ont été vantés ou proscrits dans le cours des siècles.

210. VERS DANS LES VOIES RESPIRATOIRES. — Une extrême difficulté pour respirer (orthopnée), une grande agitation, comme d'une personne qui étouffe, des vomissements, l'incontinence d'urine, les convulsions, et la mort ont eu souvent lieu, dans les cas où des vers ont passé de l'estomac dans la trachée. — Tous ces accidents, survenus brusquement par suite d'un obstacle local, fixe, peuvent éclairer le diagnostic. Si l'obstacle est au larynx, il y a des accès de toux violente.

TRAITEMENT. — Si de pareils accidents se développaient, et c'est à peu près impossible, chez une personne bien portante, mais offrant les symptômes de la présence des vers, on ferait l'extraction par la bouche ou bien par la trachéotomie.

211. CONGESTION DES POUMONS. — Un retard ou une suppression des menstrues, les maladies du cœur, le décubitus prolongé, etc., peuvent produire la congestion et l'apoplexie pulmonaire.

Les malades sont oppressés, parfois ils éprouvent des palpitations. La toux n'est point un symptôme constant, elle peut donner lieu à des mucosités mêlées de sang. Si le sujet est sanguin, la face est rouge, le pouls plus fort; s'il est faible, la face est pâle, le pouls faible ; à l'auscultation, le râle crépitant est constaté plus rarement que le sous-crépitant. La percussion fournit un son plus ou moins mat, mais sans résistance dure sous le doigt.

Chez les enfants nouveaux-nés, il y a des signes de pléthore, la poitrine se développe mal, la respiration est gênée, la figure violacée, le cri obscur, faible, avorté. La percussion plus ou moins mate, surtout lorsque l'enfant est maintenu debout. — Pour le traitement, voir la maladie suivante.

212. APOPLEXIE DU POUMON. — L'oppression, l'accélération des mouvements respiratoires sont considérables. La toux s'accompagne d'une irritation vive au larynx, de douleurs dans la poitrine; elle expulse un sang vermeil ou noir, pur ou mêlé de salive et de mucosités. Le pouls, qu'il soit faible ou fort, selon l'époque ou le malade, offre une vibration particulière. La toux est ordinairement quinteuse, l'expuition sanguine quelquefois si abondante, que le malade semble vomir le sang. L'agitation, l'anxiété ne permettent pas à un bon nombre de malades de rester en place. Rarement il y a une fièvre réelle. Si l'engorgement est un peu superficiel et un peu étendu, la percussion fournit un son mat et circonscrit; s'il est très-limité, il peut ne pas y avoir d'hémoptysie.

L'auscultation révèle un râle crépitant, et. dans son voisinage, l'absence de bruit respiratoire; mais le râle crépitant n'est pas, au bout de quelques jours, remplacé par le souffle bronchique, ou bien ce souffle, s'il existe, est très-peu marqué, ainsi que la bronchophonie.

TRAITEMENT. — Si l'hyperhémie est active (congestion active), ou s'il y a apoplexie, saignée quelquefois très-forte au début (Laennec 24 onces), on la répète, ou si, la maladie n'étant pas à son début, on craint de prolonger l'hémoptysie en insistant sur la saignée, alors on applique des sangsues dérivatives (aménorrhée, hémorrhoïdes), on donne un lavement ou une potion purgative. — Les astringents comme dans l'hémoptysie.

213. RAMOLLISSEMENT DU POUMON. — Peut succéder à la maladie précédente. Le foyer apoplectique se transforme en un foyer purulent, dont le produit peut se faire jour par les bronches, et le malade expectore en un moment une quantité quelquefois considérable d'eau rousse, fort semblable à de la lavure de chair fraîche. Au niveau du foyer évacué, l'auscultation constate la pectoriloquie. C'est là ce qu'on appelle une VOMIQUE.

214. ANHÉMIE DU POUMON. — Le malade est amaigri, pâle, étiolé à la suite d'une longue maladie ou d'abondantes pertes de sang. Ses mouvements respiratoires sont plus fréquents, il est oppressé. L'auscultation et la percussion ne constatent d'ailleurs aucun signe morbide dans le poumon. — Il y a trop d'air et pas assez de sang dans le poumon.

TRAITEMENT. — Régime analeptique, fer.

OEDÈME DU POUMON. — Dans la forme *aiguë*, les malades sont pris subitement d'une dyspnée si violente que la mort survient en quelques heures ; dans la forme *subaiguë*, la dyspnée est grande, mais pas autant que dans la forme précédente ; elle ne tue qu'au bout de quelques jours ; dans la forme chronique la dyspnée est légère ; cette forme est compatible avec la guérison.

La dyspnée est contante, mais son intensité varie. La toux est légère et fournit une expectoration aqueuse qui parfois est fort peu abondante. La percussion ne révèle de matité qu'autant qu'un seul poumon est pris et que l'infiltration est abondante. L'auscultation constate des bulles humides, grosses, de râle sous-crépitant ; s'il y avait antérieurement un emphysème ou un catarrhe sec, il faudrait ausculter après une très-longue suspension de l'acte respiratoire, ou pendant la toux ; alors seulement pourrait être perçu le râle sous-crépitant.

Il faut joindre aux signes précédents la coexistence d'une maladie du cœur, d'un catarrhe ou d'une phlegmorrhagie aiguë, chronique ; d'une fièvre éruptive (Laënnec); d'une péripneumonie récente, même d'une apoplexie cérébrale.

TRAITEMENT. — Si l'œdème est aiguë, la saignée, les révulsifs énergiques. S'il provient de maladie du cœur, la saignée, les purgatifs, la digitale, etc. ; s'il succède à une pneumonie aiguë, le tartre stibié à haute dose. Si l'œdème est chronique, les purgatifs, les diurétiques ou au contraire les toniques, les ferrugineux seront donnés suivant les cas; parmi les diurétiques, la scille, le nitrate et surtout l'acétate de potasse (15 grammes) qui agit en même temps comme purgatif sont ceux que l'on emploie le plus souvent.

216. PNEUMONIE. — Le malade a eu des frissons, ses pommettes sont rouge sombre. Il tousse, mais rarement par quintes : il est oppressé; ses mouvements respiratoires, s'il s'agit d'un adulte, s'élèvent de dix-huit à trente et même à soixante et plus. Il est ordinairement couché sur le dos ou sur le côté malade et se plaint d'une douleur souvent très-vive dans l'un des côtés soit (le plus souvent) dans la région mammaire, soit sous les fausses côtes, soit sous la clavicule. Cette douleur augmente dans les inspirations, au moins celles qui sont profondes, elle peut disparaître dans le cours de la pneumonie. Les crachats au début peuvent être ceux de la bronchite, mais il prennent bientôt la nuance rouillée, ou jaune sucre d'orge selon la quantité de sang qui y est intimement mélangée. Ils sont aérés, mais surtout très-visqueux et adhérents au vase ; pendant la période de suppuration, les crachats sont opaques, cendrés, s'écoulent en nappe, ou bien ils sont semblables à du jus de pruneaux. Si un abcès se forme, les crachats deviennent blancs, puriformes, toutes ces variétés d'expectorations peuvent d'ailleurs manquer dans la pneumonie sèche, forme si rare chez l'adulte. Leur séjour momentané dans le poumon produit des râles muqueux. La percussion fournit une matité légère et point résistante dans la pneumonie au premier degré, absolue et résistante dans l'hépatisation. Cette matité n'est point mobile comme dans la pleurésie. Si la pneumonie est profonde ou surtout si elle est à la base, la matité peut être relative, ou impossible à constater ; l'auscultation constate une *respiration exagérée*, puérile, d'un timbre plus clair et légèrement métallique dans les deux temps de la respiration, mais surtout dans l'expiration Cette respiration supplémentaire a lieu dans le voisinage des points actuellement enflammés, elle se retrouve dans la phthisie, mais alors seulement dans l'expiration. M. Grisolle assure qu'il a souvent constaté au contraire une diminution du bruit respiratoire dans le voisinage des points enflammés.

Le *râle crépitant* succède à une diminution du bruit respiratoire. Il siége dans la partie malade, il a été comparé à la crépitation du sel sur les charbons, je le compare au bruit produit par le froissement près de l'oreille des cheveux ou mieux de crins de cheval.

Il existe avant le *souffle bronchique* ou *tubaire* et lui succède. Il n'existe que dans l'inspiration, ce souffle bronchique est comparé au bruit que l'on produit en soufflant dans un tube, il est remarquable par son intensité; en même temps que ce souffle on perçoit, lorsque le malade parle, l'oreille étant appliquée au niveau de l'inflammation, une résonnance très-forte de la voix dans l'intérieur de la poitrine. On constate cette résonnance ou *bronchophonie* principalement à la partie postérieure de la poitrine ou sous les clavicules. Cette résonnance est plus diffuse

que la pectoriloquie que l'on perçoit dans les cavernes tuberculeuses. Elle a un timbre moins aigre, moins chevrotant et une
résonnance plus forte que l'*œgophonie* de la pleurésie. La *toux tubaire* accompagne le souffle ou respiration du même nom. Elle
communique aux parois du thorax une impulsion énergique et
donne la sensation d'une colonne d'air traversant bruyamment
des tubes solides. La main appliquée sur le poumon hépatisé ne
perçoit plus les vibrations vocales du thorax.

La fièvre est constante. Le pouls s'élève de 72 à 110, à 140 et
plus. La langue est blanchâtre, jaunatre ou sèche et rouge. Chez
les vieillards elle est souvent fuligineuse. Dans la pneumonie
du côté droit, il y a souvent des selles et des vomissements bilieux. Dans ce cas, la face est jaunatre ou vert pale, l'épigastre
gonflé. Les urines, au début, sont rares et de couleur foncée.
Dans la forme bilieuse, l'acide nitrique y retrouve de la bile. La
céphalalgie est très-fréquente, mais non pas constante. Le délire
est quelquefois observé. Le râle crépitant est très-rare chez
les vieillards, le souffle tubaire, très-fréquent, n'est souvent
qu'une respiration supplémentaire. Le pouls ne dépasse pas 90,
la toux et les crachats sont quelquefois peu significatifs.

Chez les enfants, il ne faut pas s'attendre à constater la douleur ni le râle crépitant. La matité n'est que très-rarement constatable, et seulement par une main très-exercée. La main
appliquée sur le côté malade constate des vibrations plus énergiques pendant le cri que du côté sain. La respiration bronchique est un signe très-important. Elle existe pendant l'inspiration, et surtout pendant l'expiration, tandis que la respiration
puérile qui leur est propre ne s'entend que pendant l'inspiration.

TRAITEMENT. — Émissions sanguines tant que la période de
suppuration n'est pas arrivée. Les vésicatoires discutés par
quelques médecins sont reconnus utiles quand l'orgasme inflammatoire est tombé. Les fomentations émollientes sont employées
tout au plus chez les enfants. Le tartre stibié à haute dose, jus-
tifie chaque jour la confiance qu'on lui accorde. Il est préférable
au kermès minéral à haute dose, et à l'oxyde blanc d'antimoine.
Avant Rasori, on employait les vomitifs. Ils peuvent quelquefois
être indiqués, mais d'une manière extrêmement rare si l'on emploie le tartre stibié à haute dose. — On donne quelques lavements émollients ou laxatifs, et même un laxatif général, surtout vers le déclin de la pneumonie. Pour boisson : les infusions
chaudes de mauve, violette, fleurs pectorales; décoctions de
jujubes, dattes — on édulcore avec les sirops de mauve, capil-

laire, gomme. Les liquides huileux qui entrent dans les loochs sont utiles.

La digitale, le polygala de Virginie sont préconisés par les Italiens. Le quinquina est donné contre l'adynamie. Le musc contre les accidents nerveux. Un médecin contemporain conseille les sels astringents de plomb. Les bains tièdes ont été conseillés dans le cas d'aridité de la peau. Franck n'a jamais osé les essayer. Température et décubitus élevés.

217. PNEUMONIE CHRONIQUE. — La toux est modérée, les crachats sont ceux de la bronchite chronique; la dyspnée existe même lorsque le malade reste en repos, mais elle est peu prononcée. Sous l'influence d'une recrudescence, l'expectoration peut devenir sanguinolente, et les autres symptômes s'exaspèrent quelquefois. La matité plus ou moins grande est reconnue par la percussion, si toutefois la pneumonie n'est pas centrale. La diminution du bruit inspiratoire et l'augmentation du bruit expiratoire sont d'autant plus grandes que l'induration pulmonaire est plus prononcée. On constate en outre la respiration bronchique, la bronchophonie, le caractère dur et sec des bruits respiratoires et des râles sonores, sibilants et muqueux dépendant d'une bronchite chronique coexistante. En général, il n'y a pas de fièvre, sauf quelques paroxysmes nocturnes caractérisés par la toux, la rougeur des pommettes et une légère accélération du pouls. Cette maladie, qui d'ailleurs n'est pas commune, a une marche envahissante. Les malades maigrissent, jaunissent, leurs paupières, la face, les pieds et même tout le corps s'infiltrent, et la mort arrive; d'autres fois ils sont emportés au moment où on s'y attend le moins. La durée serait de deux à quatre mois, selon Broussais ; M. Andral pense qu'elle dure quelquefois plusieurs années. En l'absence de tubercules elle peut guérir.

TRAITEMENT. — Contre les apparitions de l'état aigu on usera des émissions sanguines proportionnées à la force du malade. Le séton, le cautère sur la poitrine seront conseillés. Diurétiques, laxatifs, bains sulfureux, flanelle sur la peau. Exercice léger, séjour à la campagne.

218. PLEURÉSIE AIGUE. — Le malade a souvent ressenti un frisson, il se plaint d'une douleur sous-mammaire, ou sous le sternum, sous l'omoplate, au-dessus de la mamelle, dans tout un côté, ou seulement le long du rebord costal de la base du

thorax. Dans ce dernier cas, elle a pu donner l'idée d'une maladie de l'abdomen. La toux, la percussion, l'inspiration, le décubitus sur le côté malade et les mouvements du tronc augmentent cette douleur qui parfois d'ailleurs est légère ou même
nulle (pleurésie latente).

L'oppression varie. Quelques malades ne paraissent pas en
avoir ; chez la plupart elle est manifeste et quelques-uns même
sont obligés de s'arrêter au milieu d'un mot pour respirer. Les
mouvements des côtes sont plus limités du côté malade. Les
malades ont une toux petite, sèche ou ne produisant qu'une
expectoration analogue à de la salive mêlée d'air, et fort rarement striée de sang. Au début, le décubitus est dorsal, plus
tard un bon nombre se couchent sur le côté malade ou d'une
manière indifférente.

La percussion ne donne point de résultat positif dans la pleurésie sèche. La résonnance est naturelle, tout au plus est-elle un
peu obscurcie s'il y a des fausses membranes. S'il y a un épanchement, la matité est plus ou moins absolue selon son abondance. Pour quelques médecins la matité change de place avec
le déplacement de l'épanchement. Laënnec n'a pu constater le
fait, il le conteste formellement dans les cas où l'épanchement
est abondant. Les points qui fournissent la matité se multiplient à mesure que l'épanchement augmente.

A l'auscultation, on constate un silence plus ou moins complet
du bruit respiratoire. Le silence est complet quand l'épanchement est considérable. Le bruit de frottement ascendant et descendant est généralement admis. Il est analogue au bruit du
papier qu'on froisse entre les doigts. On observe à la place du
bruit respiratoire la respiration bronchite ou tubaire ; la résonnance ægophonique de la voix. L'ægophonie disparaît si l'épanchement devient trop considérable et reparaît quand il diminue.
La bronchophonie remplace l'ægophonie pendant son absence.
Quant à l'autophonie elle n'a pas été constatée par tous les
observateurs. Mesuré d'une apophyse épineuse au milieu du
sternum, le côté malade est quelquefois plus ample de deux et
trois centimetres. Les intervalles des côtes sont quelquefois
bombés, parfois même on a pu y constater la fluctuation. Si on
applique la main sur le côté malade, on y constate l'absence
plus ou moins complète des vibrations quand le malade parle.

Dans la pleurésie diaphragmatique, l'anxiété du malade est
grande, il se tient assis, mais le délire, les convulsions, le rire
sardonique, le hoquet, les vomissements n'y sont pas aussi

communs que le pensaient les anciens. La pleurésie peut être aussi médiastine, interlobaire...

La fièvre plus ou moins intense est la compagne constante de la pleurésie.

TRAITEMENT. — Émissions sanguines. Point de cataplasmes ; tisanes et sirops émollients, tièdes. Température douce, diète. Quand la douleur pleurétique résistait aux émissions sanguines, Sarcone administrait l'opium. Si les symptômes bilieux résistent aux émissions sanguines, alors seulement le vomitif les fera disparaître. On n'a guère plus recours au tartre stibié à haute dose.

Quand la fièvre et la douleur sont bien atténuées, les vésicatoires volants répétés, les diurétiques, les diaphorétiques, les purgatifs sont employés contre l'épanchement.

219. PLEURÉSIE CHRONIQUE. — Au début, le malade peut ne se croire qu'indisposé. il continue son genre de vie, il ne tousse pas, mais il pâlit, il jaunit, et il maigrit. Plus tard survient, la nuit surtout, un léger mouvement fébrile. Le plus léger exercice l'essouffle, et, le plus souvent, il est tourmenté par une petite toux sèche, ou muqueuse, ou même parfois puriforme et abondante. L'auscultation constate rarement de l'ægophonie ; l'inspection directe de la poitrine dépouillée fait reconnaître une voussure, une dilatation du côté malade, des espaces intercostaux plus larges et parfois saillants. Quant à la fluctuation, combien l'ont vainement cherchée ! Du côté malade, l'omoplate est plus basse, les côtes sont immobiles, la peau du thorax quelquefois infiltrée, œdémateuse. D'ailleurs, d'une manière à peu près générale, il n'y a ni fièvre ni douleur pleurétique. Dans des cas fort rares, on voit paraître sur la poitrine un ou plusieurs abcès dont l'ouverture donne issue à l'épanchement. La pleurésie partielle est difficile à reconnaître.

TRAITEMENT. — Les vésicatoires, les cautères, le séton, les diurétiques, les diaphorétiques, les purgatifs. M. Cruveiller recommande la formule suivante : teinture d'aloès, 1 ou 2 gros, teinture de seille, 20 gouttes ; teinture de digitale, 20 gouttes, que le malade prend le matin à jeun tous les deux ou trois jours.

219 *bis*. PLEURODYNIE RHUMATISMALE. — Caractérisée par une douleur dans l'un des côtés de la poitrine. Cette douleur, plus ou moins étendue, n'est pas fixe comme celle de la pleurésie, mais fréquemment elle change de place; elle est augmentée par la pression de la main, par les mouvements des bras, par la toux, par les deux temps de la respiration si les intercostaux sont les muscles rhumatisés; par l'expiration seulement, si c'est le muscle triangulaire du sternum. Il n'y a très-généralement ni fièvre ni toux. La percussion et l'auscultation ne fournissent que des signes négatifs.

TRAITEMENT. — Les frictions, les topiques émollients, un sinapisme *loco dolenti*, un vésicatoire volant, une douche de vapeur simple. — Les sangsues, les ventouses scarifiées, même une saignée.

220. PLEURODYNIE FLATULENTE. — Admise par Sauvage. Elle existe réellement, mais elle n'est qu'un symptôme de maladie, et non une maladie par elle-même. Une digestion incomplète, l'état saburral peuvent la produire. Le siége principal de la douleur est sous l'hypocondre plutôt que dans les parois thoraciques. La percussion constate une augmentation de sonorité dans le point douloureux. Les dispositions du malade avant son repas, la nature des aliments peuvent éclairer.

TRAITEMENT. — Infusions théiformes, tilleul, feuilles d'oranger. Traiter la maladie principale.

221. PHTHISIE PULMONAIRE — Les malades, au début, ont une petite toux sèche à laquelle ils ne font pas attention. Cette toux peut disparaître, et il y a des malades qui succombent sans être enrhumés. (Ce cas est infiniment rare.) De bonne heure ou plus tard, le sang paraît dans les crachats qui, au début, sont ceux d'une bronchite. Progressivement, ils deviennent plus abondants; on y remarque parfois comme des fragments de riz bouilli. Le plus souvent, ils sont épais, rassemblés en masses globuleuses, plates, nummulaires; ils ont plus ou moins l'aspect d'une sécrétion purulente. Dès lors et souvent, depuis longtemps, le malade est essoufflé, surtout le soir. Il n'éprouve, du reste, que des douleurs insignifiantes dans un ou plusieurs points de la poitrine; mais, chaque fois qu'il s'endort, sa peau se couvre de sueurs plus ou moins abondantes, souvent visqueuses (sueurs nocturnes). L'amaigrissement, la saillie des pommettes, l'excavation des yeux, la perte de la voix, la diarrhée, entraînent rapidement le malade dans un marasme incurable. La fréquence du pouls des phthisiques est surtout remarquable le soir; parfois, il y a deux exacerbations par jour, une à midi et l'autre le soir.

Outre l'expectoration souvent abondante dont nous avons parlé, une matière puriforme se fait quelquefois jour par les bronches, mais en telle abondance et si brusquement que le malade semble vomir. L'oreille appliquée sur la poitrine pourra alors constater des signes particuliers (Pectoriloquie). Cette expectoration subite est appelée vomique.

La percussion du sommet du poumon en avant ou en arrière révèle : 1° une sonorité normale si les tubercules sont miliaires et disséminés, ou s'ils sont crus et épars; 2° une diminution souvent douteuse de sonorité; 3° une matité véritable. La sonorité est, au contraire, exagérée quand les phthisiques sont dans le marasme ou quand on percute au niveau d'un pneumothorax.

L'auscultation qui, sur un homme bien portant, ne révèle de bruit que pendant l'inspiration, constate chez les phthisiques un bruit expiratoire dont la rudesse varie depuis le souffle rapeux à timbre clair comme puéril, jusqu'au souffle bronchique ou respiration tubaire, et jusqu'au souffle amphorique ou caverneux.

Lorsque les tubercules se ramollissent, on perçoit des bruits nommés craquements humides; pendant la crudité, les craquement ou bruits de froissement pulmonaire sont secs.

Lorsqu'une caverne s'est formée, on constate sur ce point un gros râle humide nommé *gargouillement*.

Une caverne moyenne, sans anfractuosités, avoisinée de tubercules crus indurés, et de bronches un peu grosses, fournira souvent le signe nommé *pectoriloquie*. Il semble à l'oreille de l'observateur appliquée sur le thorax que la voix du malade lui vient directement de la poitrine.

La main constate la diminution des vibrations thoraciques quand le malade parle. La poitrine se déforme, elle devient cylindrique, puis prismatique; elle est affaissée sous l'une des clavicules.

On a aussi parlé de la respiration saccadée dans laquelle l'inspiration se fait en plusieurs temps. Ce signe n'est pas aussi constant que la prolongation de l'expiration aux dépens de l'inspiration, qui est plus courte.

TRAITEMENT. — On envoie le malade à Madère, Rome, Nice, l'Algérie, pendant l'hiver; on le fait voyager pendant l'été. On le couvre de laine de la tête aux pieds; on lui procure des distractions; on le nourrit de lait, de viandes blanches; ou bien, selon les cas, on lui prescrit une nourriture fortement analeptique.

Les sangsues, les ventouses scarifiées, sont souvent indiquées au début. Les vésicatoires, les cautères, les moxas, les sétons, sont indiqués surtout pendant la période de crudité. On donne les infusions pectorales, le lichen. On calme la toux par les opiacés. Si les crachats sont abondants, on fait prendre au malade les baumes, les eaux bonnes, les fumigations de chlore. L'agaric blanc et l'acétate de plomb ne réussissent guère contre les sueurs. Contre la diarrhée, on donne le laudanum, la thériaque, le sous-nitrate de bismuth. M. Trousseau et d'autres prescrivent le fer. Le tartre stibié, la digitale, le phellandrium, l'huile de morue, sont vantés, ainsi que le cresson, les antiscorbutiques, les baumes de tolu, du Pérou, de la Mecque; la térébenthine en sirop, l'eau de goudron, sont usités.

222. PNEUMOTHORAX. — Le dictionnaire de Fabre en résume ainsi les symptômes : 1° une dyspnée proportionnée à la quantité des gaz épanchés; 2° un bombement du thorax dans certains cas; 3° une sonorité très-exagérée dans tout le côté si le pneumothorax est simple, ou bornée à la partie supérieure s'il se complique d'épanchement; 4° l'absence du bruit respiratoire, à moins que des adhérences n'aient collé un point du poumon au thorax, 5° la respiration amphorique; 6° le gargouillement, s'il y a en même temps des liquides; 7° le tintement métallique; 8° le bruit de liquide déplacé par la succussion hippocratique.

Dans le pneumothorax la respiration s'entend vers la racine des poumons, ce qui n'a pas lieu dans l'emphysème; en outre, cette dernière maladie s'accompagne quelquefois de crépitation sèche.

TRAITEMENT. — Celui de la maladie dont le pneumothorax est le symptôme. La ponction a quelquefois réussi.

223. GANGRÈNE DU POUMON. — Quand elle succède à une pneumonie, les symptômes inflammatoires font place à un abattement remarquable, le pouls se déprime, il y a des syncopes; une diarrhée abondante et fétide, des urines noires, des sueurs visqueuses, du délire, et l'haleine du malade trahissent quelquefois la nature du mal.

Quand elle succède à une apoplexie pulmonaire, qu'il y ait eu ou non une contusion, le sang rendu par le malade prend l'aspect d'une bouillie de chocolat, et exhale l'odeur pénétrante de la gangrène. La figure est pâle, les malades maigrissent et meurent de résorption putride. — Elle peut encore succéder à une oblitération d'artère, ou à l'absorption d'un principe délétère.

Les crachats n'ont pas toujours la couleur noirâtre, ils peuvent être verdâtres et même semblables à du pus phlegmoneux. Si le foyer s'ouvre dans la plèvre, il peut y avoir les signes d'un hydro-pneumothorax (tintement métallique, respiration amphorique.

L'autopsie seulement permettra de reconnaître *l'atrophie*, *l'hypertrophie*, le *cancer*, *l'induration*, la *mélanose du poumon*.

Leur évacuation par la bouche ou par l'ouverture d'un abcès formé sur les parois de la poitrine, permettra de diagnostiquer les *hydatides*.

224. NÉVRALGIE DU POUMON. — Elle est caractérisée par des douleurs de poitrine momentanées ou de longue durée, et l'absence de tout désordre constaté par la percussion, l'auscultation et l'exploration du pouls.

225. CIRRHOSE DU POUMON. — C'est une variété d'atrophie dans laquelle le tissu du poumon est transformé en tissu fibreux ou fibrocartilagineux, et les bronches, au contraire, sont dilatées ce qui donne au poumon (il n'y en a jamais qu'un d'affecté) l'apparence d'un organe charnu.

Si le droit est attaqué, la poitrine est affaissée de ce côté, le cœur, entraîné par la rétraction des tissus, est perçu sous la mamelle droite; le foie remonte vers la poitrine; le poumon gauche empiète sur le côté droit. Si le poumon gauche est cirrhosé, le cœur est entendu en arrière et à gauche. — Quant aux symptômes fonctionnels : ce sont des hémoptysies, une expectoration purulente, la dyspnée, la matité, la bronchophonie, la pectoriloquie, le gargouillement; mais le dépérissement n'est pas aussi rapide que dans la phthisie, et offre, en outre, une déformation caractéristique, lorsqu'elle est totalement développée.

TRAITEMENT. — Combattre les fréquentes congestions pulmonaires par les petites saignées, les sangsues, les longues promenades. — Contre l'abondance de l'expectoration purulente, M. Corrigan conseille le polygala uni au sulfate de quinine.

226. HÉMOPTYSIE. — C'est un symptôme que l'on retrouve dans des maladies fort différentes. — Certaines femmes au lieu des menstrues ordinaires ont des crachements de sang mensuels. Leur hémoptysie est dite *succédanée*. — D'autres ont des mois trop peu abondants et crachent le sang chaque mois (*hémoptysie complémentaire*). Si les menstrues ne sont point troublées, tout va bien, si elles viennent à se suspendre ou à diminuer, elles éprouvent à la poitrine de la pesanteur, de la chaleur, de l'oppression.

Certaines personnes pléthoriques ou nerveuses et irritables, ou faisant des efforts de voix, peuvent avoir des crachements de sang; l'hémoptysie est alors *essentielle*.

Dans toutes les autres circonstances : bronchite, coqueluche, congestion pulmonaire, anévrysme, l'hémoptysie est *symptômatique;* le sang de l'hémoptysie est mêlé d'air, spumeux et vermeil.

TRAITEMENT. — On rassure le malade effrayé, on le débarrasse de tout vêtement trop serré, on le tient sur son séant et on lui donne de l'air. On fait une saignée, on y revient même s'il y a lieu; on ne tient pas compte de la pâleur du malade, qui vient de la frayeur, ni de la petitesse du pouls. On s'abstiendrait cependant si le sang perdu avait été d'une abondance très-considérable, on placerait des ligatures aux membres, les ventouses sèches, les sinapismes; si l'hémoptysie continuait d'une manière inquiétante, on ferait concurremment des applications froides ou glacées sur la poitrine, on ferait, s'il était possible, le malade étant bien chaud dans son lit, respirer de l'air froid par un tube. On pourrait appliquer le marteau de Mayor. Il est bien rare d'ailleurs qu'on ne puisse pas appliquer des sangsues dérivatives aux jambes.

On rappellera par tous les moyens (sangsues en petit nombre et répétées, etc.) les menstrues supprimées. — On appliquera des sangsues à l'anus si le flux hémorroïdal s'est suspendu.

Il est des cas où l'hémoptysie peu abondante affecte une marche chronique, ou bien se reproduit par intervalles; les petites saignées, les vésicatoires à la cuisse ou même à la poitrine, le nitrate de potasse et les autres diurétiques pourront être utiles.

Les boissons sont acidulées ou astringentes, l'eau de riz édulcorée avec le sirop de grande consoude, une tisane gommeuse avec addition d'eau de Rabel, le petit lait aluminé, quelques cuillerées d'eau de Léchelle, des décoctions de ratania, de cachou.

Si la toux est de nature à entretenir l'hémoptysie, on lui oppose l'opium, la jusquiame, la belladone, le cyanure de potassium. Régime hygiénique sévère, flanelle sur la peau, point de musique ni de barreau.

227. HYDROTHORAX. — Le malade, toujours oppressé est ordinairement assis sur son lit, dans une grande anxiété. Du reste, il tousse peu ou point.

La percussion du côté malade fournit une matité complète. Cette matité varie selon les positions que l'on donne au malade, elle est remplacée par la sonorité.

L'œgophonie est constatée par l'auscultation vers les limites de l'épanchement, s'il n'est pas trop abondant; s'il est considérable, on entend la respiration tubaire. Le côté malade mis à découvert est plus dilaté, ses espaces intercostaux sont plus larges, plus saillants; il est quelquefois possible d'y déterminer de la fluctuation. Si l'épanchement ne siége que d'un seul côté, celui-ci s'abaisse et s'élève moins pendant la respiration. Les téguments qui le recouvrent peuvent être œdematisés. Si le malade peut s'étendre, il se couche du côté affecté.

La matité de l'hépatisation pulmonaire ne varie pas, quelle que soit la position que le malade prenne; elle s'accompagne de fièvre. La vibration des parois est exagérée, dans la pneumonie, diminuée dans l'hydrothorax. Cette maladie est quelquefois symptòmatique des maladies du cœur, des gros vaisseaux pulmonaires, des fièvres éruptives, de l'anémie, du cancer, etc.

TRAITEMENT. — On ouvre la veine, ou, selon les circonstances, on applique des sangsues, des ventouses scarifiées. On administre ensuite les diverses préparations de digitale, de scille, l'acétate et le nitrate de potasse; puis les purgatifs : jalap, scammonée, etc. Larges vésicatoires sur le côté. Les cautères, les moxas, le séton, l'opération de l'empyème.

228. ASTHME ESSENTIEL. — C'est ordinairement la nuit, et fort souvent d'une manière subite que se déclare l'accès.

Le malade est oppressé et sa dyspnée prend vite les caractères d'une orthopnée violente. Il renverse en arrière la tête, les épaules et les bras. Tous les muscles de la respiration, y compris le diaphragme, se contractent convulsivement. L'entrée et la sortie de l'air dans la poitrine sont bruyantes, sifflantes ou rauques. La face est pâle, couverte d'une sueur visqueuse et froide.

Les yeux saillants expriment l'anxiété la plus grande. C'est à peine si le malade peut, d'une voix brève, réclamer de l'air. Et cependant, le pouls, quoique petit et serré est à peine fréquent. L'accès peut ainsi poursuivre son cours, d'autres fois il est composé de plusieurs accès partiels. Une expectoration abondante et visqueuse, ou composée de crachats épais et **comme moulés sur les petites bronches terminent cette triste scène; tantôt après quelques minutes, tantôt après deux ou trois** heures de durée. Pendant l'accès, on entend un léger râle sibilant qui, vers la fin, est remplacé par un râle muqueux.

229. ASTHME SYMPTOMATIQUE — Les maladies du cœur, l'emphysème pulmonaire, l'hypertrophie du thymus, le rétrécissement des bronches, l'œdème de la glotte, etc., peuvent compliquer l'asthme, de sorte qu'après l'accès, les symptômes de ces diverses maladies persistent.

TRAITEMENT. — De l'air d'abord, et de l'aisance dans les vêtements ; si l'asthme est symptômatique, ou pourra, mais seulement dans ce cas, pratiquer une saignée. Sinapismes aux pieds et aux mains. Ligatures des membres, ventouses sèches ou même scarifiées entre les épaules. Potion avec addition d'eau de laurier-cerise, avec ou sans 15 à 20 gouttes d'éther. Vers la fin de l'accès, tisane de polygala, potion kermétisée et balsamique. Vases pleins d'eau de belladone ou de datura bouillante. fumigations aromatiques, fumée du datura, de papier nitré, arsénié.

Les malades habiteront un appartement vaste, un climat tempéré, ils seront vêtus de laine.

L'hydrothérapie serait, dit-on, un moyen curatif. — On administre l'opium, la belladone, le musc, l'assa-fœtida. L'électricité, l'aimant, calment ou exaspèrent.

230. ANGINE DE POITRINE. — Caractérisée par des accès survenant brusquement, surtout après une promenade, fatigante ou non, mais principalement quand le malade marche contre le vent. Au début, les accès ne durent que quelques minutes, mais lorsqu'ils se sont répétés un certain nombre de fois, ils sont plus longs et paraissent même pendant la nuit, après le premier sommeil.

Les malades éprouvent une douleur sternale, s'irradiant le plus souvent du côté gauche et qui, soit primitivement, soi par la suite, se manifeste en même temps au bras gauche, parfois jusqu'aux doigts, d'autres fois, aux deux bras ou même à tout un côté du corps. Dans ce cas, le cordon spermatique lui-même est douloureux.

La douleur sternale donne la sensation d'un poids qui repousserait le sternum vers la colonne vertébrale. Elle s'accompagne d'une angoisse extrême et d'une difficulté pour respirer, d'un sentiment de suffocation qui n'est pas en rapport avec la fréquence de la respiration, celle-ci ne dépassant pas 16 par minute, à moins que l'angine ne soit compliquée de maladie des organes thoraciques. Cette douleur est telle qu'il semble aux malades que leur dernier moment est arrivé.

Parfois ils éprouvent un froid général; leur pouls ne dépasse pas 80, et il est régulier à moins de complications. Des éructations terminent souvent l'accès auquel succède une santé parfaite, sauf la crainte obsédante d'une fin prochaine. Quand les accès viennent pendant la nuit, on peut déjà soupçonner que l'angine se complique d'asthme.

TRAITEMENT. — Une saignée malgré le froid général, et en tenant la main sur le pouls pour s'arrêter à temps, si la faiblesse est inquiétante et paraît mortelle, on pourra recourir aux cordiaux ; sinapismes aux extrémités inférieures.

Dans l'intervalle des attaques, le traitement consistera dans l'usage de la valériane en poudre : douze grammes par jour. La poudre de James, celle de Dower, l'oxyde de zinc, le musc, le castoréum, l'opium, seront conseillés. Le malade habitera un rez-de-chaussée dans une campagne agréable.

La fumée du tabac, du datura, de la jusquiame, ont aussi été conseillées.

231. — EMPHYSÈME PULMONAIRE. — Les anatomo-pathologistes en distinguent deux espèces : le vésiculaire et l'interlobulaire.

Le malade est oppressé, et son oppression augmente insensiblement avec le temps. Cette oppression est constante chez tous ; elle est sujette à des exacerbations qui forcent le malade à se mettre sur son séant; si elle date de l'enfance, on peut affirmer que le malade a un emphysème pulmonaire, sans préjudice d'autres maladies.

La poitrine est constamment déformée : elle offre des voussures partielles, rarement une dilatation générale. Les régions où siégent ces voussures sont les creux sous-claviculaire, sus-claviculaire, la région sterno-mammaire et les côtés antérieurs de la poitrine. « La déformation postérieure de la poitrine ne paraît exister que dans la dilatation générale de tout un côté du thorax (FABRE). » En résumé, un côté de la poitrine est agrandi soit partiellement, soit dans sa totalité.

La percussion peut révéler un déplacement du cœur par le fait de l'expansion du poumon. Au niveau de la voussure elle constate une sonorité analogue à celle du pneumothorax, et cependant l'oreille perçoit une remarquable obscurité des bruits respiratoires. L'inspiration, dans les mouvements respiratoires, occupe un temps cinq fois plus long que l'expiration (Fournet).

Les râles sibilants, crépitant humide, et crépitant sec à grosses bulles, paraissent dus aux catarrhes qui, fort souvent, compliquent l'emphysème. Les palpitations ne sont pas rares, surtout pendant les exacerbations de la dyspnée. L'hypertrophie du cœur est une complication assez commune de l'emphysème.

Traitement. — La saignée, conseillée par quelques médecins, n'est pratiquée par M. Louis que dans les cas compliqués. — Le fer, la mélisse, les baumes, le polygata, la scille, l'oxymel, ne paraissent pas fort efficaces. Il n'en est pas ainsi de l'opium ; à la dose de 5 à 10 centigrammes, il calme beaucoup l'oppression. Les excitants diffusibles et les révulsifs peuvent être avantageux, surtout chez les vieillards. Les déplacements, les voyages, une température élevée et uniforme, l'absence de toute cause d'oppression sont très-utiles.

232. DYSPNÉE NERVEUSE. — Les sujets nerveux hystériques ou ayant eu des affections cérébrales peuvent en être atteints. Laennec a vu cette dyspnée diminuer dans l'obscurité ou quand le malade fermait les yeux.

233. HERNIE DU DIAPHRAGME. — Une oppression forte et habituelle, des vomissements fréquents dans le cours de l'année, des douleurs vers la région du diaphragme sous forme de coliques, des déplacements du cœur révélés par la percussion peuvent la faire soupçonner.

234. PÉRICARDITE AIGUE. — Le malade est oppressé tantôt modérément, tantôt de telle façon qu'il ne peut rester en place, et s'agite sans cesse en disant qu'il étouffe. Sa respiration est entrecoupée de soupirs, de hoquets ; quelques-uns même ont des syncopes. Ils éprouvent une douleur dans la région du cœur. Cette douleur est légère ou forte et retentit alors vers l'aisselle, le bras ou l'estomac ; elle ne permet point au malade de se redresser ou de se coucher sur le côté gauche.

Dans certains cas (péricardite sèche ou avec épanchement médiocre), la main appliquée sur la poitrine constate des battements forts, fréquents, réguliers ou irréguliers et tumultueux.

Dans le cas d'épanchement abondant, ces battements peuvent ne pas être perçus, en revanche M. Louis et d'autres ont constaté parfois une voussure de la région précordiale visible à l'œil nu.

La percussion constate une matité dans la région précordiale, mais cette matité n'existe pas dans la péricardite sèche ou avec médiocre épanchement.

L'auscultation fait entendre, principalement dans les mouvements systoliques du cœur, des bruits de frottement de taffetas, de râpe fine et, beaucoup plus rarement, un bruit de cuir neuf analogue à celui d'une selle neuve sous le cavalier.

Un mouvement fébrile plus ou moins violent, l'insomnie ; quelquefois un délire léger ou violent, des convulsions même, très-rarement le rire sardonique, et, si le traitement ne triomphe point du mal, l'anasarque, complètent la série des symptômes de la péricardite aiguë.

Cette maladie est souvent produite par une métastase rhumatismale.

TRAITEMENT. — Les saignées coup sur coup de M. Bouillaud ne sauraient, dans cette maladie, que trouver des approbateurs. Une déplétion rapide et maintenue du système circulatoire est de toute nécessité. Dans l'intervalle des saignées on appliquera jusqu'à trois et quatre fois de quinze à trente sangsues. Une diète sévère, des tisanes émollientes et, lorsque l'on ne peut plus recourir aux émissions sanguines, un vésicatoire à demeure sur la région précordiale, compléteront le traitement. La digitale ne vaut rien ici.

235. — **PÉRICARDITE CHRONIQUE.** — Des douleurs précordiales, sourdes, continues ou par intervalles ; des palpitations continuelles ou intermittentes ; une dyspnée qui peut aussi n'exister que par moment. La fréquence et l'irrégularité des battements de cœur ; la bouffissure du visage quand surtout la dyspnée est continuelle ; l'existence des bruits de taffetas, de râpe, et enfin la matité précordiale dans le cas d'épanchement suffisant. per mettront de reconnaître la maladie, surtout si elle a succédé à la forme aiguë.

TRAITEMENT. — Les sangsues, les ventouses scarifiées sont quelquefois employées, mais surtout les vésicatoires, les moxas. Quelques praticiens ont eu parfois à se louer des frictions mercurielles. Les boissons nitrées, principalement la digitale ; les vêtements de flanelle, un régime substantiel, mais point excitant, sont généralement conseillés.

236. **ENDOCARDITE.** — Il est bien difficile de la distinguer de la péricardite sans épanchement, mais si l'épanchement existe, surtout avec voussure, on n'accusera pas l'endocardite. Son traitement est celui de la péricardite.

237. RUPTURE DU COEUR. — Une mort subite, ou très-rapide, après des douleurs horribles à l'épigastre ou dans l'épaule gauche, avec pâleur de la face, froid des extrémités, les convulsions peuvent la faire soupçonner.

238. HYPERTROPHIE DU COEUR. — Au début, le malade est facilement essoufflé, ses pommettes sont rouges, il a par moment des palpitations, et s'enrhume facilement; puis progressivement l'énergie des battements du cœur augmente. Ces battements finissent par soulever les vêtements du malade et repoussent la main appliquée sur le cœur; on les entend quelquefois à distance. Cette énergique impulsion du cœur porte le sang à la tête; la figure est injectée, les éblouissements ne sont pas rares; le sommeil est pénible et plein de rêves; des flux de sang ont lieu par le nez et l'anus. À cette période, la gêne de la respiration est constante; il y a parfois de violents accès de toux et une infiltration des jambes ou tout au moins des malléoles. Quand la maladie est près de son terme, la dyspnée se change en orthopnée, la face est livide, l'infiltration est générale.

L'hypertrophie du cœur produit quelquefois une voussure de la région précordiale; mais un signe plus constant, c'est la matité précordiale que la percussion recouvre dans une étendue quelquefois double de l'étendue naturelle, qui est de deux pouces carrés. Cette matité, il est vrai, on la trouve aussi dans l'hydropéricarde ou épanchement dans le péricarde, par suite de péricardite ou d'hydropisie. Mais la matité de l'hydropéricarde est surtout à la base du cœur, tandis que celle de l'hypertrophie est plutôt vers la partie moyenne du cœur. En outre, le doigt qui percute éprouve une résistance, un défaut d'élasticité plus grand dans l'hypertrophie du cœur.

La matité, ainsi que l'ébranlement de la poitrine, produits par les contractions du cœur sont surtout remarquables dans l'hypertrophie excentrique. L'hypertrophie du ventricule gauche a plus d'influence sur la circulation cérébrale, celle du ventricule droit sur les fonctions du poumon. Elle produit une dyspnée plus intense, de véritables accès de suffocation, des battements dans les veines jugulaires, la lividité de la face. Il ne faut pas oublier que, dans l'hypertrophie du cœur, sans complication, la fréquence du pouls n'est pas augmentée. Les battements ne s'accompagnent pas de bruits anormaux.

TRAITEMENT. — Chez un adulte de force moyenne, on pourra pratiquer dans le cours du traitement trois ou quatre saignées, et faire deux applications de ventouses scarifiées (Bouillaud). La méthode exténuante et spoliative de Valsalva est abandonnée.

Les infusions diurétiques d'uvaursi et autres, les poudres de seille et de digitale, les frictions avec leur teinture préviendront ou combattront les suffusions séreuses.

La dypsnée sera combattue par les expectorants, les purgatifs, les vésicatoires, les émissions sanguines.

Les bons effets de l'opium et de l'iode sont encore attendus.

239. ATROPHIE DU CŒUR. — Elle est caractérisée par un pouls petit, sans fréquence, de l'essoufflement, des syncopes sans motifs et une grande apathie, l'absence d'impulsion à la région précordiale, et la faiblesse remarquable des bruits du cœur, qui sont à peine perceptibles.

240. DILATATION DU CŒUR (anévrisme passif). — Le malade a des palpitations fréquentes, douloureuses, mais molles, fluctuantes, et qui n'ont point l'énergie des palpitations de l'hypertrophie. Ses extrémités sont quelquefois glacées, et il n'est pas rare qu'une simple moucheture y produise la gangrène. Il se plaint de douleurs de tête qui semblent dessiner chez quelques-uns la direction des sinus du cerveau. Il est généralement apathique, ou même, en quelque sorte, hébêté. Il n'est pas rare qu'il crache ou vomisse, ou pisse le sang. Il a parfois des syncopes et offre de faibles battements du cœur.

La percussion constate une matité plus ou moins étendue; l'auscultation perçoit des bruits du cœur plus clairs, dont le premier tend à ressembler au second, et une faible impulsion des battements.

TRAITEMENT. — *A priori*, pour ne pas allanguir davantage la circulation, il faudrait s'abstenir de la saignée et de la digitale; cependant, la première deviendrait nécessaire si les palpitations se prolongeaient, et que le cœur parût ne se vider que difficilement.

241. GANGRÈNE DU CŒUR. — Des sugillations, des plaques livides, un affaissement extrême, une grande anxiété, des syncopes fréquentes, des sueurs fétides, de la dyspnée, et, longtemps avant la mort, l'absence du pouls et des battements du cœur ont été observés.

Ces symptômes appartiennent aussi à l'infection purulente et à d'autres infections; mais, en l'absence de ces infections, ils peuvent être fort significatifs.

242. RÉTRECISSEMENT DES ORIFICES. — Les bruits de rappel, de soufflet, de râpe, de scie au deuxième temps, ou remplaçant ce dernier, ou se montrant aux deux temps, surtout s'il n'existe ni chlorose, ni anhémie, ni pléthore, ni hypertrophie du cœur, et que leur existence soit plusieurs fois constatée, sont un indice presque certain du rétrécissement des orifices ou de l'insuffi-sance de leurs valvules.

243. INFLAMMATION DE L'AORTE THORACIQUE. — Une douleur brûlante au niveau de l'aorte, une anxiété plus ou moins grande, la dyspnée, des défaillances, une sensation de froid dans les extrémités inférieures, peuvent la faire soupçonner. M. Bouillaud, dont l'autorité en cette matière est si grande, croit en avoir observé trois cas. Il avoue qu'il n'est pas certain que son diagnostic fût exact.

TRAITEMENT. — Saignées, sangsues, cataplasmes laudanisés, diète, point de purgations ni de cantharides.

244. ANÉVRYSME DE L'AORTE INTRAPÉRICARDIQUE. — Peut exis-ter sans se trahir par aucun symptôme. Dans ce cas l'autopsie seule après une mort subite prouve son existence. D'autres fois on a observé des battements violents et irréguliers vers les quatrième et cinquième vraies côtes gauches ; le pouls était irrégulier, la respiration excessivement troublée. On pouvait tout aussi bien accuser une maladie du cœur.

Ces anévrismes ne peuvent former de tumeur volumineuse. Ils se rompent dans le péricarde.

245. ANÉVRYSME DE L'AORTE EXTRAPÉRICARDIQUE. — En géné-ral le pouls est faible et intermittent ; il y a des palpitations fréquentes, une gêne constrictive et oppressive de la poitrine, et une difficulté pour respirer si l'anévrysme est à la partie anté-rieure de l'aorte, les cartilages de la cinquième et sixième côte peuvent être détruits et la tumeur anévrysmale paraît au de-hors. On doit alors, pour pouvoir affirmer, constater des batte-ments isochrones à ceux du pouls, et des symptômes de com-pression des organes voisins. Quant au bruit de souffle il n'est pas toujours constaté. Les battements de la tumeur sont quel-quefois doubles et semblables à ceux du cœur dans un état d'excitation. Le stéthoscope perçoit aussi quelquefois un bruissement particulier qu'on appelle frémissement cataire.

245 *bis*. ANÉVRISME DE LA CROSSE DE L'AORTE. — En général ils se développent sous le sternum. Cependant la tumeur peut monter presque au cou entre la clavicule et la mâchoire et faire croire à un anévrysme de la carotide ou de la sous-clavière. Ils produisent une difficulté extrême pour respirer, une vive douleur et un sentiment de suffocation à la partie supérieure de la poitrine, une toux d'irritation constante et une expectoration claire et écumeuse. Dans certains cas, on a pu croire à une phthisie pulmonaire, mais il n'y avait ni fièvre, ni irrégularité, ni fréquence du pouls ; dans d'autres circonstances, cette fréquence a au contraire été observée. Ces anévrysmes peuvent s'ouvrir dans la trachée, dans le péricarde, dans l'œsophage. Ce dernier est en général comprimé et il en résulte une sorte de rétrécissement, et une difficulté plus ou moins grande pour avaler.

La région des parois du thorax à laquelle correspond la tumeur rend un son mat à la percussion. La raucité de la voix ou un sifflement quand le malade parle, une voussure dans le point correspondant peuvent exister, mais ne sont point constants. La douleur rétrosternale retentit entre les épaules, et, en avant comme en arrière, au niveau des points douloureux, on entend des battements éclatants, blessant l'oreille, simples ou doubles comme ceux du cœur, et un bruit de soufflet distinct de celui du cœur. Il y a parfois une tuméfaction de la peau et des jugulaires du côté droit du cou. Du reste, il n'y a point d'œdème des membres inférieurs.

Tous les symptômes précédents peuvent se retrouver dans un anévrysme de l'aorte descendante.

246. ANÉVRISME DE L'AORTE ABDOMINALE. — « Lorsque, dit Astley Cooper, l'anévrisme prend naissance au-dessus de l'origine de l'artère cœliaque, il peut faire sentir distinctement des pulsations vers la région précordiale. Un symptôme propre à cette maladie, ce sont les nausées et les vomissements qu'elle détermine. — Lorsque son origine est au-dessous de ce point, il acquiert des adhérences avec les intestins et crève souvent dans leur intérieur. D'où il résulte un mélœna plus ou moins rapidement mortel.

Quand la tumeur anévrysmale exerce une pression sur l'épine dorsale, les vertèbres sont résorbées et la grosseur se montre aux lombes. Elle peut être prise pour un abcès lombaire, car très-souvent elle n'offre pas de pulsations. Si la tumeur est dans la cavité du pelvis, on l'a vue se montrer plus tard sous les muscles fessiers, après avoir passé à travers l'échancrure sciatique. Une hématurie fit penser que l'anévrysme de la fesse était un anévrysme intrapelvien qui adhérait à la vessie. Dans les anévrysmes du bas ventre on observe généralement un dérangement des organes digestifs et des organes urinaires. » L'anévrysme voisin du tronc cœliaque peut s'ouvrir dans l'estomac, le duodenum. Il produit un malaise fréquent et des symptômes d'obstruction du pylore.

Des tumeurs du diaphragme, du pancréas, du pylore, du mésentère, si elles adhèrent aux gros vaisseaux peuvent offrir des battements et être prises pour des anévrysmes. La veine cave dilatée, le cœur déplacé, le foie lui-même ont pu causer la même illusion. Inutile de rappeler que l'épigastre offre quelquefois des palpitations, des battements sans aucune espèce de tumeur.

247. ANÉVRISME VARIQUEUX DE L'AORTE. — Se reconnaît aux signes suivants : s'il a lieu a la veine cave supérieure, le malade a une couleur bleuâtre (cyanose), il a une dyspnée extrême, les veines de la partie supérieure du corps sont comme variqueuses. au niveau de la communication des deux vaisseaux on entend un murmure bruyant. L'anasarque finit par apparaître et il est plus prononcé à la partie supérieure. Si la communication a lieu à la veine cave inférieure, les symptômes sont les mêmes, sauf la dyspnée. L'anasarque est plus prononcé en bas.

248. PALPITATIONS NERVEUSES DU COEUR. — Elles sont analogues à celles que produit une course rapide. Les battements, au nombre de 90 à 100 par minutes produisent un bruit éclatant, parfois même un bruit de souffle au premier temps. L'impulsion n'est pas très-énergique. Elles apparaissent brusquement, le plus souvent à l'entrée de la nuit.

249. PALPITATIONS NERVEUSES DE L'AORTE. — On ne les a guère observées qu'à l'abdomen. Elles ne s'accompagnent ni de tumeur, ni de souffle morbide.

TRAITEMENT. — Antispasmodiques, névrosthéniques, reconstituants.

250. ARTÉRITE. — Une douleur suivant le trajet de l'artère, des battements plus forts, plus fréquents, mais cependant iso-chrones à ceux du pouls, des nodosités dans le tube artériel, une fièvre proportionnée à l'importance de l'artère et à l'in-flammation. Tels sont les symptômes peu nombreux de cette maladie. La gangrène plus ou moins étendue peut en être la conséquence.

TRAITEMENT. — Saignées, sangsues, cataplasmes.

251. **PHLÉBITE.** — En l'absence de plaie accidentelle ou arti-ficielle, les symptômes suivants caractérisent la phlébite. Le malade se plaint de douleurs dans la direction d'une ou de plusieurs veines. Celles-ci forment un cordon douloureux et noueux par intervalles. Une traînée douloureuse et rouge est observée sur la peau correspondante à la veine enflammée. Si plusieurs veines sont prises, les traînées sont inégales dans leur longueur et leur largeur. Il y a parfois des macules qui par leur réunion prennent les proportions d'un vaste érysipèle.

Si la phlébite est profonde, la tension de la région malade, la douleur, la difficulté des mouvements sont les seuls indices révé-lateurs. On pourrait donc la confondre avec une angioleucite profonde, mais celle-ci s'accompagne d'engorgements ganglion-naires qu'on ne retrouve pas dans la phlébite.

Quoi qu'il en soit, il y a toujours de la fièvre, et, si la veine enflammée sécrétant du pus, celui-ci est transporté dans le tor-rent circulatoire, cette complication est annoncée par des fris-sons irréguliers, des douleurs dans les membres, dans la poi-trine, dans l'abdomen ; la prostration des forces, des rêvasseries, la toux, l'oppression. — Le pouls reste accéléré, mais il faiblit, la langue se noircit, le ventre se météorise, des pétéchies, des parotides apparaissent.

TRAITEMENT. — Afin de prévenir la phlébite, il faut absterger avec soin les ulcérations, les piqûres abcédées de la saignée ; ne pas les laisser exposées à l'air extérieur.

À la phlébite déclarée on oppose les sangsues en grand nom-bre sur le point enflammé, la compression, et même la saignée générale si la réaction est vive ; les bains locaux.— Lorsque les symptômes typhoïdes apparaissent et même avant, on adminis-tre l'émétique à haute dose.

252. **LYMPHANGITE** ou **ANGIOLEUCITE.** — On la distingue en superficielle et en profonde.

La première et la seconde produisent une douleur et une pe-santeur de la région malade. Dans la première espèce, la douleur est âcre, brûlante; elle est augmentée par la pression la plus légère. La région malade est légèrement tuméfiée au début, elle conserve sa souplesse, puis la tuméfaction augmente, la souplesse disparaît et fait place à l'œdème. Dans cette première espèce, on remarque sur la peau des stries, des lignes, des rubans flexueux, rouges, anastomosés, circonscrivant des espaces de peau dont la couleur est naturelle. On observe aussi des plaques erythémateuse qui peuvent se réunir et former un érysipèle. Sous les lignes rouges le toucher perçoit quelquefois un fin cordon engorgé et douloureux.

La seconde espèce, comme la première, s'accompagne d'engorgement des ganglions voisins. Elle en diffère par la forme de la tuméfaction, qui a lieu par place, et forme des noyaux profonds qu'on ne trouve qu'en plongeant la main dans la région malade. Puis la tuméfaction se généralise, mais les noyaux persistent. A la période dont nous parlons la peau est luisante ou légèrement rosée. Elle est quelquefois maculée de taches rosées ou rouge clair.

Les deux variétés d'angioleucite s'annoncent par des frissons alternant avec une chaleur très-sèche de la peau. Le pouls est toujours fréquent; le malade est souvent altéré; il dort peu ou point, il délire parfois; il a des nausées ou même il vomit et se plaint d'anxiété précordiale; son facies est celui de la fièvre typhoïde; la langue, jaune au début, se sèche, s'encroûte.

Dans la phlébite, les ganglions ne sont pas engorgés ni douloureux, les trainées sont plus larges, rarement entrecroisées; les taches ne se réunissent pas pour former un érysipèle.

L'érysipèle forme une plaque rouge et non un réseau. Il n'offre pas de nodosités.

L'érythème noueux ne s'accompagne point de fièvre.

TRAITEMENT. — Emissions sanguines générales et locales. M. Velpeau n'approuve point les cataplasmes. On applique des compresses émollientes laudanisées, chlorurées; on prescrit les frictions mercurielles contre les indurations qui peuvent succéder à la suppuration. La compression, quand elle peut être appliquée de bas en haut, est un bon résolutif. Diète plus ou moins sévère, laxatifs et toniques.

253. CONGESTION DU CERVEAU. — M. Andral en admet huit formes que, pour aider la mémoire, nous désignerons par les noms suivants : 1° forme congestive; 2° forme apoplectique sans paralysie; 3° forme apoplectique avec paralysie; 4° forme apoplectique avec convulsions ou contracteues; 5° forme paralytique; 6° forme convulsive; 7° forme délirante; 8° forme fébrile et congestive.

La première forme est caractérisée par des étourdissements compliqués ou non de douleur de tête, de tintements, d'éblouissements, d'aberration de la vue, d'embarras momentané de la parole, de fourmillements dans les membres. Durée : quelques minutes à plusieurs années.

Dans la deuxième forme, les malades tombent subitement privés de l'intelligence, du sentiment et du mouvement. Ils ne sont point paralysés, car si l'on soulève leurs membres ils ne retombent pas.

La troisième forme ne se distingue de la deuxième que par la paralysie qui est réelle, mais qui, générale ou partielle, se dissipe avec la perte de connaissance.

Dans la quatrième forme, il y a perte de connaissance et convulsions ou contracture.

Dans la cinquième forme, il n'y a pas de perte de connaissance, mais quelques muscles du visage ou même tout un côté du corps sont paralysés.

Dans la cinquième forme, les convulsions remplacent la paralysie.

Dans la septième forme, on observe un délire violent, auquel souvent succède un coma précurseur de la mort.

Tous les symptômes mentionnés, sans ceux de la première forme, n'appartiennent à la congestion qu'à la condition de ne durer que quelques minutes, ou au plus quelques jours.

TRAITEMENT. — Les émissions sanguines, mais pas toujours. M. Andral se loue beaucoup des purgatifs assez énergiques pour produire de quinze à vingt selles en vingt-quatre heures.

254. **VERTIGE A STOMACHOLÆSO.** — Il y a à l'épigastre une sensation de chaleur inusitée, des éructations acides non nidoreuses, de la constipation ou de la diarrhée.

Le vertige n'existe pas quand le malade est immobile, mais s'il regarde au-dessus de lui, s'il se retourne brusquement, ou si s'étant courbé il se redresse, si étant endormi il a un rêve pénible, s'il regarde en marchant, soit une longue file de barreaux, soit une tenture bariolée de lignes verticales, alors tous les objets semblent tourner, ou bien il semble au malade qu'il est lui-même soumis à un mouvement rotatoire comme s'il était à la broche, en même temps il est pris fort souvent de maux de cœur ou même de vomissements. Tous ces phénomènes disparaissent quand le malade entre dans l'immobilité et qu'il ferme les yeux.

TRAITEMENT. — Mélange de bicarbonate de soude 0, 50 à 0,60, carbonate de magnésie 0,25 à 0,30, pour un paquet. Le malade en prend un le matin, un dans la journée et un le soir, à un moment éloigné des repas. A ces prises l'on adjoint une tasse d'une infusion à froid, pendant douze heures, de deux grammes de quassia amara.

255. ACRODYNIE. — Maladie épidémique, le plus souvent suivie de guérison, malgré des rechutes fréquentes. Elle est caractérisée par un engourdissement, des élancements, des fourmillements, qui se font sentir aux mains et aux pieds, les dépassent rarement, mais qui cependant peuvent s'étendre à tout le membre et même au tronc et au cuir chevelu.

La sensibilité du tégument est profondément altérée. Il semble aux malades qu'ils marchent sur des épines, sur des cailloux, ou au contraire que leurs pieds sont garnis de ouate ; quelques-uns perdent leur chaussure. A quelques autres, le linge le plus fin, les corps les plus polis, un verre par exemple, causent une sensation pénible. Les crampes, les contractures, la paralysie même ne sont pas rares. Dans ce dernier cas, si on soulève le malade étendu dans son lit, il retombe comme une masse inerte. Ce qui est le plus fréquent, c'est la grande imperfection des mouvements des doigts. Les malades ont de la peine à s'habiller, à nouer leur chaussure.

Dès le début ou plus rarement dans le cours de la maladie, se manifestent l'anorexie, une pesanteur ou un sentiment de plénitude à l'estomac, des nausées ou des vomissements, et une diarrhée qui, dans les cas graves, était sanguinolente.

Une grande sensibilité des yeux à la lumière, du larmoiement, des érythèmes, des éruptions de papules, de pustules, de phlyctènes, de furoncles, un œdème partiel ou général, indolent, peu considérable, ne conservant pas l'impression du doigt.

La fièvre est nulle ou modérée.

TRAITEMENT. — La saignée, les bains, les cataplasmes ont rendu peu de services. Les frictions térébenthinées ont été de quelque utilité. Les vésicatoires ont été de beaucoup plus favorables.

L'opium, la belladone, la poudre Dower n'ont produit qu'un calme passager.

256. BÉRIBÉRI CHRONIQUE. — Caractérisé par un fourmillement, un engourdissement et un tremblement d'un ou des deux membres inférieurs. Ces symptômes produisent une certaine hésitation dans les mouvements. Ils peuvent aussi se montrer aux mains et aux avant-bras. Le sommeil devient lourd, et pendant la veille, le malade est plongé dans une inertie qui devient bientôt de la paralysie. Toutefois cette paralysie atteint principalement les extenseurs, et les malades ne peuvent étendre leurs membres qui restent fléchis. Les indigestions, l'amaigrissement, la faiblesse du pouls et la mort terminent ce tableau dans les cas graves.

Le béribéri ne s'observe que dans l'Inde. Il ne diffère de l'acrodynie que par les éruptions.

257. HÉMORRHAGIE CÉRÉBRALE, APOPLEXIE. — Les symptômes sont ainsi décrits dans le dictionnaire de Fabre. Le malade tombe sans connaissance, paralysé de tout le corps, ou le plus souvent de tout un côté. De ce côté les paupières s'affaissent, la bouche se dévie, la physionomie prend un caractère stupide ; la sensibilité est abolie, la respiration devient bruyante mais reste d'ailleurs naturelle ainsi que la circulation ; la vessie et le rectum laissent souvent échapper leur contenu. Puis les phénomènes s'aggravent et le malade meurt rapidement, ou bien il s'amende progressivement et tend à une guérison très-généralement incomplète.

Que la paralysie soit avec ou sans perte de connaissance, elle acquiert instantanément son summum d'intensité, et si quelque changement s'opère consécutivement dans cette paralysie, ce sera toujours, à moins d'hémorrhagie nouvelle, un changement favorable et tendant à la guérison.

La perte de connaissance est la règle et le premier symptôme. Il arrive cependant quelquefois que l'hémorrhagie ne se révèle que par une paralysie. D'autres fois, l'abolition de l'intelligence n'est pas complète ; le malade est dans le coma, c'est-à-dire qu'il faut lui parler très-haut pour qu'il entende et, par exemple. sorte lentement la langue, ou serre la main, si on le lui demande. La perte de connaissance ne persiste quelques jours que dans les cas prochainement mortels.

La paralysie n'est générale que dans l'hémorrhagie de la protubérance, ou dans les épanchements qui remplissent tous les ventricules ou recouvrent tout le cerveau.

Elle est ordinairement hémiplégique et du côté opposé à l'hémorrhagie ; elle peut être bornée à un bras, ou même à un muscle de la face, elle ne s'accompagne de contracture que dans le cas où le sang fait irruption, dans le ventricule ou bien en dehors du cerveau. Dans l'hémiplégie, le membre inférieur est souvent moins paralysé que le supérieur.

La paralysie du sentiment n'est point constante, si elle est complète, le pronostic est plus grave. Dans les apoplexies légères il n'y a ordinairement que des fourmillements ou des picotements dans les extrémités. La vue est presque toujours abolie durant le coma, au moins du côté paralysé.

La déglutition est souvent impossible au début.

Dans la syncope ; la respiration et la circulation sont anéanties, amoindries. Dans l'ivresse, il y a une odeur vineuse, il est facile de réveiller la sensibilité et la motilité.

La simultanéité de la contracture avec des symptômes peu graves feront incliner vers le ramollissement.

Dans l'apoplexie méningée la plus rapide, le développement des symptômes est toujours progressif. Ce dernier caractère est encore plus marqué dans l'apoplexie séreuse. En outre, dans cette dernière, la paralysie est plutôt un affaiblissement non exactement limité.

TRAITEMENT. — Débarrasser le malade de tout vêtement qui puisse embarrasser la circulation, le placer dans un endroit frais et aéré, la tête et la poitrine élevées. Réchauffer les extrémités, mais s'abstenir de boissons et de frictions excitantes.

Les saignées sont d'un usage banal. Elles ne peuvent pas agir sur le sang épanché ; elles risquent d'ôter au malade une portion de force utile à sa guérison, elles ne doivent donc être employées que si le pouls et le tempérament du malade font craindre une disposition à un nouveau raptus hémorrhagique.

258. APOPLEXIE SÉREUSE ; HYDROCÉPHALE AIGUE. — Elle survient quelquefois avec l'instantanéité de l'apoplexie sanguine, et il est alors bien difficile de l'en distinguer, on n'a pour se guider que la pâleur de la face, l'absence de la déviation des traits ; d'ailleurs elle compte tous les symptômes de l'hémorrhagie cérébrale. Le plus souvent tous les membres sont dans une résolution complète, mais beaucoup d'hémorrhagies cérébrales, surtout la méningée, présentent aussi ce caractère.

D'autres fois les symptômes ne se développent que graduellement, ce qui n'a jamais lieu dans l'hémorrhagie cérébrale, qui atteint du premier coup toute sa gravité.

TRAITEMENT. — Les sinapismes, les vésicatoires, les sétons,

les cautères, les moxas, les diurétiques, les purgatifs, les frictions et si le diagnostic était certain, les douches de vapeur.

260. ASPHYXIE. — Elle est produite par le séjour au milieu d'un gaz non respirable, par la strangulation, par la submersion, et par la compression de la poitrine par d'énormes fardeaux.

On cite des noyés qui ont ressuscité après trois quarts d'heure de submersion.

L'asphyxie produit une angoisse inexprimable, l'obtusion des sens, la résolution des muscles, une sensation de pesanteur extrême au sternum et au larynx, des marbrures de la peau, etc.

TRAITEMENT. — Selon les cas, on emploie la saignée, la respiration artificielle, les frictions rudes, l'électricité.

260. SYNCOPE. — L'intelligence, la sensibilité, les mouvements, la circulation et la respiration sont suspendus.

Elle est quelquefois annoncée par des vertiges, des tintements d'oreille, un obscurcissement de la vue, la pâleur de la face, les nausées.

Quand elle a lieu, le corps devient froid, il y a des sueurs visqueuses, des évacuations involontaires, quelquefois de légères convulsions de la face; en outre le malade tombe à la renverse.

Elle dure quelques secondes, mais on l'a vue se prolonger plusieurs heures.

TRAITEMENT. — On couche le malade; on desserre ses vêtements; on frictionne les tempes, les membres; on fait respirer des odeurs fortes; on lève les bras ; on asperge d'eau froide.

261. HYDROCÉPHALE CHRONIQUE. — Celle qui ne s'accompagne point du développement anormal du volume de la tête peut-elle être diagnostiquée par l'oscillation des muscles volontaires et l'impossibilité de tenir le corps en équilibre? Ces signes, fort incomplets, sont, d'ailleurs, fort obscurs, les enfants mourant généralement dans la première année.

Celle avec augmentation de volume ne peut être confondue avec aucune maladie. L'ampleur du crâne est, en effet, considérablement développée, tandis que la face conserve sa grandeur naturelle et prend une forme triangulaire à base frontale. Le front, les bosses pariétales et occipitales sont très saillants, les sutures sont écartées et laissent quelquefois percevoir la fluctuation. La direction des yeux est faussée, l'ouïe très fine d'abord, est ensuite oblitérée, l'intelligence disparaît et fait place à l'idiotisme.

TRAITEMENT. — Frictions mercurielles et bonnet de laine irritant sur la tête; calomel à l'intérieur jusqu'à ce que les gencives se prennent. Diurétiques, compression, ponctions successives, mais très-fines. Une fracture du crâne avec issue du liquide continuée pendant huit jours, fut suivie de guérison de l'hydrocéphale. Il faut ne point répercuter les éruptions cutanées chez les enfants; il faut leur épargner autant que possible les chutes et les chocs sur la tête; il ne faut cultiver qu'avec précaution leur intelligence.

262. EMPOISONNEMENT PAR LES NARCOTIQUES. — Les malades sont dans un coma profond, leur peau est insensible, leurs membres dans le collapsus. Leur respiration est lente, leur peau froide, le pouls petit et lent. Ils ont parfois des contractions instantanées dans les muscles. Les vomissements existent rarement et ne sont pas opiniâtres; les douleurs sont très rares, quelquefois très-vives. Si le malade répond à des questions posées à très-haute voix, ce n'est que par monosyllabes et, cependant avec justesse. Il peut y avoir des convulsions. La bouche et les narines laissent échapper des matières visqueuses.

TRAITEMENT. — Si l'accident est très-récent, faire vomir, puis administrer, soit une décoction de noix de galle, soit 6 grammes de tannin pour 250 grammes d'eau sucrée, faire vomir de nouveau, puis café par en haut et en lavement. Eau vinaigrée, limonade citrique; saignée contre les accidents cérébraux si le pouls est fort.

263. EMPOISONNEMENT PAR LES NARCOTICO - ACRES. — Quelques-uns produisent une raideur tétanique avec suspension de la respiration revenant par accès de plus en plus rapprochés et prolongés. Les yeux sont fixes, la langue et les joues gonflées, la figure colorée. Dans les intervalles, il y a un air de stupeur. Le bruit, un léger attouchement ramènent les convulsions.

D'autres produisent des mouvements convulsifs généraux, avec des intermittences de rémission et de redoublement. Des défaillances, des vomissements, des selles avec des coliques vives. Quelques-uns sont dans un coma d'où ils ne sortent que pour vomir. Le camphre ralentit considérablement le pouls et refroidit les extrémités.

D'autres substances produisent la dilatation des pupilles; la sécheresse de la gorge, le délire, des vertiges, des lipothymies, des syncopes, l'impossibilité de se tenir debout, des mouvements continuels des mains, du pouls (la ciguë, la belladone...), même des convulsions.

264. POISONS SEPTIQUES. — A l'état gazeux, ils produisent l'impossibilité presque absolue de faire des mouvements, la lenteur et la difficulté de la respiration, l'affaiblissement du pouls, les syncopes.

A l'état liquide (venin), ils produisent la tuméfaction et la lividité de la région par où ils ont pénétré, des syncopes, des nausées, des vomissements, des mouvements convulsifs.

265. MÉNINGITE AIGUE. — La douleur de tête, un malaise, la morosité, des frissons irréguliers, des vomissements pendant un jour ou deux et la constipation souvent opiniâtre caractérisent la première période.

La douleur de tête est générale ou localisée. Il n'y a le plus souvent aucun rapport entre le point douloureux et le point phlogosé. Tout mouvement imprimé à la tête exaspère parfois cette douleur et la rend insupportable.

Les vomissements sont plus souvent observés chez les enfants. La face est rouge; elle offre une expression de douleur. La chaleur de la tête est souvent augmentée, celle du corps est naturelle.

Le délire, une agitation continuelle; ou, plus souvent, des convulsions, des contractures, la paralysie, caractérisent la seconde période.

Le délire s'établit tantôt d'une manière insensible, tantôt d'une manière bien accusée de prime-abord. On l'a vu, mais rarement, n'exister que pendant la nuit. Il est bruyant et avec développement de forces, ou morose et taciturne; général ou portant sans cesse sur le même sujet.

Les convulsions sont quelquefois partielles et erratiques. D'autres fois, elles persistent dans la même région; elles sont générales chez le tiers des malades.

Les yeux, la face, les lèvres, les membres, tels sont, dans l'ordre de fréquence, les points affectés de convulsions partielles.

Fréquentes dans les muscles postérieurs du cou, dans les muscles de la mâchoire et des membres, les contractures sont infiniment rares dans les muscles antérieurs du cou.

La paralysie est plus rarement observée. Elle est fixe ou

mobile, générale ou hémiplégique, ou limitée a un ou plusieurs muscles.

La vision est souvent pervertie, l'oreille est le siége de tintements. Le pouls, accéléré le plus souvent, est souvent irrégulier, intermittent, quelquefois ralenti.

La céphalalgie n'est plus accusée aussitôt que survient le délire.

Le coma peut alterner avec les convulsions. Dans la troisième période, il devient permanent.

TRAITEMENT. — Saignées hardies. Sangsues, de vingt à soixante, ou bien en petit nombre, mais relayées... Compression des deux carotides, réfrigérants sur la tête. Ils favoriseraient le coma s'ils n'avaient été précédés des émissions sanguines. Même observation pour les affusions froides, qui seront réitérées de deux à quatre fois par jour. Les sinapismes purs et les vésicatoires ne doivent pas être appliqués dès le début. Purgatifs, nitre et émétique à haute dose. Celui-ci n'est pas d'un usage général. Dans la troisième période, les purgatifs ne valent plus rien. Vésicatoire sur le cuir chevelu, pommade de Hann ou stibiée.

266. MÉNINGITE TUBERCULEUSE. — La première période est caractérisée par la perte de l'appétit, la pâleur, la fréquence du pouls, l'amaigrissement, les vomissements, la céphalalgie, les grincements de dents, l'abattement.

La deuxième période l'est par le ralentissement et l'irrégularité du pouls, un commencement d'assoupissement, des plaintes, du délire, des cris.

La troisième par la paralysie des paupières, la dilatation des pupilles, les convulsions, les soubresauts des tendons, les contractures. (Rillet et Barthès.)

L'enfant se plaint de la tête ; il vomit sans avoir de fièvre ; il est constipé ; il craint la lumière et a une tendance au sommeil.

Puis le sommeil devient plus profond ; le malade, indifférent à tout, ne répond que par monosyllabes ; son sommeil est, de temps à autre, interrompu par un cri plaintif, nommé cri hydrencéphalique ; il ne demande rien, pas même à boire. La sensibilité de la peau est obtuse. Si on la sillonne avec l'ongle, la trace se recouvre d'une couleur rose (tache méningitique). Son ventre amaigri, déprimé, forme des côtes au pubis, une espèce de carène. Il y quelques convulsions cloniques, rarement générales. Quelquefois les muscles postérieurs du cou sont raides, contracturés.

— 318 —

Par moments il y a un peu d'exacerbation, pendant laquelle
le malade s'agite et délire. Ce délire est rarement bruyant.

La somnolence devient du coma et même du carus; il y a des
convulsions tétaniformes, des contractures alternant avec la
résolution.

TRAITEMENT. — Réserve dans l'emploi des sangsues derrière
les oreilles, dans les narines; frictions mercurielles; calomel à
dose fractionnée; large vésicatoire épicranien; pommade de
Hann employée avec énergie toutes les trois heures.

266 *bis*. ENCÉPHALITE GÉNÉRALE. — Symptômes identiques avec
ceux de la méningite.

267. ENCÉPHALITE ou CÉRÉBRITE LOCALE AIGUE. — La céphalalgie, les vertiges, les éblouissements, les tintements d'oreille,
un fourmillement dans les membres caractérisent le début. Le
sommeil est continuellement interrompu, ou, au contraire, il y
a de la somnolence.

Des crampes, des soubresauts des tendons, puis la contracture ou au moins la raideur musculaire sont observés ainsi que
les spasmes cloniques et une difficulté, ou même une impossibilité absolue de mouvoir les membres.

Fort souvent le délire n'existe pas, et la lésion de l'intelligence ne se révèle que par une certaine brusquerie dans les
réponses ou de l'exaltation.

Le visage est rouge, la soif vive, les selles rares. Le pouls,
fort et accéléré, peut offrir des variations remarquables sur le
même malade.

Plus tard, aux convulsions succède la paralysie; à l'incohé-
rence des paroles, le mutisme. La soif disparaît, le pouls se ralentit, le ventre se météorise, la déglutition se fait d'une manière bruyante. V. n. 265.

268. CÉRÉBELLITE AIGUE. — La céphalalgie bornée à l'occiput,
la contracture, les convulsions musculaires, la paralysie, la rétraction de la tête en arrière, avec cette particularité que l'intelligence est conservée, tels sont les symptômes que l'on
attribue à la cérébellite.

TRAITEMENT. — Celui de la méningite. Parmi les dérivatifs, il
faut comprendre l'émétique en lavage, en évitant autant que
possible les vomissements.

269. HYPERTROPHIE CÉRÉBRALE. — Des douleurs de tête continues, intermittentes ou rémittentes persécutent le malade pendant plusieurs années, le forcent quelquefois à fuir la société et le bruit, puis apparaissent des convulsions, tantôt sous forme analogue à l'épilepsie, ou bien n'occupant que la face, un ou plusieurs membres. Ces convulsions deviennent plus ou moins continues, s'exaspérant par accès, pendant lesquels on observe un état comateux. La vue, l'ouïe peuvent être troublées pendant les accès de migraine; le toucher est moins délicat, le pouls est plutôt ralenti qu'accéléré. Puis se manifestent des envies de vomir; puis les malades abandonnent progressivement toutes leurs occupations, et finissent par mourir dans une crise convulsive, une syncope, etc.

270. AGÉNÉSIE. ATROPHIE CÉRÉBRALE. — Le malade est privé de l'usage d'une partie plus ou moins grande de son corps, tout un côté, un ou plusieurs membres, qui, souvent, sont contracturés en même temps que paralysés. Si la jambe est frappée, ils marchent, mais avec peine; ils se servent du bras malade, le soutenant souvent avec le bras sain. Les sens ne sont généralement pas aussi maltraités; la sensibilité est rarement tout à fait abolie. Les traits de la face sont déviés, la langue est embarrassée; on remarque sur le crâne un défaut de symétrie, des dépressions; l'esprit est borné, la mémoire infidèle. Les fonctions organiques s'exécutent bien.

271. TUMEURS INTRACRANIENNES DU CERVEAU. — Elle sont fongueuses, fibreuses, cartilagineuses, osseuses, squirrheuses, encéphaloïdes, tuberculeuses, enkystées, hydatiques.

Elles produisent des symptômes dont l'ensemble peut être rangé en sept formes ou catégories différentes.

1ʳᵉ *forme.* — *Céphalalgie de fort longue durée se terminant enfin par un coma ou un épuisement graduel.* Une observation superficielle peut faire croire à une simple dyspepsie, car elle existe et le malade vomit; de plus la céphalalgie offre des rémissions ou même des intervalles de soulagement complet.

2ᵉ *forme.* — *Céphalalgie, lésions des sens, de la parole ou de l'intelligence.* La vue, l'ouïe, le goût, l'odorat, la parole, l'intelligence se perdent, le coma et la mort terminent.

3ᵉ *forme.* — *Céphalalgie, troubles des sens et convulsions.* C'est la deuxième forme, à laquelle s'ajoutent des convulsions qui reviennent par accès tétaniformes ou ressemblant à de légères attaques d'apoplexie.

4° forme. — *Convulsions sans lésion des sens.* L'intelligence est quelquefois affaiblie. Elle peut être confondue avec l'épilepsie. D'autres fois, les convulsions sont plus irrégulières. La mémoire se perd.

5° forme. — *Symptômes cérébraux avec paralysie.* Qu'elle soit générale à partir du cou, ou qu'elle soit partielle, la paralysie se distingue à sa marche croissante ; progressive, et parfois précédée de vives douleurs. La parole est en général embarrassée, habituellement ou par paroxysmes.

6° forme. — *Symptômes gastriques dominants.* Le malade digère péniblement, il vomit.

7° forme. — *Vertiges habituels et attaques d'apoplexie faibles et passagères,* parfois il y a du coma. Les malades prévoient quelquefois les accidents, les mouvements du corps excitent les accidents.

TRAITEMENT. — La saignée produit quelquefois un amendement passager. Le séton en première ligne, les cautères, les moxas doivent toujours être placés à la nuque, jamais sur le cuir chevelu. La constipation réclame les purgatifs qui peuvent être utiles même en son absence. Lavements purgatifs. Eviter toute contention d'esprit.

272. HÉMORRHAGIE MÉNINGÉE DIFFUSE. — (Celle qui est circonscrite ne peut être distinguée de l'apoplexie cérébrale).

Tous les membres sont dans une résolution plus ou moins complète. Les sens ne fonctionnent plus ; le malade est dans le coma. Les mouvements respiratoires sont égaux des deux côtés, ce qui n'a pas lieu dans l'apoplexie cérébrale. Les convulsions des extrémités ne sont pas rares, on a vu l'apoplexie méningée offrir les symptômes de la méningite aiguë.

TRAITEMENT. — Les observations que nous avons faites sur la saignée dans l'apoplexie cérébrale, perdent ici un peu de leur vérité. La saignée peut être plus hardiment pratiquée. réfrigérants sur la tête.

273. RAMOLLISSEMENT AIGU DU CERVEAU. — On a voulu le distinguer de l'apoplexie cérébrale. 1° par les symptômes précurseurs qui seraient constants ; 2° par le développement graduel des symptômes, 3° par la présence de la contracture ; 4° par la coexistence avec l'anesthésie, d'hyperesthésie, de douleurs ; 5° par la céphalalgie ; 6° par la conservation de l'intelligence.

Les prodromes sont constants, dit un auteur, malheureusement, dans les observations qu'il cite, bon nombre manquent de prodromes, et d'ailleurs l'apoplexie cérébrale n'est-elle pas souvent précédée de symptômes précurseurs ?

Le développement graduel des symptômes est propre au ramollissement. Cela est vrai, mais la marche du ramollissement peut, comme celle de l'hémorrhagie, être graduellement décroissante à partir de l'accident primitif instantané.

La contracture a manqué dans le plus grand nombre d'observations.

L'hypéresthésie, les douleurs concomitantes de la paralysie seraient un signe pathognomonique du ramollissement, assure-t-on, mais elles manquent souvent.

La céphalalgie un peu intense, persistante, limitée, peut être utile pour le diagnostic, mais elle manque souvent.

L'intelligence n'est pas plus conservée dans le ramollissement de forme apoplectique que dans l'apoplexie.

On reconnaît une forme ataxique de ramollissement. Le délire et les convulsions y dominent tous les symptômes.

TRAITEMENT. — Si le pouls l'indique, si le malade est jeune, saignez résolument ; sinon révulsifs, purgatifs.

RAMOLLISSEMENT CHRONIQUE DU CERVEAU. — M. Durand Fardel en range les symptômes en quatre catégories.

Première catégorie. — Céphalalgie ordinairement frontale ; étourdissements, évanouissements passagers ; engourdissements, picotements d'un seul ou des deux côtés ; puis faiblesse progressive, puis hémiplégie le plus souvent compliquée de contracture. Rarement des mouvements convulsifs ; embarras de la langue, de la mémoire, de l'intelligence ; pleurs sans motifs ; hébétude ou même démence. Comme on le voit, la marche est croissante.

Deuxième catégorie. — Après une attaque de forme apoplectique, les accidents décroissent, caractère que bien à tort on attribue exclusivement à l'apoplexie. Il est rare que la parole soit totalement, et pour jamais abolie, il l'est au moins autant qu'elle ne conserve pas quelqu'embarras. La contracture existe au début, elle peut disparaître, elle peut ne se montrer que plus tard.

Troisième catégorie. — Attaques apoplectiformes terminées dans la suite par une attaque de ramollissement aiguë.

Quatrième catégorie. — Ramollissement ancien à l'état talent.

278. COMMOTION DU CERVEAU. — Le premier degré est caractérisé par des éblouissements, des étincelles dans les yeux, des bourdonnements d'oreille, des spasmes dans les muscles, des nausées, des vomissements, la titubation, le tout ordinairement avec conservation de l'intelligence.

Deuxième degré. — Le sujet tombe sans connaissance; il a des palpitations de cœur; il échappe les urines et les selles, il vomit, il a des syncopes.

Une vive lumière, des sons très-aigus, des pincements parviennent à arracher au malade quelques mots sans ordre, prononcés en balbutiant et comme en dormant, puis il retombe dans sa léthargie. La respiration est si petite qu'elle semble ne pas se faire. Le pouls descend quelquefois à dix-huit et à vingt pulsations. Les malades peuvent retirer leurs membres si on les pique.

Le troisième degré. — Les sens, l'intelligence, la respiration et la circulation sont suspendus. Une agitation convulsive des membres est le seul indice de vie.

Les apersions froides, les exhalations spiritueuses sous les narines, la respiration artificielle faites à temps pourraient rappeler la vie. Il peut y avoir vomissements, épistaxis.

TRAITEMENT. — Voir le malade souvent : ne saigner que si le pouls s'élève, et encore faut-il faire la saignée petite, sauf à la renouveler. Potions cordiales, frictions spiritueuses. Si les symptômes se prolongent, large vésicatoire derrière le cou. Émétique en lavage, pédiluves ; lavements purgatifs. Vésicatoire sur la tête, fortement cantharidé en dernier lieu.

279. **COMPRESSION PAR EPANCHEMEET.** — Le blessé tombe comme assommé; si l'épanchement n'est pas trop considérable, et la percussion trop violente, il peut recouvrer ses sens.

Que la compression soit produite par un épanchement ou par une portion d'os enfoncé, l'insensibilité est générale, les yeux à demi-ouverts. La pupille est insensible même à la lumière d'une bougie.

Les membres sont dans le relâchement, la respiration est stercoreuse (ce dernier signe peut manquer). Le pouls est lent et plus souvent intermittent que dans la commotion. S'il y a des convulsions, elles sont plutôt la conséquence d'une lésion naturelle du cerveau. Les vomissements n'existent que lorsqu'il existe un certain degré de sensibilité. L'hémorrhagie par le nez ou les oreilles ne peut permettre aucune induction sur la violence de la percussion ou le degré de l'épanchement. La paralysie est un signe constant de la compression par épanchement; elle est toujours du côté opposé. Il peut arriver que les symptômes ne se manifestent avec toute leur gravité que quelque temps après l'accident, soit qu'un caillot ferme l'ouverture des vaisseaux divisés, soit que les sucs dont la portion spongieuse des os a été imprégnée n'aient pas eu le temps de s'extravaser. S'il existe un intervalle de sensibilité entre l'assoupissement immédiat et les symptômes ci-dessus indiqués, c'est une preuve d'épanchement.

Ordinairement les symptômes propres à l'inflammation, ne viennent que de six à douze jours après l'accident, mais l'inflammation peut exister sans ces symptômes, comme aussi ces symptômes peuvent se développer immédiatement.

TRAITEMENT. — Le trépan est abandonné, à moins que le lieu de l'épanchement ne soit très-évidemment démontré, d'autant plus que les symptômes peuvent aussi bien dépendre de la contusion que de l'épanchement. Restent les antiphlogistiques, les réfrigérants, les sangsues en permanence derrière les apophyses mastoïdes, le tartre stibié à haute dose.

280. **CONTUSION IU CERVEAU.** — Elle peut avoir lieu dans un point diamétralement opposé à celui qui a été frappé. Ses symptômes sont ceux de l'inflammation, il ne se manifestent fort souvent que le troisième et même le cinquième jour après l'accident. Il y a des douleurs dans un point fixe de la tête, de l'inappétence, de la fièvre avec redoublement, puis un affaiblissement qui dégénère en coma. Est-il bien constant que les malades restent couchés sur le côté, les talons, sur les fesses et qu'ils soient en même temps très-agités, tandis que dans la commotion et l'épanchement, le décubitus est dorsal et l'agitation nulle? la réaction est proportionnée au degré de la contusion.

281. **CONGESTION VEINEUSE DE LA MOELLE.** Les maladies du cœur, du poumon, les efforts de défécation ou de l'accouchement peuvent la produire.

Elle est caractérisée par un engourdissement plus ou moins douloureux des membres, l'affaiblissement de la faculé locomotrice commençant par les membres inférieurs et s'étendant progressivement aux membres supérieurs et au tronc Les malades restent couchés sur le dos dans un état de paralysie générale incomplète. La respiration est régulière mais principalement diaphragmatique. La circulation ne paraît pas influencée. L'intelligence est indemne; la vessie et le rectum sont peu troublés. Les symptômes peuvent disparaître, ce qui a lieu dans un ordre inverse, c'est-à-dire de haut en bas. Le plus souvent la sensibilité n'est pas atteinte. Une douleur sourde dans un point ou dans toute l'étendue du rachis existe dans les cas les plus graves.

TRAITEMENT. — Sangsues sur le point douloureux. Si ce point n'existe pas, saignées, boissons laxatives, dérivatifs.

282. IRRITATION SPINALE. — A la suite d'efforts violents, on constate par la pression des vertèbres, et dans une certaine étendue, une douleur. Si elle siége dans la région cervicale, elle s'accompagne de douleurs d'apparence névralgique au front, ou derrière la tête, sous le sternum, aux glandes mammaires, aux épaules, aux membres supérieurs. Le malade accuse en outre une toux sèche, de l'oppression, des palpitations.

Si elle siége à la région dorsale, il en résulte des douleurs sous-sternales, des battements de cœur tumultueux, beaucoup d'oppression, une toux sèche, des douleurs dans les membres supérieurs ou bien une gastralgie.

Si elle siége à la région lombaire, il y a des douleurs dans les parois de l'abdomen, dans le bas-ventre, dans l'appareil génito-urinaire, des crampes dans les membres inférieurs, et quelquefois une paraplégie incomplète.

Tous ces désordres ont souvent une longue durée.

TRAITEMENT. — Application réitérée de sangsues sur le point douloureux; frictions d'un quart d'heure avec un liniment térébenthiné ou autre; emplâtre belladoné; bande vésicante le long du rachis avec ou sans morphine. Les cautères, les sétons, les moxas ont paru fort médiocrement avantageux. Les affusions d'eau froide, l'hydrothérapie, les bains de mer, en dernier lieu l'opium, la belladone, le sous-carbonate de fer.

283. CONGESTION VEINEUSE AVEC HYDROPISIE. — Les symptômes sont les mêmes que dans la simple congestion veineuse. Le caractère, peut-être un peu plus accusé de la paralysie, ne suffit assurément point pour les différencier.

283 *bis*. HÉMATORACHIS. CONGESTION VEINEUSE AVEC ÉPANCHEMENT SANGUIN. — Si l'écoulement du sang a lieu vers le crâne, la paralysie et les convulsions sont précédées de céphalalgie, de vertiges, d'insomnie, d'assoupissement, de perte de connaissance; il y a une douleur cervicale. Si l'écoulement a lieu dans le rachis, la paralysie, les convulsions précèdent les autres symptômes. Dans l'hémorrhagie de la protubérance annulaire, les accidents spasmodiques sont compliqués d'abolition de la sensibilité, tandis que celle-ci est à peine atteinte dans le simple hématorachis ou congestion avec épanchement sanguin.

284. HÉMATOMYÉLIE. APOPLEXIE DE LA MOELLE. — Le malade se plaint d'une douleur quelquefois très-vive dans un point du rachis. Cette douleur est limitée ou bien elle se propage à l'épaule, aux membres, aux lombes. Elle peut durer longtemps et être confondue avec une douleur rhumatismale. Parfois il y a des tendances à la syncope; puis, plus tôt ou plus tard, apparaissent des convulsions violentes, ou une paralysie qui devient progressivement générale, même de la respiration qui, dans un cas, semblait n'avoir lieu que grâce aux sterno-mastoïdiens. Dans ce même cas, la sensibilité était éteinte jusqu'au mamelon. Les matières sont évacuées involontairement; l'intelligence est conservée (un malade mourut en parlant); la douleur spinale peut disparaître.

TRAITEMENT. — Celui de l'hématorachis.

285. MÉNINGITE RACHIDIENNE AIGUE. — La céphalalgie, la constipation, des difficultés pour mouvoir la mâchoire, pour avaler, pour uriner, et une douleur rachidienne plus ou moins étendue en sont les préludes.

Puis surviennent deux ordres de phénomènes : 1º ceux de la méningite cérébrale, si elle existe, ce qui est fréquent. Ce sont le délire avec exaltation, illusion des sens, immobilité de la pupille, prolapsus de la paupière, actes désordonnés, coma, grincement de dents.

2º Ceux de la méningite rachidienne qui peuvent exister seuls. Ce sont : une douleur dans le rachis. Quelquefois cette douleur s'irradie sous forme d'élancement douloureux dans le rachis, dans les membres dont le moindre déplacement, la pression la plus légère, arrachent des cris aux malades. Cette exaltation de la sensibilité est caractéristique de la méningite rachidienne, comme l'extrême douleur de tête l'est de la méningite ou arachnitis cérébrale.

On constate en même temps la rigidité des muscles postérieurs du tronc (celle de la méningite cérébrale, quand elle existe, n'apparaît que dans la région cervicale). Cette rigidité atteint quelquefois le caractère tétanique de l'opisthotonos; elle peut quelquefois passer inaperçue si l'on n'imprime point de mouvements aux membres. La rigidité de l'hémato-rachis, quand elle existe, est survenue brusquement; elle ne s'accompagne pas de l'exaltation de sensibilité des membres et du tronc.

S'il n'y a point complication de méningite cérébrale, il est infiniment rare qu'il y ait une véritable paralysie, et les malades, quoique gênés par la douleur, peuvent jusqu'à la fin se mettre sur leur séant.

La respiration est haute, dyspnéique, le pouls généralement fréquent. On observe des sueurs, surtout pendant les accès tétaniques; les urines sont retenues ou échappées. Il y a des douleurs, des fourmillements, des crampes dans les membres.

TRAITEMENT. — Emissions sanguines générales et locales, bains mucilagineux tièdes, les lavements huileux, les tisanes acidulées se sont toujours montrés plus avantageux que les médications irritantes, le tartre stibié, le quinquina, etc.

286. MÉNINGITE RACHIDIENNE CHRONIQUE. — Des douleurs dorsales assez obscures, un sentiment de gêne et de fatigue dans les membres, parfois des contractures des membres ou du cou.

287. MYELITE AIGUE.—Le dictionnaire de Fabre la décrit ainsi : — Lorsque la portion cranienne de la moëlle est enflammée, on observe des troubles des sens, un délire furieux, le trismus, des grincements de dents. La langue est rouge et sèche, la déglutition difficile, la parole impossible; la respiration pressée et tumultueuse ; vomissements, parfois même symptômes d'hydrophobie. Bientôt survient l'hémiplégie qui peut être suivie de paralysie générale... et confondue avec l'encéphalite.

Portion cervicale. — Douleur vive et rigidité dans la région postérieure du cou ; respiration pénible, diaphragmatique. Ces accidents sont quelquefois précédés de gêne dans la déglutition et des autres symptômes d'une angine plus ou moins intense. Le pouls est dur et accéléré; puis surviennent des fourmillements dans les doigts, puis la paralysie des membres supérieurs exclusivement aux autres, et, encore plus souvent, la paralysie de tous les membres.

Portion dorsale. — (Entre les deux renflements). Secousses convulsives et continues du tronc auxquelles les membres ne participent que dans le cas où l'un ou l'autre renflement est enflammé. Quelquefois une agitation générale à laquelle succède une résolution plus ou moins complète. La respiration est précipitée, le pouls fébrile, il y a des battements de cœur irréguliers assez forts pour faire croire à un anévrisme.

Portion lombaire. — Paralysie des membres inférieurs; incontinence ou rétention des urines ou des matières. Douleur lombaire profonde, parfois coliques assez vives, contractions convulsives des parois de l'abdomen.

TRAITEMENT. — Saignées générales si une grande partie de la moëlle est enflammée ; sinon sangsues répétées, bains, cataplasmes. Diète absolue pendant les premiers jours. Si les douleurs sont vives et les sujets irritables, l'opium pourra être utile. — Pendant la convalescence, si on l'obtient, on insiste sur les bains, le repos.

288. MYÉLITE CHRONIQUE. — Des douleurs dans les membres accompagnées de rachialgie plus ou moins accentuée et étendue, de l'engourdissement et des mouvements pénibles en sont quelquefois pendant longtemps les seuls symptômes. Quelquefois, pour lever le pied en marchant, les malades se renversent un peu en arrière. Dans ce mouvement d'élévation la pointe du pied tantôt rase la terre, tantôt se relève brusquement et se porte en dehors. D'autres fois les malades ne peuvent marcher qu'à genoux ou en s'aidant des mains. Un soulagement momentané peut avoir lieu, puis apparaissent la rétention d'urine, l'incontinence, des contractures, des douleurs d'estomac, d'intestins, des parois abdominales, des palpitations.

TRAITEMENT. — Purgatifs répétés, douches d'eau salée à 35°, vésicatoires volants qui seront morphinés si les douleurs sont vives. Cautères à demeure, moxas, sétons. Bains de mer, bains d'eau minérale. Strychnine, galvanisme.

289. PRODUCTIONS ACCIDENTELLES. — Elles sont cartilagineuses, osseuses, anévrysmales, fongueuses, syphilitiques, hydatiques, tuberculeuses, cancéreuses, ou formées par le déplacement des vertèbres à la suite du mal de Pott.

Quand elles siégent en dehors de la dure-mère, on observe des douleurs que la marche augmente, une faiblesse progressive des membres inférieurs et même des membres supérieurs selon le siége plus ou moins élevé de la tumeur, l'émission involontaire des urines ou leur rétention, la faiblesse ou la paralysie du rectum, puis une tumeur dont la pression augmente la paralysie.

Quand elles siégent en dedans de la dure-mère, on observe des douleurs dans le ventre, les bras, les jambes, suivant la hauteur. Ces douleurs viennent par accès et dans les intervalles sont remplacées par des picotements, des engourdissements. La puissance motrice diminue dans un bras, une ou deux jambes. Le malade se tient debout, mais il marche avec peine, il éprouve des raideurs , et, s'il est au repos une tendance aux contractures, puis les contractures deviennent permanentes.

S'il n'y a ni gibbosité, ni saillie d'une apophyse épineuse, ni abcès par congestion qui puisse faire découvrir le mal de Pott, il pourra être révélé par l'âge du malade, son tempérament, la douleur et surtout un craquement obtenu par la pression des côtes correspondantes au mal intérieur, et le sentiment d'une constriction comme d'une corde serrée autour du corps au niveau de l'estomac.

TRAITEMENT. — Celui de la myélite chronique.

290. COMMOTION DE LA MOELLE. — Après une chute ou un choc violent, le malade tombe ou reste sur le sol sans connaissance. L'urine et les matières fécales s'échappent, les quatre membres sont paralysés et insensibles, la respiration est gênée, la circulation irrégulière. Puis ces symptômes décroissent progressivement et, au bout de quelques jours, le malade accuse une douleur dans le trajet de l'épine. On ne constate point de fracture.

TRAITEMENT. — Saignées, sangsues, et quand on n'a plus à craindre la myélite, frictions, bains aromatiques sulfureux, exutoires.

291. RAGE, HYDROPHOBIE. — Avant qu'elle ne se déclare, pendant l'incubation, il se formerait, selon quelques médecins, de chaque côté du frein de la langue une vésicule ou pustule dont l'ablation suivie de cautérisation suffirait pour guérir.

Quand elle est sur le point de paraître, les plaies où, si elles n'existent pas, les cicatrices rougissent, se gonflent ; elles sont douloureuses et la douleur se propage au rachis et au pharynx. le malade devient morose, la crainte s'empare de lui. Puis une horripilation profonde, prolongée et qu'on distingue sous le nom de frisson hydrophobique précède l'apparition d'une douleur convulsive du pharynx qui ne permet point la déglutition des liquides et quelquefois non plus celle des solides. En même temps se manifestent des suffocations, des convulsions de la face, l'horreur des objets brillants, une soif ardente que les malades redoutent de satisfaire, l'approche d'un liquide augmentant la convulsion du pharynx. On remarque une sputation de salive très-abondante, puis l'accès passe pour se renouveler bientôt avec plus de violence. Les malades deviennent tellement irritables que le moindre bruit, la lumière les effrayent. Pendant les accès, les malades, furieux, cherchent à mordre, à battre ou **à briser.**

L'horreur des liquides passe avec l'accès; on prétend même avoir observé des cas où elle n'existait pas. Une fois déclarée, la maladie ne dure pas plus de six à sept jours.

TRAITEMENT. — Laver la plaie à grande eau, appliquer sur elle une ventouse, puis cautériser avec le fer rouge ou un caustique liquide tel que le chlorure d'antimoine.

292. RAGE SPONTANÉE. — Elle comporte à peu près tous les symptômes de la rage, mais ou il n'y a pas eu de morsure, ou l'animal n'était pas enragé, ou l'incubation est trop courte ou trop longue.

293. DELIRIUM TREMENS.—Le malade est un ivrogne, il exhale une odeur vineuse, il a un délire loquace, bruyant; il a des hallucinations tristes, effrayantes, menaçantes; il entend, il voit des spectres, des ombres, des accusateurs; il respire des odeurs fétides; nul sommeil ne calme ce délire, si ce n'est lorsqu'il tire vers sa fin, ce qui a lieu du premier septénaire au quatrième. La fièvre peut exister, quoique le délirium ne soit pas une maladie fébrile. Il y une tendance très-prononcée au suicide, et souvent, sinon toujours, un tremblement général tel qu'ils ne peuvent ajuster le verre à leur lèvre et qu'il se transforme quelquefois en convulsions épileptiformes.

TRAITEMENT. — Une thérapeutique d'expectation suffirait le plus souvent; on a cependant employé la saignée. Elle n'est pas sans inconvénient et doit être pratiquée tout au plus chez un malade qui ne soit pas nerveux et dont le tremblement ne soit pas trop prononcé. L'opium, fort préconisé, a aussi ses inconvénients, du moins en trop forte dose. Ne point trop prolonger la diète. Pilules purgatives.

294. PARALYSIE SATURNINE. — La limonade sulfurique qu'on oppose à la colique de plomb et les antiphlogistiques seraient fort souvent une cause adjuvante de ces paralysies.

Elles affectent le plus souvent un système de muscles, ou même un seul muscle. Elles se montrent aux quatre membres, mais surtout aux membres supérieurs, et principalement dans les muscles extenseurs. On les observe aussi aux muscles intercostaux, dans les muscles des organes visuel et vocal. Lorsque la paralysie est complète et de date ancienne, les muscles s'atrophient et les membres prennent de nouvelles formes. Si l'atrophie est étendue, la mort succède au marasme.

TRAITEMENT. — Frictions aromatiques sur le rachis et les muscles paralysés. Bains sulfureux, de mer; électricité; strychnine. Vésicatoires volants contre l'amaurose.

295. ENCÉPHALOPATHIE SATURNINE. — *Forme délirante.* — Le délire est simple chez un tiers des malades, il est furieux chez les deux autres; il offre des exacerbations pendant lesquelles les malades ressemblent à des maniaques.

Forme convulsive. — Le malade a des vertiges non précédés d'aura, puis il tombe sans connaissance, mais sans convulsions; le vertige ne disparaît point avec l'attaque. Lorsque celle-ci se renouvelle, la face, très-rouge d'abord, pâlit ensuite extrêmement. Des convulsions agitent les membres, surtout les supérieurs; puis survient une raideur tétanique. Peu à peu, les accès se multiplient, deviennent subintrants et la mort les termine.

Forme comateuse. — Elle s'accompagne d'amaurose, ainsi que la précédente.

Le caractère distinctif de cette maladie, c'est la lenteur du pouls.

TRAITEMENT. — M. Rayer traite par l'expectation. On peut essayer des révulsifs cutanés, d'un large vésicatoire épicranien dans la forme comateuse, de l'opium dans la forme délirante.

296. NÉVRALGIES SATURNINES. — Caractérisées par des douleurs sans changement de couleur à la peau, moins mobiles que celles du rhumatisme, augmentées par la chaleur du lit, diminuées par la pression, ayant un caractère contusif ou dilacérant, un type continu avec exacerbations irrégulières, siégeant principalement dans les muscles fléchisseurs ou au niveau des grandes articulations.

TRAITEMENT. — Bains sulfureux.

297. TREMBLEMENT MERCURIEL. — A la suite de l'absorption longtemps prolongée du mercure, se manifeste progressivement un tremblement des membres. Les malades sont décolorés, leurs chairs sont flasques, leur parole lente. Ils sont quelquefois obligés de manger sans l'intermédiaire des mains.

TRAITEMENT. — Tisane de squine, de gaïac, édulcorées avec le sirop de Cuisinier. Acétate d'ammoniaque, 16 à 30 grammes. Bains chauds et de vapeur.

298. BARYTE. — Parmi les alcalis, celui-ci est le seul qui suspende momentanément la respiration, et produise la paralysie du sentiment et du mouvement.

299. ECCLAMPSIE. — Se présente sous forme d'accès. Quand celui-ci est imminent, le regard devient fixe; il y a un moment d'immobilité, puis les muscles de la face sont agités de mouvements petits et très-rapides, le visage grimace et mérite le nom qu'on lui a donné (face de satyre). Le globe de l'œil roule en tous sens et finit par se fixer dans un coin de l'orbite. La pupille est dilatée, les lèvres sont sans cesse en mouvement, et l'une de leurs commissures, la tête elle-même, sont inclinées dans le même sens que les yeux.

Les convulsions gagnent les muscles du tronc, principalement les extenseurs; tout le corps est agité de petites secousses. La respiration est suspendue par moments. L'urine, les matières fécales, celles de l'estomac sont expulsées. L'intelligence est perdue, l'anesthésie complète, le pouls tantôt développé, tantôt petit. Les premiers accès ne durent qu'une minute, les autres six ou huit, et même, dit-on, un quart-d'heure. L'intervalle des accès est quelquefois de plusieurs heures, d'autres fois, à peine de quelques minutes. Cet intervalle est occupé par un coma dont on parvient quelquefois à tirer les malades en les tourmentant. Quelquefois même, il y a des intervalles lucides.

Cette maladie est particulière aux femmes enceintes, et surtout dans l'enfantement. Elle s'accompagne alors de tétanos utérin et elle est précédée d'indocilité de la malade, d'obtusion de la vue et de l'ouïe. Nous en avons observé tous les phénomènes, en dehors des conditions précédentes, chez une femme pléthorique de soixante-dix ans, chez laquelle on ne nous accusa point d'épilepsie. Elle mourut après deux ou trois jours d'accès ecclamptiques, séparés par de courts intervalles pendant lesquels, au début, il y avait de la lucidité qui fit rapidement place à un invincible coma.

300. ECCLAMPSIE DES ENFANTS. — Si elle est légère, l'accès se borne à une paleur de la face, à la fixité du regard, à la couleur violacée des lèvres. Si elle est forte, quelquefois les bras s'étendent et se fléchissent violemment; d'autres fois, on observe tous les phénomènes décrits plus haut; d'autres fois, la moitié supérieure seulement ou la moitié inférieure sont convulsionnées.

TRAITEMENT. — Saignées et sangsues contre l'ecclampsie des

femmes enceintes; puis sinapismes et vésicatoires sur les extrémités inférieures; lavements purgatifs; bains tièdes, la tête étant coiffée d'une vessie pleine de glace; rompre les membranes.

Chez les enfants, s'il y a indigestion, on fait vomir par la titillation de la luette ou ipéca; si les gencives sont gonflées, on les incise; en l'absence de ces causes, on met quelques sangsues derrière les oreilles si l'enfant est pléthorique, sinon on administre en lavements le musc ou par en haut l'oxyde de zinc. M. Mélier préconise une prise de cinq centigrammes de sulfate de quinine, toutes les heures, jusqu'à six.

301. ÉPILEPSIE. — *Petit mal.* — Si la malade est debout, il tombe en poussant quelquefois un petit cri; s'il est assis, sa figure devient pâle, son corps est immobile, son regard fixe et hagard. Cet état dure au plus deux secondes. Quelquefois le malade court en avant, pirouette, tombe et se relève immédiatement en recouvrant connaissance. D'autres malades ont simplement des absences pendant lesquelles ils laissent tomber leur ouvrage et sont soustraits au monde extérieur.

Grand mal. — Le malade jette un cri aigu, prolongé, saisissant et tombe. Il offre une raideur tétanique de tous les muscles; l'insensibilité est complète, la respiration suspendue, l'intelligence abolie, la face pâle d'abord s'injecte rapidement et bleuit; puis elle se distord convulsivement, la tête bat de côté et d'autre; la langue est mordue et saignante, la bouche écume. Du cou les convulsions passent au tronc, mais plus d'un côté que de l'autre; la respiration ne se fait que par secousses brusques de la poitrine. Les membres se contournent quelquefois d'une manière affreuse, mais ne s'ouvrent pas largement par des mouvements étendus; le pouce est fortement accolé contre la paume de la main. Les veines du cou se gonflent.

Les convulsions plutôt toniques que cloniques, la prédominence des accidents d'un côté du corps, la pupille dilatée (simulation impossible), le pouce dans la paume de la main, etc., caractérisent l'épilepsie.

TRAITEMENT. — Elle est longue la liste des remèdes! Nous ne mentionnerons que la belladone à doses lentement progressives et continuée durant deux ans. Jamais de vin pur ni d'épices, viandes blanches. Saignée, liberté du ventre, bains.

302. HYSTÉRIE. — Elle est caractérisée par des symptômes permanents et par l'apparition plus ou moins fréquente d'attaques, de convulsions. Parmi les désordres permanents on remarque la gastralgie, des hypéresthésies généralement fixées du côté gauche et qui occupent : 1° la gouttière vertébrale; 2° les apophyses épineuses, principalement les sixième, septième et huitième dorsale, mais que l'on a l'occasion d'observer dans les autres; 3° la douleur épigastrique; 4° le clou sincipital; 5° l'hypéresthésie des muscles pyramidaux ; 6° celle du larynx; 7° celle de l'urètre. — En outre, on observe une anesthésie plus ou moins complète de la paume des mains, des extrémités digitales, de la moitié gauche de la face. La moitié gauche de la langue et du palais ne perçoit plus les saveurs et à peine les piqûres; l'œil gauche est plus ou moins amaurotique, sa conjonctive plus ou moins insensible.

Enfin, quoique plus rarement, l'on observe des paralysies, soit au membre supérieur ou inférieur, soit dans les muscles du thorax.

Ces paralysies sont en général sensibles au courant électrique. Ce courant réveille les contractions musculaires, mais avec cette particularité que le courant n'est point perçu par la malade à cause de l'anesthésie de la peau.

303. HYSTÉRIE CONVULSIVE. — Se manifeste sous forme d'attaques, lesquelles sont composées de plusieurs accès convulsifs. La malade pousse quelques cris, tous ses membres sont agités de mouvements convulsifs très-étendus; ils se fléchissent, s'étendent, frappent violemment. Des malades avec une incroyable rapidité, se mettent sur leur séant, puis se renversent en arrière, se redressent de nouveau, retombent. Plusieurs personnes ont de la peine à leur résister. Elles portent la main au larynx convulsé comme pour écarter un obstacle ; leur tête est renversée en arrière, leur cou saillant, les veines sont gonflées, le visage animé, mais non violacé comme dans l'épilepsie. Les yeux sont fermés, les paupières agitées d'un frémissement perpétuel. Puis apparaît un calme de quelques instants; puis les mêmes accidents apparaissent de nouveau jusqu'à un dernier accès, qui termine l'attaque, et dont plusieurs malades font très-bien la différence.

TRAITEMENT. — Bains froids prolongés; fatigue, équitation. Contre l'accès : affusions froides avant les antispasmodiques ; contenir la malade sans violence. — Si la forme syncopale se manifeste : une saignée; le traitement curatif se compose des antispasmodiques, des ferrugineux, de l'opium que l'on a vanté et qui n'est pas sans inconvénients. Application du chloroforme, de la faradaisation contre l'hyperesthésie.

304. TÈTANOS. — Des muscles masséters, la raideur tétanique passe successivement aux muscles de la face, du cou, du tronc, des membres. Le corps est alors tellement raide, qu'en soulevant la tête on soulève la masse tout entière comme un bloc de pierre. Le sommeil est nul, les yeux sont immobiles, enfoncés, larmoyants; la face colorée; les parois abdominales se rapprochent de la colonne vertébrale; les mouvements du diaphragme sont bornés; la respiration est courte, laborieuse; au bout de vingt-quatre heures souvent c'est à peine si le malade peut avaler liquide ou solide quelqu'en soit d'ailleurs son désir. Il y a toutes les deux ou trois minutes une rémission dans la contraction, mais celle-ci ne cesse jamais entièrement. — Paré recommande de mettre un corps dur entre les dents de peur que la langue ne soit meurtrie. — Le malade meurt sans avoir un instant perdu l'intelligence.

Le tétanos partiel se présente sous les formes du trismus, de l'opisthotonos, de l'emprosthotonos, du pleurosthotonos; on l'observe aussi à l'état chronique.

TRAITEMENT. — Les saignées et les sangsues en abondance. L'ammoniaque liquide à la dose de huit à douze gouttes par verre d'infusion de sureau. — L'opium : on cite des cas dans lesquels un quart de gramme ou même un gramme a pu être avalé toutes les trois heures, sans qu'il en soit résulté de narcotisme. Le musc à la dose de un et même deux gros en vingt-quatre heures. Bains tièdes avec ou sans affusions froides; bains avec la cendre et une once ou deux de pierre à cautère. Le mercure à l'intérieur et en frictions; lavements de tabac.

304 bis. CATALEPSIE — Le malade perd connaissance; un de ses membres ou plusieurs sont pris d'une raideur tétanique avec cette particularité qu'ils conservent la position qu'on leur donne. Cet état cesse, mais peut revenir d'une manière intermittente; il n'y a point de fièvre.

305. CHORÉE. — Le malade au début est plus irascible, il ne peut rester en place; il est plus maladroit et brise facilement; puis apparaissent des grimaces du visage, des soubresauts dans divers muscles; puis, selon que la chorée est partielle ou générale, un membre ou tous les membres, tout le corps exécutent **involontairement des mouvements angulaires, perpétuels, et**

qu'il est impossible d'analyser, tant ils sont variés et bizarres. Le sommeil seul apporte un soulagement complet. Malheureusement, dans les cas graves, l'insomnie est opiniâtre Alors, les malades se heurtent et se blessent de toute part; la langue mordue se gonfle et s'oppose à la respiration.

TRAITEMENT. — L'émétique à haute dose a fourni des succès. Fouquier administrait de un décigramme à quatre grammes d'assa-fœtida. — Les bains frais ou froids. Passage rapide entre deux lames d'eau froide. Opium : M. Grisolles ne dépasse pas trois décigrammes en vingt-quatre heures; M. Trousseau va jusqu'a un gramme et peut-être plus. Le sulfate de strychnine, cinq milligrammes par jour, jusqu'à ce qu'il y a des raideurs. La gymnastique.

306. **TREMBLEMENT SÉNILE.** — Ils sont caractérisés par des mouvements toujours uniformes, peu étendus et en sens contraire. Ils se calment pendant le sommeil.

TRAITEMENT. — Selon l'indication, on a recours à des révulsifs sur le rachis, aux antispasmodiques, aux bains sulfureux, même aux émissions sanguines.

307. **CONVULSIONS IDIOPATHIQUES DE LA FACE.** — Elles sont le plus souvent cloniques, elles ont la rapidité de l'éclair ou elles persistent durant une dizaine de secondes.
La volonté ne peut rien contre cette maladie fort opiniâtre.

TRAITEMENT. — Les narcotiques, les antispasmodiques, les vésicatoires, le froid ont été essayés.
Tic. — Grimace contractée par l'habitude et qu'une volonté forte peut guérir.

308. **CONTRACTURE DES EXTRÉMITÉS.** — M. Grisolles a vu une seule fois cette maladie débuter sans prodromes; ordinairement elle est précédée par des vertiges, des tiraillements dans les avant-bras, dans les mollets. Elle apparaît d'abord aux membres supérieurs, un seul ou tous les deux. Les doigts sont plus ou moins fléchis, plus ou moins écartés. Le poignet est quelquefois fléchi sur l'avant-bras ; il y a parfois de la raideur au coude et à l'épaule. La contracture est quelquefois si forte qu'il est impossible de défléchir les doigts. Ces essais augmentent toujours la douleur. La fièvre est toujours modérée, elle n'existe d'ailleurs que par exception. On ne confondra point cette maladie avec une paralysie symptômatique, si l'on se rappelle que la

paralysie est plus ou moins stationnaire et ne présente point de rémissions et d'exacerbations fréquentes. Cette maladie s'accompagne quelquefois de convulsions, mais jamais de délire.

TRAITEMENT. — L'ipécacuanha a souvent réussi. Bains antispasmodiques; opiacés.

309. PARALYSIE GÉNÉRALE PROGRESSIVE SANS ALIÉNATION. —

Tantôt elle est précédée de vertiges, de céphalalgie; tantôt non. Parfois elle débute par un trouble notable dans la parole, tantôt par une main, les deux, et n'arrive à la langue que beaucoup plus tard. Un engourdissement, quelquefois de la douleur, d'autres fois un simple affaiblissement précèdent la paralysie dans les régions qui vont être prises. La paralysie s'étend de la main à l'avant-bras, etc.; du pied à la jambe, a la cuisse, etc. Quand elle arrive à la langue, les efforts du malade pour parler produisent un pénible bégaiement. La sensibilité tactile est diminuée; elle peut être, ainsi que la motilité, plus faible d'un côté que de l'autre. Les urines cessent d'être retenues; les matières fécales s'accumulent, et, dans la suite, elles aussi sont rendues involontairement.

Le caractère pathognomique c'est que le galvanisme, seul ou avec l'acupuncture, n'obtient point de contraction musculaire des muscles paralysés, alors même que la volonté réagit encore sur ces muscles et leur imprime des mouvements assez satisfaisants. Tout au plus avec l'acupuncture obtient-il quelques contractions fibrillaires qui manquent même parfois. Il y a une diminution de volume, une atrophie des muscles paralysés. Ce n'est que parallèlement, et par exception, que l'on voit l'aliénation mentale marcher avec cette maladie, et non comme en étant la cause ou l'effet. Il n'y a point l'exagération du *moi*, les raideurs musculaires, les convulsions épileptiformes que l'on observe dans la paralysie générale des aliénés; de plus, dans cette dernière paralysie, comme dans l'*atrophie musculaire progressive*, l'irritation musculaire obtenue par le galvanisme est toujours en rapport avec la paralysie ou l'affaiblissement du muscle.

310. — PARALYSIE CHLOROTIQUE. —

Tandis que dans la paralysie atrophique et dans la paralysie musculaire progressive sans aliénation, les masses musculaires diminuent ou s'annihilent, dans la paralysie chlorotique, le volume et la forme persistent dans leur intégrité. Outre la paralysie principale, l'observateur découvre çà et là, dans d'autres régions, des points hyperesthésiés, d'autres anesthésiés, des paralysies partielles, des contractions toniques, involontaires. Il faut examiner s'il n'existe point dans les sentiments, dans les affections morales, dans la mémoire, dans l'intelligence, aucun trouble qui puisse faire accuser la paralysie générale des aliénés.

311. PARALYSIE HYSTÉRIQUE. — Des attaques d'hystérie ont eu lieu avant la paralysie. Celle-ci a pour caractère la tendance au déplacement. Ainsi, sous l'influence de l'hystérie, à une paralysie partielle plus ou moins circonscrite, succèderont, par exemple, une hémiplégie, puis une paraplégie; mais ces paralysies se succèdent ou se remplacent; elles ne tendent pas à s'étendre, à s'accroître progressivement comme la paralysie progressive. Ce caractère progressif peut, au contraire, se retrouver dans la paralysie chlorotique, selon M. Sandras.

312. PARALYSIE RHUMATISMALE. — Elle est fixe et n'a jamais de tendance à envahir.

313. PARALYSIE DIPHTÉRITIQUE. — La cause de cette paralysie étant facile à déterminer, nous n'en dirons rien, sinon qu'elle a une certaine durée.

314. PARALYSIE CONSECUTIVE AUX MALADIES AIGUES. — La fièvre typhoïde, la dyssenterie, le choléra, la pneumonie, les fièvres éruptives peuvent être suivies de paralysies plus ou moins étendues.

315. PARALYSIE OU CHUTE DE LA PAUPIÈRE. — Elle dépend quelquefois d'un développement de la paupière. L'œil conserve sa direction.

316. PARALYSIE DE LA TROISIÈME PAIRE. — Quand le nerf moteur oculaire commun est paralysé, la paupière est close, l'œil est tourné vers la tempe.

317. PARALYSIE DE LA TROISIÈME PAIRE. — Quand la portion ganglionnaire seule est paralysée, le malade peut mâcher des deux côtés, mais la sensibilité est abolie; on peut arracher la barbe du malade sans qu'il s'en aperçoive. Si les branches du mouvement sont paralysées, la mâchoire est sans force de ce côté et la sensibilité est conservée. Quand tout le nerf est paralysé, les muqueuses oculaire, nasale et buccale sont insensibles

de ce côté et la mâchoire sans force. La vue et l'ouïe peuvent
être abolies.

318. PARALYSIE DE LA SIXIÈME PAIRE. — Les paupières sont
closes; l'œil est tourné vers le nez.

319. PARALYSIE DE LA SEPTIÈME PAIRE. — Le malade ne peut
rider le front; il ne peut fermer l'œil qui s'irrite et rougit. Les
larmes découlent sur la joue; la narine est aplatie; le bout du
nez et la commissure des lèvres s'inclinent du côté sain. La
joue est flasque; les aliments s'arrêtent entre elle et l'arcade
dentaire. Le malade *fume la pipe* quand il respire et laisse
échapper la salive; il prononce mal le B et le P.

TRAITEMENT. — Sangsues, dérivatifs sur la peau et l'intestin,
frictions, vésicatoires, cautères, séton, galvanisme.

320. RHUMATISME MUSCULAIRE. — Caractérisé par une douleur
sans fièvre et souvent sans retentissement aucun sur les autres
fonctions organiques. Cette douleur est plus ou moins limitée
dans l'une des masses musculaires; elle peut même n'occuper
qu'un seul muscle. Les mouvements de ce muscle l'augmentent
toujours notablement. Si on presse le muscle rhumatisé, on y
développe une gêne plus ou moins forte. La douleur rhumatismale est souvent obscure; d'autres fois elle arrache des cris au
malade. Lorsque l'habitude et l'idiosyncrasie ont développé la
diathèse rhumatismale, elle se manifeste par des douleurs qui
passent d'une région à l'autre avec une capricieuse bizarrerie.
La chaleur de la région malade n'est que très-exceptionnellement augmentée; il y a plutôt une sensation de froid. La tuméfaction et la rougeur ne sont pas constatées dans l'observation
journalière *.

321. RHUMATISME ÉPICRANIEN. — Caractérisé par une douleur
sans fièvre, ni rougeur, ni affection osseuse, ni tuméfaction du
cuir chevelu. Cette douleur augmente par la contraction du
muscle occipito-frontal et par la pression. On distingue :

322. L'HÉMICRANIE a ce caractère qu'elle n'occupe que la moitié
du cuir chevelu et de la peau du front. Il ne faut pas la confondre avec la migraine. (Voir *Névralgies*)

323. TORTICOLIS. — C'est le rhumatisme des muscles du cou,

* Le traitement des rhumatismes est à la page 341.

et principalement de l'un des muscles sterno-cleïdo-mastoïdiens. Les mouvements du muscle étant douloureux, quand le malade veut regarder de côté, il tourne son corps tout d'une pièce. La tête est inclinée latéralement. Le moindre mouvement pendant le sommeil cause des douleurs plus ou moins vives. L'indolence des mouvements caractérise la paralysie et ne permet point de la confondre avec le torticolis; quant à la contracture, elle offre à l'œil et au toucher une raideur qui n'existe point dans le rhumatisme.

324. **LUMBAGO.** — Les muscles de la région lombaire sont douloureux, soit des deux côtés, soit d'un seul. La douleur augmente quand le malade se courbe ou qu'il se redresse. La marche est impossible ou gênée; la pression augmente la douleur. Les mouvements du tronc ni la pression n'augmentent point la douleur lombaire qui accompagne beaucoup de maladies aiguës, principalement les fièvres éruptives. La fièvre et les symptômes spéciaux de ces maladies, soit, par exemple, les troubles de la sécrétion et de l'émission de l'urine, ne permettront point la confusion.

La douleur lombaire des maladies de la moëlle n'a pas non plus les caractères du lumbago.

325. **RHUMATISME DU DIAPHRAGME.** — Caractérisé par une douleur constrictive à la base de la poitrine, l'oppression et l'augmentation de la douleur par les mouvements de la respiration. La percussion ni l'auscultation ne constatent d'ailleurs aucune altération des organes thoraciques. Il n'y a point de troubles généraux ni les signes de la tympanite.

326. **RUMATISME DES MEMBRES.** La douleur offre les caractères du rhumatisme. Il peut être cependant confondu: 1° avec les névralgies. Mais celles-ci sont souvent limitées à un point, à une ligne, la pression de la région ne constate point de douleur diffuse, elle ne révèle de douleur que dans des points ou foyers circonscrits et prévus d'avance, elle offre des intermittences quelquefois connues, quelquefois régulièrement périodiques; 2° les douleurs ostéocopes, comme le rhumatisme, mais bien plus que lui, s'exaspèrent pendant la nuit, elles siégent de préférence à la partie moyenne des os longs, elles n'opposent pas un obstacle douloureux au mouvement du muscle; 3° les douleurs saturnines ne se montrent que rarement sur un membre, son congénère étant indemne, elles n'augmentent ni par la

pression, ni par les mouvements ; 4º les douleurs articulaires de la morve s'accompagnent bientôt de coryza et de pustules. Réflexions analogues pour le scorbut, les douleurs musculaires des maladies fébriles.

327. RHUMATISME ARTICULAIRE AIGU — Un certain nombre d'articulations, quelquefois même leur généralité, est pris de douleur, de tuméfaction, de chaleur et de rougeur.

La douleur est telle que, lorsque le rhumatisme est général, le corps est immobile comme une statue. Elle est obscure dans l'état de repos, mais le moindre mouvement développe des élancements violents. La tuméfaction n'est pas facilement appréciable dans les articulations couvertes de muscles épais. Elle est due au gonflement des téguments et à l'épanchement de synovie dans les cavités articulaires. La chaleur est plus grande au niveau de l'articulation. Quant à la rougeur, elle n'est pas constante ; quelques dermatologistes lui ont donné le nom de roséole rhumatismale. Les veines sous-cutanées voisines sont plus développées, les artères battent plus fort.

Tous ces symptômes quittent rapidement une articulation pour se transporter dans une autre.

Le pouls est toujours fébrile quand un certain nombre d'articulations sont prises et même souvent quand ce nombre est très-limité. La fièvre n'est cependant pas en rapport avec l'intensité des douleurs. Il y a de l'anorexie, des sueurs qui par leur abondance peuvent être une cause de fatigue pour le moins inutile. Il y a de l'anorexie, des difficultés pour avaler (angine rhumatismale.) Il n'est pas rare d'observer des complications inflammatoires vers le cœur.

328. RHUMATISME ARTICULAIRE CHRONIQUE. Il apparaît quelquefois d'emblée sans avoir été précédé par la forme chronique ; la douleur qu'il produit est généralement supportable. La tuméfaction non plus n'est pas très-considérable au début ; à la longue elle le devient assez pour contraster avec la maigreur du voisinage. On les voit alors très-gonflées, déformées, entourées de nodosités tophacées, parfois même ankylosées. Hors cette dernière circonstance, les mouvements ne sont pas abolis mais produisent des craquements de l'articulation. Si la jointure prise est importante, ou si plusieurs sont malades, il y a un léger mouvement fébrile. Le caractère ambulant appartient aussi au rhumatisme articulaire chronique. Il n'est pas extrêmement **rare de voir le rhumatisme disparaître pour faire place tantôt à**

l'oppression portée quelquefois jusqu'à l'orthopnée et accompagnée d'hémoptysie. D'autres fois la métastase a lieu vers le cerveau. Le délire et d'autres accidents en sont les symptômes. (*Rhumatisme cérébral.*)

TRAITEMENT *des rhumatismes.* — Contre le rhumatisme articulaire aigu, on emploie, selon les cas et l'appréciation individuelle : 1° la formule d'émissions sanguines de M. Bouillaud ; 2° d'autres saignent, mais plus rarement ; quelques-uns même se contentent d'un nombre plus ou moins grand de sangsues autour des articulations ; 3° les vomissements ne conviennent que dans les cas de complications bilieuses ; le tartre stibié à dose contre-stimulante a très-rarement réussi ; 4° les frictions mercurielles vantées un moment sont tombées en désuétude . 5° l'opium ne convient que lorsque la fièvre est tombée et qu'il y a des douleurs vives et de l'insomnie ; 6° les purgatifs sont peu usités ; 7° l'extrait d'aconit a été administré à doses progressives de trois décigrammes à six grammes par vingt-quatre heures ; 8° le vin et la teinture de colchique réussissent mieux en Angleterre qu'en France ; 9° le nitre aux doses de trente à soixante grammes en deux ou quatre litres de tisane a été fort préconisé. Concurremment on applique des cantharides.

Tous les moyens précédents conviennent dans le rhumatisme musculaire. Seulement les émissions sanguines seront toujours beaucoup plus modérées et proportionnées à la réaction et au tempérament.

Contre le rhumatisme chronique, on emploie les vêtements de laine, les fourrures ; les frictions calmantes, stimulantes ; les bains de vapeur simples ou aromatiques ; les eaux et les bains de Néris, du Mont-Dore, de Barège. Les vésicatoires, les cautères, les tisanes de Gayac, les opiacés.

329. ENTORSE OU DIASTASIS DES VERTÈBRES CERVICALES. — Elle est caractérisée par les signes suivants : le malade se plaint d'une douleur au cou ; cette douleur a été immédiatement précédée d'une violence extérieure. Elle se fait sentir latéralement et s'accompagne de ce côté d'engourdissement du bras, de la joue et de tiraillements des nerfs du plexus cervical ; non-seulement la tête est inclinée, mais encore elle est immobile dans cette position à cause de l'engorgement des ligaments articulaires ; tout essai pour régulariser la position de la tête cause une insupportable douleur ; on ne constate point de saillie anormale.

TRAITEMENT. — Sangsues, ventouses.

330. TUMEUR BLANCHE DU COU. — Ici encore il y a une douleur au cou; elle augmente à l'approche de la nuit ou quand le malade avale une bouchée un peu grosse; elle est latérale plutôt qu'antérieure ou postérieure; ce caractère est surtout facile à constater quand le malade incline la tête sur l'épaule; la douleur s'étend au larynx, à la nuque et souvent au scapulum du côté malade. On ne constate point de saillie, mais la pression produit une vive douleur au niveau de la première et de la seconde vertèbres .

La douleur alterne avec une gêne progressivement croissante de la respiration et de la déglutition.

La tête s'incline vers l'une des épaules, la face se tourne un peu en bas. Si les deux côtés des vertèbres sont malades, la tête s'abaisse en avant. Il peut survenir une amélioration momentanée, mais la douleur finit par devenir telle que le malade est obligé de soutenir sa tête avec les mains quand il veut changer de position. La déglutition, l'articulation des sons sont tres-gênées. La tête se déjette en arrière. La guérison par ankylose est rare. Les auteurs rapportent un cas dans lequel la sonde œsophagienne trouvant un obstacle, on reconnut un abcès d'origine vertébrale, saillant dans le pharynx. On en fit l'ouverture, et, quelques mois plus tard, on parvint à extraire la moitié antérieure de la deuxième vertèbre avec son apophyse odontoïde. La guérison eut lieu.

TRAITEMENT. — Voir celui de la maladie suivante.

331. MAL DE POTT. — On en distingue plusieurs variétés, selon que la maladie s'accompagne de carie des vertèbres, ou qu'il y a simple ostéomalacie, ou, enfin, fonte d'un tubercule vertébral ou intervertébral.

La carie, même lorsqu'elle s'accompagne de paralysie par suite de pénétration du pus dans le canal vertébral, ne produit pas toujours la gibbosité; celle-ci n'a lieu que si, la vertèbre étant désagrégée par la carie, la colonne s'affaisse.

Dans ce dernier cas surtout, se montre l'abcès par congestion. La gibbosité n'implique pas toujours cet abcès : elle peut être le résultat d'une ostéomalacie ou d'une fonte tuberculeuse sans abcès par congestion.

Dans une variété, la moins grave, l'abcès, la gibbosité et la paralysie manquent; le mal est dans les tissus fibreux. L'absence d'abcès par congestion est toujours une condition éminemment favorable.

La gibbosité, la paralysie, l'abcès par congestion sont précédés, lorsqu'ils existent, de symptômes un peu différents, selon les cas.

Tantôt les malades se plaignent, pendant plusieurs semaines, de douleurs rhumatismales aux lombes. Ces douleurs se propagent dans les cuisses, elles augmentent par la pression, elles peuvent être intermittentes et même disparaître avant l'apparition de la gibbosité.

D'autres fois, les malades éprouvent un malaise général, une lourdeur dans le point du rachis qui est attaqué. Puis le malade se courbe de plus en plus, et le redressement, pénible d'abord, finit par devenir impossible. Le malade accuse un affaiblissement croissant dans les membres inférieurs, de la paralysie; c'est là surtout ce qui le frappe. Mais le médecin examine l'épine dorsale. Il constate le redressement, la saillie des apophyses épineuses, la gibbosité, en un mot; il apprend, en outre, que le malade a eu des spasmes, des crampes douloureuses dans les membres, que les organes génitaux sont froids, que la vessie et le rectum sont plus ou moins paralysés, qu'il y a un catarrhe vésical. Les malades ne peuvent se coucher que sur les côtés, les membres fléchis.

TRAITEMENT. — Bains généraux, applications plus ou moins répétées de sangsues ou de ventouses scarifiées; de cataplasmes émollients, de pommades hydrargyrées et, plus tôt ou plus tard, selon les cas, les cautères à demeure. On a aussi administré le calomel à l'intérieur. Huile de foie de morue, etc.

332. TUMEUR BLANCHE DES ARTICULATIONS PELVIENNES. — A la suite de l'accouchement, surtout chez les multipares, les ligaments de ces articulations se relâchent; on peut quelquefois en constater la mobilité, et les malades sont gênées pour marcher ou même pour se tenir debout. L'inflammation peut compliquer cet état, produire des douleurs dans les fesses, dans les aines, qui peuvent faire penser à une maladie utérine. Il peut y avoir impossibilité de marcher, et même, si l'inflammation se propage dans l'excavation pelvienne, la mort peut en résulter. — Pour constater la mobilité, Dupuytren saisissait la crète pelvienne, lui imprimait des mouvements que, d'autre part, il constatait au moyen d'un doigt introduit dans le vagin.

TRAITEMENT. — Contre la première variété, on emploie une

ceinture pour contenir le bassin, et les antiphlogistiques. Conl.. e
les autres variétés, traitement du mal de Pott.

333. ARTHRITE. — Qu'elle soit de nature métastatique ou de
cause externe, elle est caractérisée par la douleur, la difficulté
ou l'abolition du mouvement et la tuméfaction. — La douleur,
souvent partielle au début, envahit bientôt toute l'articulation.
Elle est continuelle, lancinante, insupportable. Elle allume la
fièvre et détruit le sommeil. Il n'est pas rare qu'elle cause le délire, les convulsions, et surtout les vomissements bilieux.

Quand l'arthrite débute par les parties centrales de l'articulation (cartilages, etc.), sa marche est loin d'être aussi rapide.
Le blessé (commotion, plaies) semble d'abord ne devoir
éprouver aucun accident; mais vers le troisième ou le quatrième jour, une douleur se manifeste et devient rapidement extrême. Cette douleur précède à peu près généralement les symptômes suivants. L'articulation devient chaude, gonflée; la peau
rougit, et, si le traitement n'enraye le mal, la suppuration est
certaine. Celle-ci est révélée par la fluctuation et l'amincissement de la peau, soit en un point, soit sur plusieurs, si l'abcès
est multiple. Les désordres de l'estomac, de l'intestin, de l'en-
céphale s'aggravent, et le malade peut succomber rapidement.
Il arrive quelquefois que l'abcès formé par un pus séreux s'é-
panche dans le tissu cellulaire hors de l'articulation et que la
guérison résulte de sa résorption. Si des clapiers se forment,
les douleurs sont difficiles à exprimer et la vie est gravement
compromise. Les surfaces articulaires se déplacent, et, si le déplacement est de date ancienne, on pourrait croire à une luxation. Les renseignements sur les antécédents ne permettront
point cette erreur.

Il ne faudrait point confondre l'immobilité produite par la
douleur de l'arthrite avec l'immobilité de l'ankylose, et récipro-
quement.

TRAITEMENT. — A la suite de tout ébranlement direct ou indi-
rect d'une articulation, il faut la plonger dans un bain local
froid ou la soumettre à l'irrigation continue.

Saignées du bras; sangsues de trente à soixante ou en plus
petit nombre, mais en remplaçant celles qui tombent par des
nouvelles. Cataplasmes simples ou laudanisés. Si des abcès se
forment, il ne faut les ouvrir que lorsque y a une réaction générale
intense. Contention dans une gouttière; bains; vastes vésicatoires volants ou à demeure.

L'arthrite, qui succède au cathétérisme, réclame à peu près

le même traitement; celle qui résulte d'une blennorrhagie sera traitée par le cubèbe à haute dose, la compression, les vésicatoires, les purgatifs. Contre l'arthrite des femmes en couches, on emploie la pommade mercurielle opiacée, et les prises suivantes : calomel et ipéca, de chaque, trois décigrammes; rhubarbe sept décigrammes, diviser en six paquets. Il faut éviter les vomissements et perpétuer l'état nauséeux.

334. TUMEUR BLANCHE. *Arthrite chronique.* — On la distingue 1° en scrofuleuse, spéciale aux jeunes sujets et dans laquelle les os sont plus particulièrement affectés ; 2° en rhumatismale, plus commune dans l'âge adulte et qui affecte surtout les parties molles. Il n'y a pas d'articulation où elle ne soit possible.

Elle est caractérisée par la douleur et la tuméfaction de l'article. La douleur précède les autres symptômes quand les os sont attaqués. Elle est tantôt sourde et superficielle, tantôt profonde, aiguë, limitée ou diffuse. Il peut arriver que la douleur spontanée se montre à l'autre extrémité de l'os malade, et que l'articulation soit indolente au début, mais la pression la développe toujours. Elle est plus forte le soir. La chaleur de l'articulation n'est augmentée que dans les moments d'exacerbation.

La tuméfaction ne précède la douleur que très-exceptionnellement. Elle apparaît sur une portion plus ou moins grande de l'article. Elle est immobile, élastique, dure, osseuse; elle ne conserve pas l'impression du doigt comme l'œdème ; elle fournit quelquefois une sorte de fluctuation apparente; elle gêne les mouvements qui ne se font qu'avec une vive douleur. Le membre tend fortement à se fléchir, et les muscles fléchisseurs à se rétracter.

Soit qu'il y ait un temps d'arrêt, qui peut durer des mois et des années, soit que les progrès aient lieu sans interruption, la tuméfaction augmente et s'étend, la peau s'amincit, les veines surperficielles deviennent variqueuses, tandis que le membre s'atrophie d'une manière remarquable au-dessus et au-dessous de la tumeur.

Il survient, en différents points, des abcès dont le produit est séro-purulent, mais dont l'évacuation ne diminue pas le volume. La destruction des ligaments amène des luxations spontanées; la fièvre hectique est la compagne de la suppuration, surtout lorsque les abcès sont ouverts.

335. VARIÉTÉS. — 1° ARTHROPATHIE EXTRACAPSULAIRE. — Fort peu grave, si on la compare à la précédente; elle est caractérisée par une douleur qui persiste même au lit, mais qui est à peine aggravée par les mouvements de la marche. L'articulation est empatée, gonflée ou bosselée, mais le tout donne au toucher la sensation d'un épaississement des enveloppes articulaires, non celui d'un épanchement dans l'article.

336. 2° ARTHROPATHIE CAPSULAIRE. — Quelle résulte de la blennorrhagie, du rhumatisme ou d'une entorse, la douleur n'est pas exaspérée par le frottement des surfaces articulaires, elle l'est un peu par la pression; elle est partielle dans la variété qui résulte de l'entorse, générale dans les deux autres.

L'empatement est géneral dans ces mêmes variétés, il est partiel dans celle qui suit l'entorse. Nous ferons les mêmes observations pour l'épanchement. Dans les trois variétés, la difficulté des mouvements tient plutôt à la raideur qu'à une véritable faiblesse.

337. 3° FONGUS ARTICULAIRE. — Le volume de l'articulation est manifestement augmenté; toutes les saillies et les creux de sa surface ont disparu; la douleur est nulle ou légère, le malade peut se servir de son membre; il y a une apparente fluctuation; la pression est à peine douloureuse; en faisant glisser les parties molles sur les parties dures, on trouve des noyaux.

338. 4° ARTHROPATHIES OSSEUSES. — Les douleurs sont dès le début sourdes, profondes; le gonflement ne vient que tard et plutôt sous forme d'épanchement que par l'épaississement des parties molles. Les moindres mouvements, l'action spasmodique des muscles font jeter les hauts cris au malade. Ceci s'applique aux cas où c'est la surface osseuse encroûtée de cartilage qui est prise.

TRAITEMENT. — Repos absolu, et cependant, si les douleurs ne sont pas trop fortes, il faut exercer des mouvements de temps à autre. Mettre le membre dans une gouttière. Mesurer de temps en temps le volume de l'articulation sur des points de repère marqués au nitrate d'argent. Alimentation très-modérée.

Pendant l'état aigu, une ou plusieurs saignées; sangsues sur le point douloureux; cataplasmes matin et soir.

Pendant la chronicité, les uns proscrivent les vésicatoires; M. Velpeau, au contraire, applique son vésicatoire *monstre*. Cautères, moxas. MM. O'Beirn et Velpeau ont préconisé le calomel aux doses de cinq à sept décigrammes par jour; muriate de baryte, inefficace à Paris; huile de foie de morue. Si des abcès se forment et qu'ils ne soient pas intra-articulaires, il faut les ouvrir de bonne heure.

339. COXALGIE. — Arthrite de l'articulation coxo-fémorale. Elle a quelquefois été confondue avec une sciatique ou même avec une maladie du genou, celle de la hanche restant inaperçue. Elle est caractérisée, dans sa première période, par une douleur soit au niveau de la hanche, soit au-dessus, soit au-dessous, ou même au pli de l'aine.

Cette douleur n'est pas absolument continuelle au début, plus tard elle acquiert ce caractère. Il n'est pas rare que déjà elle s'étende jusqu'au genou. Comme celle du rhumatisme, elle est lancinante ou térébrante, et subit une exaspération sous l'influence d'un lit de plumes. Il est fort rare que la douleur du genou soit plus vive que celle de la hanche. Dans cette première période, le gonflement est peu marqué, ainsi que la rougeur. Déjà le membre paraît plus long quoique ce caractère soit encore peu prononcé. Le malade boite, il fléchit difficilement la cuisse sur le bassin; quelques uns ont de la fièvre.

Dans la seconde période, la douleur plus intense, lancinante, se répand constamment au genou. La marche n'a lieu qu'avec des béquilles. L'allongement apparent a toujours été reconnu par tous les observateurs; on le constate le malade étant assis très-arrière sur une chaise, et aussi dans le décubitus dorsal. Le membre commence à s'atrophier. Les frissons, la fièvre, l'insomnie, tout annonce une suppuration intérieure; ouverture des abcès, fistule.

Dans la troisième période, enfin, la tête du fémur sort de la cavité cotyloïde, soit que le rebord de cette cavité soit usé, soit par toute autre cause, et le membre se trouve ainsi spontanément luxé et raccourci. Il y a une suppuration abondante et fétide.

TRAITEMENT. — Le repos au lit, des saignées générales et locales, des bains chauds tous les jours, un régime doux conviennent à la première période; le calomel, jusqu'à salivation, a aussi un grand nombre de guérisons. A ces moyens, quelques praticiens joignent les vésicatoires.

Les moxas, l'ouverture hâtive des abcès conviennent à la seconde période. Contre la troisième, on conseille les injections détersives, les douches minérales sulfureuses, les fomentations de boues minérales et la résection.

340. CORPS ETRANGERS ARTICULAIRES. — Leur volume varie depuis celui d'un grain d'orge jusqu'à celui d'un marron. Ils ne se révèlent le plus souvent qu'à la suite d'un mouvement brusque, par une douleur qui peut aller jusqu'à la syncope et qui dure quelques minutes. Le doigt minutieusement promené autour de l'articulation, finit par les constater. On les trouve souvent dans le voisinage des tendons extenseurs. Un bon nombre de malades peuvent se remettre en marche au bout d'une heure. S'il y a plusieurs corps, on peut constater la crépitation.

TRAITEMENT. — Bas lacé ou un bandage, après avoir fixé le corps dans une situation favorable.

Extirpation après quelques jours de repos, pendant lesquels on peut, selon les cas, administrer des sangsues ou des applications froides.

341. HYDARTHROSE. — M. Cloquet en résume ainsi les caractères : C'est une tumeur molle fluctuante, sans changement de couleur à la peau ; gênant la marche sans la rendre impossible, à moins que la tumeur ne soit énorme, cédant à la pression du doigt, mais ne conservant point la dépression. La tumeur est plus saillante dans les points où les ligaments ont plus de laxité.

Au genou, la tuméfaction est nulle en arrière ; en avant elle est partagée en deux tumeurs ; au coude, elle forme deux petites tumeurs rondes en arrière, sur les côtés de l'olécrane ; à l'épaule, elle est surtout perceptible entre le deltoïde et le grand pectoral ; au pied, sur le devant des malléoles.

TRAITEMENT. — Sangsues, cataplasmes, repos complet, vésicatoires volants, dépassant la tumeur d'un pouce. Liniments volatils, bains et douches de vapeur associées aux purgatifs. Compression, ponction fine et par la méthode sous-cutanée, le membre étant dans l'extension ; puis compresses résolutives.

342. GOUTTE. — Après un malaise ou des évacuations bilieuses, une articulation quelconque, mais qui est le plus souvent la métatarso-phalangienne du gros orteil, est prise d'une douleur comme d'une goutte d'eau glacée ou bouillante. D'autres fois cette douleur est dislocante, mordante, térébrante. Des frissons, la fièvre, l'émission d'urines rouges et plus riches en acide phosphorique, succèdent à cette douleur. Elle s'accompagne d'une sorte de paralysie des muscles voisins qui sont immobilisés par la douleur. Tout mouvement de l'article produit une vive exaspération de la douleur, qui est plus vive le soir. Ce n'est qu'au bout de 6 à 24 heures que le soulagement est assez marqué pour permettre quelque peu de sommeil au malade. Avant cette époque, il ne peut garder aucune position. Il n'est pas rare que le soulagement indiqué s'accompagne d'une sueur de l'articulation affectée. C'est là un accès. Trois ou quatre accès semblables, séparés quelquefois par un jour d'intervalle, constituent une attaque. Celle-ci dure une quinzaine de jours ; l'œdème dont elle s'accompagne tarde à se dissiper, et, lorsque plusieurs attaques ont eu lieu, on trouve au niveau des articulations des noyaux ou concrétions tophacées (tophus) qui finissent par déformer la région malade. Les attaques sont tantôt séparées par plusieurs mois, tantôt par plusieurs années.

La goutte peut avoir la forme chronique. Si cette forme succède à l'attaque franche, de nouvelles attaques moins intenses, viennent, disparaissent et reviennent, affectant une forme à laquelle on a donné le nom de goutte vague. Dans ce cas les digestions sont presque toujours dérangées. Ni la douleur, ou rougeur, ni le gonflement ne sont pas toujours bien accusées. Les accès de la goutte la distinguent du rhumatisme.

TRAITEMENT. — Les saignées et les sangsues sont abandonnées. Ces dernières pourraient peut-être convenir chez les hémorrhoïdaires.

La teinture de colchique de Husson a trouvé autant d'opposants que de partisans. L'élixir panchymagogue de l'Emery guérit 19 fois sur 20, suivant M. Teste. On le donne à la dose de 8 à 12 grammes.

Le quinquina à haute dose réussit quelquefois dans la goutte atonique.

Divers topiques, et tout récemment l'huile de marron d'Inde, ont été préconisés. Bains alcalins; diète lactée ou végétale; frictions sèches et massage.

343. **PSOITIS.** — Caractérisée par une douleur qui, de la région inférieure des lombes, s'irradie vers l'aîne et les cuisses. Ces dernières peuvent être simplement engourdies. Cette douleur est continue avec exacerbations. Si l'extension de la cuisse peut se faire, si la marche est possible, elle a lieu le corps étant courbé. Le malade ne peut se tenir sur son pied; il boite. S'il essaye de se redresser, il éprouve une vive douleur dans les lombes et dans l'aîne. Si la psoïtis est intense, le malade redoute d'étendre le membre ou de le tourner en dehors; la palpation fait reconnaître une douleur dans le muscle psoas. Si c'est le muscle droit qui est pris, la diarrhée est aussi fréquente que

la constipation. Les frissons, après quelque temps de fièvre, annoncent la suppuration. Celle-ci se rassemble le plus souvent à l'aîne, elle peut se montrer à la crête iliaque ou aux lombes. Elle n'est d'ailleurs pas constante.

TRAITEMENT. — Les saignées, les sangsues, les demi-bains, les bains entiers, les lavements. Diète. Ouvrir l'abcès et le maintenir ouvert avec l'éponge préparée. L'ouverture peut persister sous forme de fistule.

344. CONTUSION D'UN NERF. — Si un tronc nerveux est contus, toutes ses distributions sont douloureuses, et quelquefois au point d'exiger les antiphlogistiques.

345. CORPS ÉTRANGERS. — Ils peuvent produire des douleurs très-opiniâtres. On cite un tic douloureux provenant de cette cause et de très-vieille date.

346. ULCÉRATIONS. — Si un filet nerveux est compris dans la sphère d'action d'un ulcère, il peut en résulter des douleurs qui exigent l'excision de ce filet.

347. NÉVRITE. — Cette inflammation a été surtout observée sur les nerfs sciatique et médian, chez les personnes d'une vigoureuse constitution. La douleur qu'elle produit est continue, elle augmente insensiblement, elle est uniforme, tandis que celle de la névralgie part comme un éclair et change de nature. La douleur de la névrite est augmentée par la pression, tandis que celle-ci, quand elle n'est point exercée sur un foyer, calme souvent les douleurs de la névralgie. Si le nerf malade est superficiel, la névrite s'accompagne de chaleur, de rougeur et de tuméfaction sur le trajet du nerf. On peut même constater l'augmentation de son volume. Lorsqu'elle est à l'état aigu, la névrite s'accompagne de fièvre ; à l'état chronique, il est fort difficile de la distinguer de la névralgie.

TRAITEMENT. — Les sangsues, les ventouses peuvent être renouvelées tant que la pression provoque la douleur. On leur adjoint les cataplasmes, et, plus tard, les dérivatifs, surtout les cantharides.

348. NÉVRALGIES. — La douleur névralgique est quelquefois intermittente et paraît sous forme d'accès plus ou moins réguliers dans leur retour. Souvent elle est continue, et, dans ce

cas, elle offre ce que M. Valleix appelle des points ou foyers de
douleur. On a dit que les mouvements étaient sans influence
sur les névralgies; M. Valleix pense qu'ils réveillent ou augmentent la douleur; il pense que la pression des points ou
foyers douloureux est une cause d'exaspération. Les névralgies
du tronc, plus rarement celles des membres peuvent produire
des douleurs épigastriques violentes, des nausées, l'anorexie.

TRAITEMENT. — La saignée n'a fait preuve d'efficacité que dans
la névralgie sciatique. Quant aux sangsues, elles peuvent réus-
sir à *condition d'être suffisamment répétées* avant que l'on ne
passe aux révulsifs.

Valériane, aconit, jusquiame, ciguë, belladone, huile de térébenthine, pilules de Méglin, ont été administrées à l'intérieur et
en frictions. Les applications froides, les bains de mer, les bains
de vapeur sulfureux et aromatiques; les douches de même nature; les vésicatoires volants; l'opium par la méthode endermique. Excision.

349. PROSOPALGIE. TIC DOULOUREUX. — C'est la névralgie de
la cinquième paire. Si la septième a été accusée, c'est qu'elle
reçoit de la cinquième un filet. Elle est caractérisée par une
douleur déchirante ou térébrante, qui force certains malades à
courir comme des insensés, et fait naître des idées de suicide.
Cette douleur revient sous forme d'accès, dont le nombre peut
s'élever à cinquante par jour, et pendant lesquels le nez, la
bouche, les paupières sont distordus, plus ou moins convulsés.
La réunion d'un certain nombre d'accès rapprochés constitue
une attaque de tic. Quelle que soit la branche affectée de la
cinquième paire, les symptômes indiqués sont toujours unilaté-
raux.

VARIÉTÉS. — *Branche ophthalmique.* 1º Si le rameau ciliaire est malade, le globe de l'œil est le siége de douleurs telles
qu'il semble être comprimé par des tenailles; parfois il rougit
et gonfle.

2º Si le rameau sus-orbitaire est affecté, la douleur part du
trou sus-orbitaire, et s'irradie au front, au sourcil, aux paupières.

3º Si le mal occupe les rameaux nasal interne ou externe,
la douleur est dans l'angle du nez, ou bien elle part du sourcil
et aboutit au milieu de l'arête nasale.

Branche maxillaire supérieure. — La douleur part ordinairement du trou sous-orbitaire; elle s'irradie à l'aile du nez, à la

lèvre supérieure, aux gencives; elle peut s'étendre au voile du palais, à ses piliers, à la luette, à la voûte palatine.

Branche maxillaire inférieure. — 1° Si la névralgie est fixée sur le rameau dentaire, la douleur occupe le trou mentonnier, les lèvres, les alvéoles, les tempes;

2° Si elle occupe le rameau auriculaire, elle suit la direction de l'artère temporale;

3° La douleur est fixée sur les côtés de la langue quand la névralgie occupe le rameau lingual;

4° Enfin quand le rameau anastomotique est malade, elle suit le parcours de la septième paire.

TRAITEMENT. — 1° Sulfate de quinine si la périodicité est constatée;

2° Oxyde blanc d'arsenic, cinq centigrammes en seize pilules, à prendre une tous les deux jours le matin;

3° Sous-carbonate de fer, onze décigrammes pour une prise que le malade absorbe tous les trois jours. (Voir *Névralgies*.)

349 *bis*. **NÉVRALGIE CERVICO-OCCIPITALE.** — Elle est analogue au tic douloureux. Elle offre : 1° un point ou foyer douloureux entre l'apophyse mastoïde et les premières vertèbres cervicales,

2° Un autre point entre le trapèze et le sterno-cléïdo-mastoïdien;

3° Un autre sur le pariétal (celui-ci lui est commun avec le tic douloureux),

4° Enfin un quatrième et un cinquième foyer à l'apophyse mastoïde et à l'oreille. — On distingue cette névralgie du torticolis par cette circonstance que les mouvements n'augmentent point la douleur comme ils le font dans le torticolis.

349 *ter*. **MIGRAINE.** — Elle est caractérisée par une douleur des régions sourcilière, orbitaire et temporale, de l'un ou de l'autre côté de la tête. Cette douleur s'accompagne d'inappétence, de nausées, de vomissements, de tristesse, de frissons, de courbature, de bâillements. Il y a quelquefois des troubles de l'ouïe, plus souvent de la vue, des fourmillements dans les jambes; la figure est rouge, le malade est de mauvaise humeur; il a besoin de repos, de silence. Cette maladie se présente sous forme d'accès, dont la durée est de 8 heures à 5 jours, et dont le nombre varie entre 5 et 50 par an. L'absence de foyers douloureux et celle des troubles digestifs la distinguent du tic douloureux. Schenk parle d'un moine qui avait sa migraine tous les lundis, à sept heures précises.

TRAITEMENT. — Les onctions de belladone, les compresses d'eau sédative, les pédiluves irritants, les boissons théiformes, la paulinia, les saignées même, etc. ont été employées.

349 *quarto*. NÉVRALGIE CERVICO-BRACHIALE. — Tantôt les douleurs sont fixées à la partie inférieure du cou et latéralement; tantôt elles occupent cette région et en même temps le bras jusqu'au poignet; d'autres fois elles occupent le membre supérieur depuis le creux axillaire, se dirigeant suivant l'un des nerfs cubital, radial, cutané externe, musculo-cutané, su scapulaire ou même les atteignant tous à la fois dans toute leur longueur.

Parmi les *points douloureux*, les plus remarquables sont : le *point axillaire*, qui est à la partie supérieure du creux de l'aisselle; le *point épitrochléen*, où le nerf cubital contourne l'épitrochlée; le *point cubito-carpien*, où ce même nerf passe au devant du carpe pour se porter dans la paume de la main; le *point huméral*, à l'endroit où le nerf radial contourne l'humérus; le *point cervical inférieur*, un peu en dehors des vertèbres cervicales; le *point postclaviculaire*, en dedans de l'angle formé par la clavicule et l'acromion; le *point circonflexe*, à la partie supérieure et moyenne du deltoïde.

TRAITEMENT. — (Voir *Névralgie*.)

349 *quinto*. NÉVRALGIE DORSO-INTERCOSTALE. — La douleur, comme dans toutes les névralgies précédentes, y est de trois sortes : la première, sourde, contuse et *permanente*, est dans les foyers douloureux; la deuxième, *intermittente*, est vive, lancinante; elle part d'un point pour parcourir une partie plus ou moins étendue du nerf; la troisième, provoquée par la pression, la toux, se retrouve dans l'un des points suivants : 1° *le point vertébral*, un peu en dehors des apophyses épineuses; 2° *le point moyen ou latéral*, dans l'espace intercostal à sa partie moyenne; 3° *le point sternal ou épigastrique*, un peu en dehors du sternum ou du milieu de l'épigastre. Il ne faut pas confondre cette maladie avec celles des voies respiratoires ou l'angine de poitrine.

350. NÉVRALGIE LOMBO-ABDOMINALE. — *Névralgie lombaire.* — Elle peut exister seule quand les branches postérieures sont seules affectées.

Les points douloureux sont : 1° *le point vertébral*, un peu en dehors des premières vertèbres lombaires; 2° le point iliaque, au-dessus du milieu de la crête iliaque.

Si les branches antérieures sont affectées isolément, on observe : 1° *le point hypogastrique*, au-dessus de l'anneau inguinal; 2° *le point inguinal*, au milieu du ligament de Fallope; 3° *le point scrotal ou labial.*

Dans le lumbago, les mouvements sont très-douloureux, la pression plus uniformément pénible; il n'y a point de foyers.

351. NÉVRALGIE ILIO-SCROTALE IRRITABLE TESTIS. — Caractérisée par des douleurs vives, lancinantes, qui, du testicule, s'irradient dans le cordon. Les malades, couchés sur le dos, ne peuvent supporter la moindre pression du testicule. Le volume de ce dernier n'est pas augmenté. Dans la colique néphrétique, la pression n'augmente pas les douleurs du testicule.

352. NÉVRALGIE SCIATIQUE. — Elle peut exister sur les deux membres à la fois. On l'observe plus souvent sur le gauche.

Les points où la pression est douloureuse sont : 1° *le point lombaire*, il est rarement observé; 2° *le point sacro-iliaque*, au devant de l'épine postérieure; 3° *le point iliaque supérieur*, vers le milieu de la crête ; 4° *le point fessier*, au sommet de l'échancrure ischiatique; 5° *le point trochantérien;* 6° les points *fémoral supérieur, moyen et inférieur;* 7° l·s points *poplité, rotulien* et péronéo-tibial; 8° *les points péronniers*, malléolaire et dorsal du pied.

Quant aux douleurs spontanées, celles qui sont permanentes sont contusives, celles qui viennent par intervalles sont lancinantes, vives ou sous forme de crampes.

TRAITEMENT. — Outre les moyens indiqués, on a encore employé la cautérisation transcurrente, celle avec des liquides corrosifs.

NÉVRALGIE DE LA MAMELLE. — *Tumeur irritable.* — Le volume de la glande est augmenté. Un ou plusieurs de ses lobes sont douloureux à la pression, et cette douleur persiste plusieurs heures. Elle se propage à l'épaule, à l'aisselle, dans le bras, jusqu'aux doigts. Cette douleur est telle que les malades ne peuvent rester couchés sur le côté. Quand la douleur est très-intense, on observe des vomissements. Il n'y a, d'ailleurs, d'inflammation ni à la glande, ni à la peau. Cette maladie peut résister des mois et des années.

353. NÉVRALGIE DES ARTÈRES. — Le malade est ordinairement atteint d'une affection nerveuse générale; il se plaint d'une douleur suivant le trajet d'une artère. Si cette artère est grosse, par exemple, la carotide, elle bat plus fort que celle du côté opposé. Si elle siége à l'aorte, on observe des lypothymies, de la dyspnée, de l'agitation, de l'anxiété.

354. PHLEGMON SIMPLE. — La tuméfaction, la rougeur, la chaleur et la douleur en sont les principaux symptômes. La tuméfaction se développe et s'accomplit avec une grande rapidité. Elle n'est pas uniquement constituée par son relief, les doigts la retrouvent sous la peau, autour de la tumeur extérieure. Celle-ci est résistante, élastique, circonscrite et arrondie. Si le phlegmon est profondément situé, la tumeur sera peu ou même point apparente à l'extérieur. La rougeur du phlegmon est d'autant plus grande qu'on l'examine vers le centre; la chaleur locale est vive, elle échauffe rapidement tous les topiques qu'on lui applique. La douleur est tensive, permanente, mais plus aigue à chaque battement d'artère.

Si le phlegmon est un peu étendu, il s'accompagne de fièvre, d'anorexie, de céphalalgie, d'insomnie, etc.; si les dimensions sont très-grandes, la fièvre pourra se masquer sous une apparente lenteur du pouls. Une saignée, dans ce cas, rendra à la circulation les allures inflammatoires.

La résolution, mais surtout la délitescence du phlegmon sont rares. La suppuration sous forme de collection est la règle.

TRAITEMENT. — Passé le premier début, la saignée ne saurait plus être indiquée; les sangsues peuvent encore, à cette époque, être avantageuses; on les applique autour du phlegmon. Cataplasmes laudanisés ou non. V. n° 362.

355. PHLEGMON DIFFUS.—Tandis que le phlegmon simple atteint rapidement des limites bien circonscrites, le phlegmon diffus est indéfiniment envahissant. Naissant, par exemple, à la suite d'une piqûre du doigt, il gagne de proche en proche, il tuméfie d'abord la main, le poignet, tout le membre supérieur, puis il envahit le tronc lui-même. Ses progrès se font, dans l'immense majorité des cas, des extrémités vers le cœur.

Le gonflement est quelquefois énorme. La rougeur n'est pas uniforme; ici la peau est rouge ou ardoisée, là elle est moins rouge, ailleurs elle est à peine rosée. On a même vu le tissu cellulaire sous-cutané gangrené dans une grande étendue sans rougeur à la peau. Il n'est pas rare d'observer des phlyctènes, des traînées rouges recouvrant des vaisseaux lymphatiques engorgés. **La chaleur généralement augmentée, est souvent assez grande pour que les malades réclament des applications froides ;** la douleur est si vive que parfois elle tue le malade dès les premiers jours. — La fièvre, les frissons, les vomissements, l'insomnie précèdent quelquefois le phlegmon diffus et l'accompagnent toujours. L'intensité de la fièvre est variable ; chez un certain nombre de malades elle a une apparence typhoïde ; la respiration est gênée ; les complications du côté de la poitrine ne sont pas rares.

Bientôt, au sein de l'engorgement, se forme la suppuration : Des ouvertures spontanées ou artificielles s'écoule un pus mal lié. Les ouvertures s'agrandissent, se réunissent, se multiplient ; la peau est décollée, comme flottante ; des lambeaux considérables de tissu cellulaire sphacélé, de tendons, d'aponévroses s'échappent par les ouvertures. Le phlegmon diffus, sous-aponévrotique, est facile à confondre avec le simple phlegmon profond.

TRAITEMENT. — Les saignées plus ou mois énergiques, les sangsues peuvent être utiles au début, mais il ne faut pas trop y insister.

La compression, ni trop forte ni trop lâche, est un excellent moyen, surtout quand il ne s'est pas encore formé de pus ou de sphacèle. Si on l'emploie quand il existe déjà des collections, le bandage doit laisser libres ces collections, que l'on couvrira de cataplasmes. A la compression on peut adjoindre les onctions avec l'onguent mercuriel.

Les incisions plus ou moins profondes et multipliées sont le meilleur moyen. La cautérisation transcurrente, le vésicatoire *monstre* ne sont guère usités.

Concurremment on emploie un vomitif, puis un ou deux purgatifs. Après quelques jours de diète on accorde quelques aliments très-légers. Quand la suppuration est arrivée, on donne les toniques, les analeptiques.

356. ADÉNITE AIGUE. — La peau qui recouvre le ganglion enflammé est chaude, rouge ; au-dessous il y a de l'engorgement au sein duquel on distingue une ou plusieurs bosselures, selon qu'il y a un ou plusieurs ganglions enflammés. La peau s'amincit, l'engorgement se ramollit, une fluctuation plus ou moins nette se manifeste. L'adénite s'accompagne toujours de fièvre.

TRAITEMENT. — Saignées ou sangsues. Frictions mercurielles. **Les vésicatoires facilitent la suppuration ; ils peuvent la préve-**

nir si le ganglion est superficiel. L'abcès qui résulte de l'adénite doit être ouvert de bonne heure. V. n° 361.

357. FURONCLE. — Une tumeur de la grosseur moyenne d'un noyau d'abricot, circonscrite, chaude, douloureuse, peu saillante, ayant la forme d'un cône très-aplati, tel est le furoncle.

Sa couleur est violette, les vaisseaux lymphatiques qui l'avoisinent deviennent rouges et saillants. Sur le sommet de la tumeur se forme un point noir, sphacélé, surmonté d'une phlyctène, dont l'ouverture donne jour à une matière blanchâtre nommé bourbillon, lequel n'est autre chose qu'un flocon de tissu cellulaire mortifié.

Après la sortie du bourbillon, sortie difficile quand elle est spontanée, la fièvre qui accompagne ordinairement le furoncle, cesse; la cavité fournit une sanie puriforme, les bords s'affaissent. Certains malades présentent simultanément ou successivement un nombre assez grand de furoncles.

L'agglomération de plusieurs furoncles dans un espace très-étroit constitue ce qu'on appelle *furoncle anthracoïde*.

Traitement. — Boissons acidulées ou légèrement amères. Si la langue n'est point rouge, et s'il n'y a point d'irritation gastrique, un léger purgatif salin.

Une sangsue au sommet ou plusieurs à la base du furoncle. Cataplasmes. Incision cruciale. Écrasement.

358. ANTHRAX. — Après un malaise général, l'anorexie, un état saburral ou d'irritation gastrique se manifeste, quelquefois même d'emblée, une tumeur dure, fort tendue, d'un rouge livide et luisant. Ces caractères se prononcent chaque jour davantage jusqu'au dix-septième ou au vingtième. Alors la peau se perfore de dedans en dehors, de façon à représenter, dans une étendue plus ou moins grande, comme une écumoire, par les ouvertures de laquelle sourdent des gouttes de pus épais, ou plus ou moins séreux, selon l'état du tube digestif.

Ces ouvertures se réunissent pour former une plaie profonde, irrégulière, dans laquelle baignent au milieu du pus des lambeaux de tissu cellulaire ou d'aponévroses. Les muscles sont mis à découvert, les téguments sont décollés.

L'anthrax est le plus souvent unique, il peut être unique par poussées successives.

Traitement. — S'il n'y a point d'irritation gastrique, on recommande les purgatifs légers, et même un vomitif s'il y a des

nausées. Si la langue est rouge, abstinence complète et même les sangsues à l'épigastre.

Les sangsues en grand nombre, appliquées sur la tumeur tout à fait au début, ont quelquefois réussi. Plus tard, on se contente des cataplasmes et des bains.

La ressource la plus efficace, c'est le débridement par de profondes incisions en croix ou en étoile, dont on multiplie les rayons selon l'étendue de l'anthrax. Puis on exerce des pressions méthodiques, de manière à absterger complétement les tissus dans lesquels séjourne un pus souvent concret et d'un écoulement difficile. Lotions avec l'eau de Labarraque.

359. CHARBON MALIN. — Il est presque toujours précédé d'abattement, d'une sensation inexplicable d'effroi, de nausées, de vomissements, de déjections alvines abondantes et fétides, de cardialgie, de syncopes, de taches gangréneuses; c'est alors une véritable fièvre charbonneuse.

S'il a été directement inoculé, ces symptômes paraissent en même temps que la tumeur. C'est le contraire pour la pustule maligne, où ils ne paraissent que dans une période avancée. On a appelé le charbon une tumeur de surprise; elle tue, en effet, quelquefois en 24 heures.

Presque toujours, soit une ou plusieurs pustules qui noircissent, soit de petites vésicules qui versent une sérosité roussâtre, corrosive, vivement prurigineuse, précèdent la tumeur charbonneuse. Celle-ci est peu saillante, son centre est noir comme du charbon; ce centre noir est une escarre dure et sèche, ou bien difiluente comme celle de la potasse. Du centre à la circonférence, la couleur noire se dégrade et se transforme en une nuance d'un rouge vif. La peau est luisante, fort dure. Des élancements, partis du centre, parcourent la tumeur et sont assez douloureux pour produire des défaillances. D'autres fois, la douleur a pour caractère une sensation prononcée de tension, comme dans les parties étranglées.

Le pouls est fréquent, petit, concentré; la peau est sèche; la soif quelquefois continue. Il y a presque toujours des tiraillements dans la région du cœur, tandis que la pustule maligne part de la peau pour étendre ses ravages à tout l'organisme; le charbon malin et l'anthrax sont une efflorescence cutanée, dont le principe est intérieur; ils procèdent de dedans en dehors.

La piqûre du scorpion est caractérisée par une tache rouge, avec un point noir au milieu, mais il n'y a ni vésicule, ni pustule, ni d'autre infection qu'un malaise.

TRAITEMENT. — S'il y a réaction forte et point de prostration : saignée; 3 heures après, un décigramme de tartre stibié. Après son effet, un bouillon, puis le malade est mis à la diète. Le lendemain, s'il n'y a pas eu de selles, apozème avec séné mondé, tamarin, manne. Troisième jour, lavement purgatif, bouillon léger. Quatrième jour, si la langue est chargée, et surtout si le charbon progresse : nouveau vomitif.

Si les forces sont abattues dès l'invasion du mal, et que le pouls soit petit, concentré, on prescrit un cordial, soit la thériaque, soit la confection d'Alkermès. 2 heures après, on donne le tartre stibié, mais on continue les cordiaux légers. Quinquina en substance toutes les quatre heures. Le troisième ou le quatrième jour un nouveau vomitif peut être nécessaire.

Si, en l'absence de prostration, la réaction n'est pas trop violente : vomitif, puis tisane pendant deux jours, seule ou conjointement avec un léger cordial. Le lendemain : apozème purgatif, etc.

Localement, on cautérise le centre noir de la tumeur charbonneuse jusqu'à ce que la douleur vienne. On emploie le fer rouge ou le muriate d'ammoniaque, cataplasmes de quinquina. Si la tumeur charbonneuse est trop étendue, on fait des scarifications qui ne doivent pas atteindre les tissus vivants.

Le charbon essentiel est traité comme la pustule maligne.

360. PUSTULE MALIGNE. — Elle se montre sur les parties habituellement découvertes.

Première période. Une démangeaison légère précède et accompagne le développement d'une vésicule grosse comme un grain de millet, mais qui s'étend insensiblement. La démangeaison a quelquefois la forme d'un picotement Elle s'exaspère et ne se suspend que lorsque, spontanément ou par le grattage, de la vésicule ouverte, s'est écoulée une sérosité roussâtre. Cette période dure de quelques heures à quarante-huit au plus. La deuxième période est caractérisée par une tache jaune ou livide, grenue, assise sur un noyau ou tubercule lenticulaire, peu saillant, mobile. A cette période, la démangeaison est plus forte, c'est une vive chaleur, une cuisson. Autour du tubercule se forme une auréole de grosses vésicules ou phlyctènes, distinctes d'abord, puis confondues et formant une couronne continue. La peau est, dans le voisinage, boursoufflée, tendue, luisante. Cette période dure quelques heures, ou plus rarement plusieurs jours.

Dans la troisième période, la tache s'agrandit, devient noire;

le boursoufflement de la peau voisine augmente, l'auréole vésiculaire s'agrandit. L'inflammation et la mortification deviennent profondes, plus tendues. Le développement des tissus fait paraître l'escarre centrale déprimée; la cuisson s'est transformée en pesanteur.

Cette période est courte quand l'issue doit être funeste; dans le cas contraire, elle ne dépasse pas le cinquième jour.

L'engorgement est énorme, il se propage, la gangrène est profonde; l'ataxie, l'adynamie surviennent comme dans le charbon.

Lorsque, autour de l'escarre, se forme un cercle inflammatoire, que l'engorgement diminue, et qu'une chaleur douce s'y manifeste, on porte un heureux pronostic.

Tout à fait au début, la maladie peut être confondue avec la piqûre d'une punaise ou d'un cousin.

Dans la seconde période, l'auréole erysipelato-vésiculeuse la distingue du furoncle.

TRAITEMENT. — Les scarifications trop légères sont inutiles; trop profondes; elles sont dangereuses.

Les caustiques sont le moyen vraiment curatif et efficace; on emploie le chlorure d'antimoine, les acides, le cautère actuel, le nitrate d'argent.

361. **ADÉNITE CHRONIQUE.** — Elle survient d'emblée ou succède à la précédente. Elle est caractérisée par une légère douleur ou une simple gêne, et l'augmentation du volume du ganglion. Celui-ci forme une tumeur dure non adhérente à la peau dont la couleur reste naturelle. L'adénite peut persister des mois et des années.

TRAITEMENT. — Frictions mercurielles, iodurées, vésicatoires, compression, eaux minérales, écrasement, sétons filiformes.

362. **ABCÈS.** — C'est une collection de pus, résultant soit d'un phlegmon, d'une adénite (abcès chaud), soit d'un engorgement froid. Quand ils sont situés dans une cavité profonde (rectum, bouche etc.), leurs caractères peuvent être fort obscurs. Il en est de même des abcès profondément situés (poitrine, crâne, abdomen). Dans toute autre circonstance ils sont caractérisés.

1° par une *tuméfaction* circonscrite ou diffuse.

2° Par *l'œdème* ou empâtement de la peau qui conserve l'impression du doigt. C'est quelquefois le seul signe.

3° *Par la fluctuation.* Elle peut être confondue avec celle d'un organe creux, dilaté (vésicule biliaire, cystocèle inguinale, hernie, hydrocèle); les tumeurs érectiles, les anévrysmes, les tissus de la base du pouce, de la fesse, du mollet, peuvent fournir une apparente fluctuation.

4° Par *la douleur*. Celle-ci est pulsative pendant la période de formation, gravative quand la suppuration est formée.

363. ABCÈS FROIDS. — On en a fait une maladie intermédiaire entre les kystes ou loupes et les abcès chauds. Ils diffèrent des abcès symptomatiques en ce qu'ils restent où ils se sont formés et qu'ils ne sont pas le produit d'une altération osseuse.

L'œdéme manque généralement dans les abcès froids; la *fluctuation* est en général assez nette. Lorsque le doute existe, une fine ponction le fait disparaître.

364. ABCÈS PAR CONGESTION OU MIGRATEURS. — Ils sont précédés de douleurs fixes dans un point souvent fort éloigné de celui où ils apparaissent. Ce point douloureux est au niveau de la lésion qui leur donne naissance. Cette lésion est toujours une altération osseuse, à moins qu'on ne veuille mettre dans la même catégorie les abcès provenant de la fonte d'un tubercule inter-costo-vertébral. Le caractère de ces abcès c'est d'être migrateurs et plus ou moins réductibles. Ils siégent :

1° *Dans l'oreille ou derrière elle*, quand ils proviennent de la carie du rocher, ou de l'apophyse mastoïde.

2° *Sur les côtés du cou, ou derrière la clavicule, ou à l'aisselle, ou à la partie interne du bras* quand ils proviennent de la carie des condyles de l'occipital ou des vertèbres cervicales.

3° *En dedans de l'angle des côtes, en un point quelconque de la région dorso-lombaire ; mais jamais au-dessous de l'épine iliaque postérieure*, quand ils proviennent de la carie de la dernière cervicale ou des onze premières dorsales, ou de l'extrémité articulaire des côtes correspondantes.

4° *Au niveau de la carie elle-même*, quand cette carie attaque une côte en dehors de son angle.

5° *A l'aîne*, quand la dernière dorsale ou les quatre premières lombaires sont cariées. (La gaîne du nerf crural sert de conducteur.)

6° *Derrière l'épine antérieure et supérieure*, dans la même carie si le pus suit la gaîne des musculo-cutanés.

7° *Dans la gouttière fessière* (à la fesse)*, ou même à la fois* *dans cette région et dans l'excavation du bassin*, selon que la carie attaque la dernière lombaire et les vertèbres sacrées partiellement ou dans toute leur étendue.

8° *Autour du rectum*, quand les deux dernières sacrées et le coccyx sont cariés.

9° *A la fesse et dans la région iliaque*, avec fluctuation d'un foyer à l'autre, si les régions lombaire et sacrée sont cariées.

10° *Sur place*, si la carie attaque un os plat, un os long ou un condyle, ces os ne servant point de ceinture aux nerfs cérébro-rachidiens. *(Diction. de Fabre)*.

365. ABCÈS RÉTRO-PHARYNGIENS. — Caractérisés par une douleur et une rougeur permanentes au fond de la gorge ; une gêne et une douleur telles, pour avaler, que certains malades refusent même les liquides ou bien ceux-ci refluent par le nez ; une tuméfaction du fond du pharynx, qui peut saillir jusqu'à la langue, et donne au doigt la sensation d'une collection liquide ; une gêne de la respiration, permanente et non par accès comme dans le croup. La respiration est bruyante, stertoreuse ; la dyspnée devient quelquefois suffocante, surtout dans la position horizontale. Le cou est tendu, il offre parfois un gonflement latéral indolent, sans changement de couleur à la peau. Ce symptôme appartient plutôt aux abcès chroniques. Le croup ne s'accompagne pas de dysphagie, surtout au même degré.

TRAITEMENT. — Ouverture avec le bistouri, ou même avec le manche d'une cuiller. Si l'abcès ne se vide pas bien, M. Ricord conseille les injections au moyen d'une sonde.

366. PHLEGMON DU COU. — Celui qui se développe sous la peau au-devant de l'aponévrose cervicale ne présente rien de spécial. De l'empâtement, puis une tumeur fluctuante et rouge souvent à la peau, tels sont ses principaux caractères. Celui qui se développe sous l'aponévrose gêne la respiration ou la déglutition selon la hauteur où il est placé. Il est à peu près impossible d'en déterminer les limites. Il a une grande tendance à s'ouvrir vers la bouche, ou, au contraire, à fuser vers la poitrine, selon qu'il est placé au-dessus ou au-dessous de l'aponévrose sus hyoïdienne. La fluctuation est longtemps obscure.

Une troisième variété, plus commune chez les femmes cacochymes, a été appelée par Dupuytren : *Phlegmon large du cou*. Elle se développe sur les côtés du cou, profondément, et occupe un demi-pied carré de l'oreille à la clavicule. Elle est caractérisée : 1° par un mal de gorge, un torticolis, une espèce de tris-mus qui ne permet qu'une alimentation liquide ; 2° par une tuméfaction entièrement développée dans la quinzaine, extrê-mement dure, surtout sous les oreilles, mais assez mal limitée, ne présentant jamais une fluctuation vraie, mais seulement de l'empâtement ; 3° par une sensibilité et une rougeur inégales, plus grande par places ; 4° par la fièvre, l'insomnie et quelque-fois des symptômes cérébraux. Le phlegmon large du cou tourne facilement à la chronicité, et, dans ce cas, au bout de six mois, ils sont encore comme au début.

TRAITEMENT. — Vingt ou trente sangsues sont appliquées sur la tumeur, aussi loin que possible des principaux troncs nerveux et vasculaires. Elles sont destinées à faire un appel et à réunir la suppuration en un foyer. Dupuytren les mettait sur le point le plus rouge.

366 _bis_. ADÉNITE CERVICALE. — Les ganglions profonds ont été confondus plus d'une fois avec un anévrysme ; d'autres, avec la glande sousmaxillaire. Ils se transforment quelquefois en fongus hématode, en squirrhe, et même, dit-on, en cancer. Dans la région parotidienne, les ganglions interstitiels dilatent singulièrement la glande salivaire et l'atrophient.

Dans la région sous-maxillaire, ils se développent entre le mylohyoïdien, l'hypoglosse et le géniohyoïdien. On les explore plus facilement par la cavité buccale. Dans la région sous-paro-tidienne, il n'est pas rare qu'ils jettent des racines profondes jusque sur les vertèbres cervicales.

Dans la région sous-mastoïdienne, il importe d'examiner s'ils sont à la face interne ou externe du muscle sternomastoïdien.

Le long du cou parfois ils sont situés profondément et conti-gus à la gaine des vaisseaux carotidiens. Ceux de la région sus-claviculaire ne se tuméfient guère qu'à la suite de trachéïtes et de bronchites.

Ces tumeurs sont sans changement de couleur à la peau, à moins que la suppuration ou la dégénérescence cancéreuse n'ait lieu.

TRAITEMENT. — Voici celui que M. Baudens emploie sur les jeunes soldats :

Premier jour, saignée ; deuxième jour, révulsion par un mi-noratif, plus une friction, matin et soir, avec l'onguent mercu-riel ; cataplasme dans l'intervalle. Il continue jusqu'à l'extinc-tion de l'inflammation, et alors il applique un vésicatoire à entretenir dix jours et à renouveler après ce terme. Dans l'intervalle, frictions mercurielles iodurées, ou à l'iodure de plomb. Parfois il emploie la compression. Si le ganglion s'atrophie et s'indure, il l'extirpe quelquefois ; si la suppuration survient, il ponctionne avec un fin trocart dont la canule est munie de deux yeux.

368 *ter*. PAROTIDE. — On distingue deux principales variétés d'inflammation de la région parotidienne. L'une, épidémique, est sans autre complication morbide ; l'autre ne se manifeste que sous l'influence de fièvres fort graves.

La première, nommée *oreillon*, est presque spéciale à la jeunesse. Elle s'accompagne de fièvre, elle est caractérisée par une douleur fixe, une tuméfaction presque œdémateuse du volume du poing, et l'engorgement des ganglions sous-maxillaires. La résolution de cette première variété est commune, mais la suppuration n'est pas rare. La métastase sur les testicules, les mamelles, ou la vulve, est assez souvent observée.

TRAITEMENT. — Contre cette première variété, on emploie les cataplasmes, ou la laine imprégnée d'huile de lin chaude ; on ouvre les abcès.

La seconde variété est désignée simplement sous le nom de parotide.

Si, dans une fièvre grave, elle apparaît au début, elle est acritique et indique une gravité alarmante ; quand elle vient tardivement, elle est critique et signale souvent une amélioration. Quand la suppuration est formée, la structure serrée de la glande lui permet difficilement de se réunir en foyer, aussi s'ouvre-t-elle souvent dans le pharynx, le conduit auditif, la langue.

La gangrène de la parotide acritique est l'indice d'une mort imminente ; celle de la parotide critique n'est pas aussi constamment fâcheuse. Quand l'abcès est sous-aponévrotique, il est difficile à constater. Il faut cependant ouvrir de bonne heure et largement, et intéresser l'aponévrose. L'incision imparfaite ou le défaut d'ouverture laissent le malade en proie à des douleurs vives, au délire, à la compression des nerfs, des vaisseaux et notamment de la veine jugulaire ; en outre, la suppuration peut détruire toute la glande et produire une paralysie faciale.

Il est rare que l'évacuation naturelle du pus par l'oreille dispense de l'incision. Celle-ci se fera couche par couche jusque et y compris l'aponévrose, puis le doigt ira à la recherche de l'abcès.

366 *quater*. **INFLAMMATION DU CORPS THYROÏDE.** — Son premier degré est la congestion. Elle est caractérisée par une tension gênante et de la chaleur dans le corps thyroïde. L'augmentation de volume est faible; les malades ne font bientôt plus attention à la pesanteur qu'ils éprouvent, jusqu'à ce qu'il y ait une exacerbation.

L'inflammation proprement dite est signalée par la tuméfaction rapide et les battements du corps thyroïde; une douleur au-devant du cou avec difficulté pour respirer et pour avaler; la sécheresse de la gorge et une expectoration pénible; la fièvre, la céphalalgie et la gêne des mouvements de la tête. Enfin, il peut y avoir suffocation ou des désordres cérébraux ou pulmonaires.

La maladie se termine souvent par résolution, mais la suppuration n'est pas rare et se fait jour soit par la peau, soit par la trachée ou l'œsophage.

TRAITEMENT. — Saignée générale ou locale; frictions hydrargyrées; ouverture de l'abcès.

367. ABCÈS DE LA FACE. — Ils forment une tumeur fluctuante, rarement très-étendue, peu saillante, mais large et aplatie.

Ceux de la joue et de la fosse canine peuvent fuser dans la fosse temporale.

TRAITEMENT. — Ouvrir, s'il est possible par la bouche, parallèlement aux fibres du buccinateur.

368. 1° INFLAMMATION DU TISSU CELLULO-GRAISSEUX DU SEIN. — Si elle est circonscrite, la rougeur, la douleur et la tuméfaction sont localisées. Si elle est générale, outre les symptômes précédents et l'augmentation du calorique, on observe que le mamelon, au lieu d'être saillant, est, pour ainsi dire, caché dans une cavité.

TRAITEMENT. — Saignée générale, ou, selon les cas, quinze sangsues et plus sur le point enflammé et non autour. Cataplasmes de lin, à nu, sur la peau. Suspension de la glande. Compression artistement faite. Onctions hydrargyrées; laxatifs.

369. 2° INFLAMMATION SOUS-MAMMAIRE. — Le sein est développé, tendu, sillonné de grosses veines. Ce n'est que dans les cas où l'inflammation offre une certaine intensité que la peau est quelque peu rosée et le calorique augmenté. Il y a de la fièvre, mais point de taches livides.

TRAITEMENT. — Saignées un peu abondantes ; sangsues autour de la mamelle et non sur elle-même.

370. 3° INFLAMMATION DE LA GLANDE. — *Dépôt laiteux.* — Le gonflement n'est pas régulier, mais bosselé, comme sillonné de cordons durs. La peau est à peine rouge, ou même elle est plus pâle que dans le voisinage, mais la moindre pression y est douloureuse et donne la sensation de plusieurs épingles qui traverseraient la glande. — Fièvre légère ; anorexie.

Si l'engorgement est circonscrit, les bosselures plus ou moins dures et souvent durables, en ont imposé pour des tumeurs de mauvaise nature.

On observe cette maladie dans les derniers mois de la grossesse et chez les nouvelles accouchées.

TRAITEMENT. — Peu de nourriture, laxatifs. Si l'excrétion laiteuse est suspendue, on applique des cataplasmes arrosés de liniment oléo-ammoniacal, ou encore d'un mélange de : eau de laurier-cerise 60, extrait de belladone 2, éther 30. Ces topiques seraient contraires, si l'on avait affaire à une inflammation.

371. INFLAMMATION DU TISSU MAMMAIRE ET DE LA TRAME CELLULO-FIBREUSE. — Au début, la peau est à peine rouge, le gonflement est médiocre, les douleurs sont vagues, sourdes ; mais bientôt la rougeur et la tuméfaction augmentent, des douleurs, dont le caractère constant est d'être lancinantes, se concentrent au sommet du sein vers l'auréole. Cette maladie peut se terminer par induration.

TRAITEMENT. — Saignées modérées ou sangsues, cataplasmes, bains, compression, laxatifs, selon les cas.

372. ABCÈS DE L'ARÉOLE. — Ordinairement ils sont multiples, de forme globuleuse, de petit volume, recouverts d'une peau livide ou bleuâtre. Pour ne point les confondre avec des inégalités naturelles ou des dilatations des conduits galactophores, il faut prendre à poignée la base de la mamelle ; alors la bosselure, si elle contient du pus, sera dépressible à la manière d'une petite vessie, elle prendra, en outre, un aspect lisse et une teinte livide ; les autres bosselures n'auront point ces caractères et donneront toujours la sensation d'une éponge.

TRAITEMENT. — Large incision.

373. ABCÈS DU TISSU CELLULO - GRAISSEUX. — Ordinairement ils sont uniques. Pour les constater, on applique la mamelle contre la poitrine, et de l'autre main on recherche la fluctuation. Ces abcès sont souvent volumineux ; une peau amincie et bleuâtre les recouvre. Quand l'abcès est au pourtour de la glande, il peut devenir profond.

TRAITEMENT. — Incision et même contre-ouverture.

374. ABCÈS SOUS-MAMMAIRES. — Ils sont souvent volumineux. Leur fluctuation, souvent obscure, devient plus manifeste si l'on explore aux deux extrémités d'un même diamètre, en soulevant pour ainsi dire la mamelle.

TRAITEMENT. — Il faut se hâter d'ouvrir pour éviter les fusées vers le cou, l'aisselle, etc. Incision et compression.
Si l'abcès profond a traversé la glande sur un ou plusieurs points, il faut faire d'autres ouvertures. On a même conseillé de diviser largement la glande. M. Cloquet préfère le drainage. Tenir les ouvertures béantes au moyen de mèches et de canules, appliquer des émollients; comprimer. Si cela ne suffit pas: injections vineuses ou iodées, ou avec eau de rose, 30 grammes, acide sulfurique, 3 gouttes.

375. ABCÈS PARENCHYMATEUX. — Ils sont ordinairement petits, nombreux. (On en a compté jusqu'à trente-trois.) Une ou plusieurs bosselures, à peau mince et bleuâtre, succèdent à des douleurs lancinantes, non pas circonscrites, mais disséminées. Ils siégent ordinairement sous l'aréole ou non loin d'elle. Ils peuvent quelquefois devenir sous-mammaires.

TRAITEMENT. — Ponctions ou incisions, mais seulement quand l'abcès est bien formé. — Laxatifs et même, si l'on n'a point à conserver le lait, tartre stibié à haute dose. Compression avec les bandes de diachylon. (Voir *Dictionnaire de Fabre.*)

376. ABCÈS CHRONIQUES. — Il est des abcès chroniques qui mettent un ou deux mois et même un an à se former, ou du moins à devenir manifestes. On les a quelquefois confondus avec des tumeurs.

376 *bis*. PHLEGMON DIFFUS DE LA TÊTE. — Des frissons, des nausées, des vomissements et du délire, plus une tuméfaction œdémateuse, conservant l'impression du doigt, des points fluctuants, des abcès dont les ouvertures laissent échapper une quantité énorme de pus et des lambeaux de tissu cellulaire, tels sont les symptômes de cette maladie.

TRAITEMENT. — Les saignées, le tartre stibié à haute dose, etc.

377. ABCÈS DE L'AISSELLE SOUS-CUTANÉS. — Ils sont uniques ou agglomérés. Ils ont la forme d'une masse circonscrite, comme furonculeuse, et n'ont point de tendance à gagner en largeur et moins encore en profondeur. Ils causent une douleur assez vive, augmentant par les mouvements du bras. Ils se terminent souvent par suppuration et quelquefois aussi par induration sous forme de noyaux durs qui finissent par disparaître.

TRAITEMENT. — Rarement les sangsues sont nécessaires.

378. ABCÈS SUPERFICIELS. — Plus profonds que les précédents, on les a vus envahir le côté du thorax et même le devant du grand pectoral. La douleur est vive, la fièvre souvent forte, et les voies digestives saburrales.

TRAITEMENT. — Sangsues tout à fait au début, cataplasmes, ouverture large et hâtive.

379. ABCÈS PROFONDS. — On les a vus passer entre la clavicule et la première côte, jusque sur la partie inférieure et latérale du cou ; entre le grand dorsal et le trapèze, et même pénétrer dans la poitrine.

Ils produisent une douleur sourde, profonde ; ils gênent ou rendent impossibles les mouvements du bras ; ils s'accompagnent de frissons, de fièvre quelquefois intense. La peau de l'aisselle est rouge, tendue, et l'on sent la fluctuation profonde. Celle-ci n'est pas toujours accessible, la peau elle-même conserve quelquefois sa couleur naturelle.

TRAITEMENT. — Les émissions sanguines ne seront conseillées qu'avec circonspection, vu le peu d'espoir d'arrêter l'abcès. Ouvrir de bonne heure, largement, à la base de l'aisselle, s'il est possible.

380. ABCÈS FROIDS. — Ils sont symptomatiques d'une carie des vertèbres, des premières côtes, de la tête de l'humérus, de la clavicule, d'un abcès de l'articulation scapulo-humérale, d'une carie du sternum, de la fonte purulente des ganglions de l'aisselle.

381. ÉPANCHEMENT PURULENT DES BOURSES MUQUEUSES. — Ils se forment rapidement, sont d'un volume variable. Leur fluctuation est souvent très-manifeste. La peau qui les recouvre est rouge, tendue, douloureuse. Le gonflement n'est pas toujours bien circonscrit, l'inflammation ayant gagné le voisinage. Le plus souvent il y a un mouvement fébrile.

TRAITEMENT. — Sangsues, lotions froides; ponction. Si le mal est au cou de pied par suite de bottes gênantes, il disparaît en portant ces mêmes bottes sans chaussettes.

382. ABCÈS DE LA VULVE. — Le gonflement qu'ils produisent est quelquefois énorme; il gêne beaucoup la marche. Ils remontent quelquefois fort haut entre le vagin et les parois du bassin. Leur guérison complète est quelquefois alors impossible. Il faut les ouvrir de bonne heure par une large incision. Les parois du foyer étant lisses comme celles d'un kyste, il est nécessaire de les cautériser pour en obtenir l'adhésion.

383. ABCÈS DU SCROTUM. — Il faut les ouvrir de bonne heure ou pratiquer des incisions pour prévenir un sphacèle qui pourrait mettre à nu les testicules.

384. ABCÈS MÉDULLAIRES. — « Ils occupent constamment l'une des extrémités du canal médullaire. Ils dépassent rarement le volume d'une amande. Le gonflement considérable qui les accompagne survient graduellement, et il est dû à la formation de couches osseuses sous-périostales qui, à la longue, deviennent très-épaisses et presque éburnées. La surface de l'os est ordinairement assez lisse. La partie du canal médullaire adjacente à l'abcès est oblitérée par une masse de tissu spongieux très-dur et très-serré. (BROCA.)

Ces abcès succèdent quelquefois à une violence extérieure exercée sur l'os. Ils causent une douleur très-insupportable par sa longue durée.

TRAITEMENT. — Trépanation.

385. INFECTION PURULENTE. — Le frisson initial est la règle très-générale. Une fièvre à forme intermittente parfois, mais plus souvent continue ou le devenant rapidement, succède au frisson. La respiration est accélérée (on compte de 30 à 50 respirations par minute). L'oppression n'est cependant pas en rapport avec les signes fournis par l'auscultation, qui ne révèle d'abord que des râles muqueux ou sibilants. Plus tard, on peut trouver des points où se font entendre la crépitation et aussi les signes physiques d'un épanchement pleurétique.

La peau est d'abord grisâtre, plombée, puis ictérique, et cependant les réactifs ne décèlent point de bile dans les urines. Le malade est dans une prostration remarquable; sa physionomie est altérée, empreinte de stupeur; il maigrit rapidement; il délire. Son pouls est fréquent et mou; il accuse des douleurs à l'épigastre et dans les articulations. Celles-ci ne tardent pas à offrir les caractères d'un épanchement purulent intra ou seulement péri-articulaire.

La diarrhée est fréquente; la langue ordinairement fuligineuse.

La résorption putride n'est qu'une variété de fièvre hectique. Elle se manifeste chez les malades qui sont porteurs de collections purulentes. La guérison des foyers purulents peut la faire cesser.

TRAITEMENT. — « 1° Empêcher le développement de la pyogémie par l'aération et par l'alimentation, etc.; 2° arrêter la pénétration du pus dans le sang en ouvrant au pus une libre issue, en convertissant les membranes pyogéniques en escarres, en ouvrant ou oblitérant les abcès veineux, en modifiant l'état des surfaces en suppuration... » (*Dictionnaire de Fabre.*)

386. **OSTÉITE** — Tandis que dans l'inflammation des parties molles, la douleur paraît en même temps que la tuméfaction, elle précède toujours cette dernière lorsque l'inflammation attaque le tissu osseux. Cette douleur est, en outre, beaucoup plus violente, elle s'exaspère la nuit; à elle seule elle compromet la vie des malades par sa continuité et sa durée.

L'ostéite superficielle provoque toujours une inflammation adhésive des parties qui sont contiguës. Quand la suppuration a soulevé le périoste, autour de cet abcès sous-périostique se développe une inflammation ossifique d'où résulte la formation d'un bourrelet osseux.

TRAITEMENT. — Il doit être antiphlogistique et émollient si

l'ostéite est de cause externe; spécifique si, au contraire, elle provient de syphilis ou de scrofules.

387. NÉCROSE. — Une sensation de pesanteur et d'engourdissement précède la douleur, puis celle-ci se manifeste souvent avec une violence telle qu'elle produit le délire. La peau qui lui est superposée prend une teinte rosée d'abord, puis rouge ou livide. Si l'os est superficiel, il se forme une tumeur adhérente et pour ainsi dire confondue avec l'os lui-même, dure et peu saillante; puis la tumeur augmente, se ramollit en quelques points, la fluctuation se manifeste, l'abcès s'ouvre, et la sonde constate une surface osseuse dénudée ou perforée. La situation de la tumeur sur un os long ou plat, l'influence altérante des symptômes décrits sur la constitution concourent à faciliter le diagnostic. Si la constitution est délabrée, la maladie peut être accompagnée d'œdème. La tumeur extérieure est plus lente à se développer quand ce sont les parties profondes de l'os qui sont affectées. La sortie d'un fragment osseux nécrosé s'effectue rarement avant le quarantième jour, même quand la nécrose est superficielle.

TRAITEMENT. — Si à la suite d'une contusion il se forme sous le périoste un épanchement sanguin, il est utile de l'ouvrir pour prévenir la nécrose. Contre la nécrose déclarée, il faut tenir compte des éléments syphilitique ou scrofuleux.

Le traitement local consiste dans l'application de cataplasmes émollients (les astringents retardent la suppuration de la nécrose, propriété que Dupuytren mettait quelquefois à profit chez les vieillards); on ouvre convenablement les abcès.

Quand la gaîne osseuse de l'os nécrosé sera assez forte, si celui-ci est trop volumineux pour sortir par l'ouverture, on pourra le fragmenter dans sa gaîne, progressivement, au moyen d'une couronne de trépan.

388. CARIE. — Comme la nécrose, elle est caractérisée par une douleur continue et souvent violente, par une tuméfaction qui, elle aussi, est souvent entourée d'un bourrelet osseux et dur, et enfin par un abcès consécutif.

Ce qui la distingue, c'est qu'elle attaque les os courts ou l'extrémité des os longs; que le pus est séreux et ichoreux très-fétide; qu'elle a une marche envahissante, et passe souvent d'un os à un autre; enfin, la sonde portée sur l'os carié le pénètre comme un tissu lardacé et donne à la main la sensation d'une série de fractures, une sorte de fine crépitation. Quand la carie est profonde, l'abcès par congestion et la dégénérescence de celui-ci en fistule, ainsi que la nature du pus permettent le diagnostic.

TRAITEMENT. — Modifier le tempérament du malade ; diminuer au début l'inflammation osseuse par l'onguent mercuriel, les cataplasmes et même les sangsues : l'abcès sera ouvert, suivant les cas, par ponction ou par large incision. On déterge et on modifie par des lotions, des fomentations émollientes, des bains alcalins ou sulfureux, ou de plantes aromatiques. L'eau des bains alcalins ne doit exciter d'abord qu'une légère saveur à la langue, plus tard l'alcalinité pourra être portée au point de gercer la peau. Les teintures alcooliques en injections et en applications sont nuisibles. On excise les fongosités ; on cautérise au fer rouge, on applique des plumasseaux imprégnés de nitrate acide de mercure ou d'acide concentré, renouvelés jusqu'à ce qu'ils ne soient plus imbibés de sanie. On rugine. — Dupuytren conseille le trépan, suivi de rugination périphérique et d'un pansement à la charpie sèche.

389. BUBON INFLAMMATOIRE. — Le début est signalé par la douleur de l'un ou de plusieurs des ganglions de l'aine. Ces ganglions sont encore mobiles sous la peau. Les mouvements du membre inférieur sont pénibles ; puis progressivement, au niveau des ganglions enflammés, se développe une tumeur rouge, dure, adhérente, non réductible, dirigée dans le sens du pli de l'aine. Puis se manifeste plus ou moins nettement la fluctuation. La fièvre, des nausées, et quelquefois même des vomissements, la céphalalgie, sont le cortége du bubon, surtout s'il est sous aponévrotique. Dans ce dernier cas, l'inflammation peut se propager dans le bassin.

TRAITEMENT. — Sangsues autour de la tumeur et sur la peau rougie. Si le bubon est sous-aponévrotique, les sangsues doivent être remplacées par la saignée et le régime débilitant.

Quand la suppuration n'est pas formée, M. Ricord emploie la compression avec une large bande d'au moins sept mètres. M. Malapert emploie le vésicatoire pansé avec un plumasseau imbibé d'une solution au trentième de sublimé. Si le bubon n'est pas guéri après la chute de l'escarre, il renouvelle. M. Raymond, de Toulon, emploie cette méthode, même lorsque que la suppuration est formée ; il y ajoute les cataplasmes, les ponctions multiples (trois ou quatre dans l'étendue d'un pouce), garnies d'une mèche à chaque pansement.

390. — GANGRÈNE. — Si la région que la gangrène envahit était enflammée, du rouge vif inflammatoire elle passe au violet ; une douleur vive, puis une insensibilité absolue s'y manifestent. On peut toucher et piquer sans que le malade s'en aperçoive. Cette insensibilité est précédée d'une sensation particulière d'engourdissement de la peau. Les battements artériels, de violents qu'ils étaient, s'affaiblissent et disparaissent ; la chaleur s'éteint. Si la gangrène se limite, autour d'elle, les tissus rougissent, gonflent ; une fissure s'établit entre ces parties vivantes et fluxionnées et la portion mortifiée. Cette fissure s'étend en profondeur et sépare la gangrène. Les tissus mortifiés sont grisâtres, noirâtres, comme putréfiés. Exception pour les tendons.

Si la gangrène s'établit sur une région non enflammée, celle-ci brunit, se refroidit, devient insensible ; des bulles, des phlyctènes apparaissent sur la peau. Les battement artériels ne se font plus sentir. Les tissus gangrenés exhalent une odeur forte ; il sont infiltrés de gaz et d'humeurs putrides. On distingue la gangrène humide dans laquelle le volume est plus ou moins augmenté, et la gangrène sèche dans laquelle le volume est au contraire diminué. Les tissus envahis par la gangrène sèche sont comme momifiés, et peuvent se conserver longtemps. Les gangrènes extérieures et de cause externe, surtout si elles sont peu étendues, produisent rarement des troubles dans les fonctions générales ; les gangrènes des organes intérieurs, celles mêmes des membres, si elles sont de cause interne, produisent la faiblesse et la fréquence du pouls, l'oppression, la soif, les nausées, le ballonnement du ventre, la teinte ictérique de la peau, les sueurs froides, la couleur noirâtre des urines, etc.

TRAITEMENT. — Si l'inflammation éliminatrice de la portion gangrenée n'est pas trop vive, on fait des pansements simples ; si elle est vive, la position horizontale, le repos, les cataplasmes, les sangsues mêmes seront employés ; si au contraire le cercle éliminatoire est peu prononcé, si les portions vivantes sont pâles, livides, œdémateuses, peu sensibles et peu chaudes, on emploiera, selon les cas, la poudre de quinquina, le styrax, le charbon pulvérisé, les acides, les dissolutions de chlorure de chaux ou de soude. M. Lafargue propose et emploie la momification avec l'eau dont M. Gannal se sert pour les embaumements, d'autres appliquent des cataplasmes enduits soit d'onguent digestif, soit d'huile de térébenthine. Si la gangrène est superficielle, s'il y a des lambeaux de téguments sphacélés, on peut en exciser une portion plus ou moins grande, en évitant d'irriter les tissus vivants. Si un membre est pris dans toute son épaisseur, faut-il amputer ? *Des motifs importants militent en faveur soit de l'amputation, soit de l'abstention.*

391. FISTULES. — M. Marjolin les définit ainsi : « Ulcère en *forme de canal étroit, profond, plus ou moins sinueux, entretenu* par un état pathologique local des parties molles ou des os, ou encore par la présence d'un corps étranger. Leur ouverture peut être à la peau ou sur les muqueuses. Elles peuvent succéder à l'amincissement et au décollement de la peau par suite d'abcès; à l'ouverture d'un kyste; à la dénudation d'un tendon ou d'un cartilage. Elles sont fréquentes dans la carie osseuse, dans la carie d'une dent ou d'une racine. Dans ce dernier cas, *on les observe soit à la peau, au niveau de la mâchoire, soit sur les gencives.* Elles peuvent communiquer avec la plèvre et le poumon : avec la cavité crânienne, avec l'abdomen, avec la *blessure d'un vaisseau ou d'un ganglion lymphatique ; avec les* canaux lacrymaux, salivaires, mammaires, biliaires, urinaires, spermatiques ; avec les sinus frontaux, maxillaires; avec les conduits aériens ; avec l'œsophage, l'estomac, l'intestin ; avec le vagin ; avec la vessie, l'urètre, etc.

*L'ouverture extérieure des fistules, qu'elle soit simple ou mul*tiple, se rétrécit, s'arrondit, et bientôt se présente sous forme d'une fongosité rougeâtre, percée à son centre d'un orifice souvent difficile à apercevoir, plus étroit que le canal qu'elle termine, et qui fournit une quantité de pus hors de proportion avec sa grandeur apparente (Dupuytren). »

« *Presque toutes les fistules anciennes sont entourées, surtout* vers leur orifice, de callosités, d'engorgements celluleux, durs, plus ou moins profonds, presque indolents. Le canal fistuleux forme quelquefois un cordon noueux. » (MARJOLIN.)

TRAITEMENT. — Voir chaque fistule en particulier.

392. FISTULE DE LA PAROTIDE. — L'ouverture est dans le voisinage de la parotide. Elle est tantôt dans une peau amincie, *tantôt au centre d'une fongosité. Par cette ouverture suinte,* surtout dans les mouvements de la mâchoire, une goutte de salive. On a vu quelquefois l'orifice derrière l'oreille.

TRAITEMENT. — On cautérise soit avec le fer rouge, soit avec l'acide sulfurique, les trochisques de minium ou, de préférence, avec le nitrate d'argent.

La compression compte des succès assez nombreux. Les injections irritantes, alcooliques ou non, ne sont pas sans inconvénients; elles ont cependant réussi. On a aussi excisé la fistule elle-même et réussi par première intention.

393. FISTULES DU CANAL DE STÉNON. — Les blessures, les abcès, les caries dentaires, peuvent lui donner naissance. Lorsque l'orifice extérieur est plus élevé que l'orifice intérieur, il se forme une poche salivaire dont la compression fait sourdre la salive par l'orifice fistuleux. Pour déterminer si la fistule appartient au canal de Sténon et non à la glande parotide, on introduit un stylet par l'orifice naturel du canal, et on recherche les lésions que ce canal peut présenter. Les fistules du canal de Sténon sont plus difficiles à guérir que celles de la parotide.

TRAITEMENT. — 1° Canal artificiel par les procédés de Saviard, de Duphénix et de Monro; 2° compression; 3° dilatation; 4° cautérisation.

394. ULCÈRES. — Ce sont des érosions de la peau ou des muqueuses; purulentes ou ichoreuses, avec ou sans perte de substance, et tendant à se perpétuer, soit par une désorganisation progressive, soit par défaut d'un travail réparateur.

Les uns sont spécifiques (ulcères dartreux, cancéreux, scorbutiques, scrofuleux, syphilitiques); les autres sont simples, mais ils peuvent être compliqués de varices ou de callosités et prennent alors le nom d'ulcères variqueux ou calleux.

395. ULCÈRE SIMPLE ET AUTRES. — Son étendue varie entre 2 centimètres, et la majeure partie de la surface de la jambe. Cette étendue paraît plus considérable quand les bords de l'ulcère sont tuméfiés par l'inflammation. Le fond de l'ulcère est grisâtre, violacé dans différents points. Il offre l'aspect de mamelons plus ou moins mous, saignant au moindre contact, devenant violets lorsque le malade est debout, mais reprenant une coloration plus vermeille après le séjour au lit. Souvent le fond est enfoncé, d'autres fois il est au niveau de la peau, avec laquelle il se continue par l'intermédiaire d'une mince cicatrice. Entre les mamelons qui s'élèvent du fond de l'ulcère, se voient de petites cavités remplies d'un mélange de pus, de sang et de matières organiques.

L'inflammation, la gangrène ou transformation des bourgeons charnus en véritables fongosités, peuvent compliquer les ulcères.

Les ulcères variqueux se reconnaissent à la présence de veines dilatées, soit au pourtour, soit dans l'ulcère lui-même. Les bords des ulcères calleux sont taillés à pic comme un emporte-pièce, ils sont irréguliers, très-durs, ainsi que le fonds qui présente la consistance et l'aspect du squirrhe. Au lieu de pus, ces ulcères sécrètent un liquide blanc jaunâtre.

TRAITEMENT. — Repos; situation au moins horizontale; émollients; antiphlogistiques; compression seule ou concurremment avec les poudres de quinquina ou les poudres aromatiques ou l'eau chlorurée; compression avec les bandelettes de diachylon; cautérisation au nitrate d'argent ou plus active s'il y a complication de pourriture d'hôpital, par exemple. Contre les ulcères calleux on emploie la charpie sèche ou imbibée d'eau chlorurée. (Voir squirrhe ulcéré.)

396 **TUMEURS FIBREUSES.** — Ce sont des masses arrondies d'une dureté analogue à celle de la glande mammaire, à surface tantôt unie, tantôt partagée en lobes. Leur volume varie depuis celui d'un pois ou même d'un grain de blé jusqu'à celui d'une tête d'homme. Plus ordinairement elles sont de la grosseur d'une noisette ou d'un œuf.

La peau qui les recouvre est, le plus souvent, saine et mobile par-dessus la tumeur; d'autres fois elle est violette, adhérente à la tumeur, qu'elle rend immobile. Des douleurs vives, lancinantes, quelquefois insupportables, rendant le sommeil impossible et déterminant une fièvre nerveuse, sont propres aux tumeurs ou corps fibreux et les caractérisent. Si elles compriment des troncs nerveux, et qu'elles ne soient pas apparentes à l'extérieur, elles peuvent occasionner des erreurs de diagnostic (névralgie, paralysie). Elles sont susceptibles de dégénérescence squirrheuse, cartilagineuse, osseuse. Il y a une variété dite fibroplastique susceptible de récidives et de généralisation.

TRAITEMENT. — L'extirpation.

397. **FONGUS.** — Ce sont des tumeurs mollasses, spongieuses,

élastiques, ayant souvent l'apparence de champignons plus ou moins gros, rouges. Il est bien entendu que cette apparence n'existe pas quand le fongus est encore contenu sous la peau. Si le fongus part de la dure-mère, la tumeur est pulsatile, elle a un mouvement d'expansion tellement prononcé qu'on pourrait la prendre pour un anévrysme. Au contraire, le fongus des os du crâne n'offre aucun mouvement d'expansion, mais seulement çà et là des battements d'artère. Le fongus de la dure-mère est entouré d'un rebord osseux. Ce rebord manque dans le fongus des os du crâne, ou, si l'usure de l'os en a formé un, il est irrégulier et taillé en biseau. Le fongus de la dure-mère s'accompagne de vomissements, de syncope, de somnolence, de convulsions ; ces caractères, dans le fongus des os de la tête, ne peuvent exister qu'après l'usure complète des os.

Le fongus a été observé aux articulations, dans les bourses synoviales, aux testicules, etc., etc.

TRAITEMENT. — Compression, ligature, excision, extirpation, etc.

398. **SQUIRRHE.** — C'est une tumeur dure, mamelonnée, inégale, agglomérée sous forme de tumeur unique ou infiltrée dans les tissus, rénitente, mobile au début sous une peau libre d'adhérence, indolente, ou à peu près, dans cette même période.

Lorsque vient la période de ramollissement, des traits de feu, des coups de lance, traversent la tumeur ; la masse cancéreuse s'entoure d'un engorgement plus ou moins dur ; les ganglions voisins s'engorgent ; les veines superficielles, obligées de remplacer les veines profondes qui sont oblitérées, apparaissent gonflées, tortueuses ; la peau n'est plus mobile sur la tumeur, elle lui adhère et prend une couleur rouge, violacée ; elle se fendille, s'ulcère et laisse échapper un liquide qui excorie le voisinage. Les bords de l'ulcère cancéreux sont durs, déchirés, inégaux, renversés tantôt en dedans et tantôt en dehors. Du fond de l'ulcère s'élèvent des fongosités molles, sources d'hémorrhagies. La peau des malades est constamment sèche, elle est d'une remarquable couleur jaune paille.

TRAITEMENT. — L'extirpation.

399. **ENCÉPHALOÏDE.** — 1° *Forme enkystée*. Ses dimensions varient depuis celle d'une noisette à celle d'une grosse pomme. Sa consistance est analogue à celle du cerveau humain ; elle

peut être plus grande dans la période de crudité, elle est inférieure dans la période de ramollissement.

2° *Forme non enkystée.* Les dimensions varient depuis celle d'un grain de chenevis jusqu'à celle d'une tête d'adulte. La forme, ordinairement sphéroïde, est quelquefois aplatie.

3° *Forme infiltrée.* Elle est en masses non circonscrites et dont la consistance est d'autant plus ramollie qu'on l'examine plus près du centre,

399 bis. ANTHRACINE. On a donné le nom de cancer mélané à une variété d'encéphaloïde noirci par l'extravasation d'une quantité plus ou moins grande de sang. Cette matière noire, ordinairement molle, se présente quelquefois sous forme de concrétions plus ou moins friables.

Le cancer mélané ou anthracine se manifeste par une tache très-noire, plus ou moins prurigineuse. En outre, la peau est soulevée et couverte de granulations semblables à celle d'une mûre. Quand elles ont atteint le volume d'une fraise, leur couleur se perd; il se forme une ulcération douloureuse, lancinante, à bords fongueux et frangés.

La matière colloïde est une autre variété qui doit son nom à sa ressemblance avec une gelée animale ou avec de la colle,

400. CANCER. — Les fongus, l'encéphaloïde, le squirrhe, les tumeurs fibro-plastiques, sont compris sous cette dénomination.

Leur développement comprend deux phases principales : celle de crudité pendant laquelle la tumeur cancéreuse ne réagit que faiblement sur l'organisme, grandit, ou du moins reste à peu près indolente, et celle de ramollissement. Dans la première phase, la tumeur se présente sous l'une des formes que nous avons indiquées aux articles précédents; dans la seconde, la tumeur s'enflamme, elle semble traversée à tout moment par des traits de feu; l'engorgement du voisinage, celui des ganglions, la dilatation des veines, le ramollissement de la masse cancéreuse et l'ulcération de la tumeur caractérisent cette période. (Voir les caractères de l'ulcération cancéreuse, à l'article *Squirrhe.*)

401. TUMEURS FIBRO-CELLULEUSES. — Elles diffèrent des névrômes avec lesquels elles ont été confondues, en ce qu'elles ne se développent ni dans l'intérieur des nerfs, ni dans le névrilème, ni entre les filets des cordons nerveux. La douleur qu'elles produisent ne s'irradie pas dans la direction des filets nerveux ; elles ne produisent pas, comme les névrômes, des crises névralgiques dont la durée est de cinq à six jours. Elles sont superficielles et semblent se plaire sur les plans osseux des membres inférieurs, plus souvent à la jambe, et surtout à sa partie inférieure qu'à la cuisse. On les observe presqu'exclusivement chez les femmes. Elles se ramollissent quelquefois au bout de dix ou quinze ans, mais ne se transforment jamais en cancer. Elles sont douloureuses au moindre attouchement. Leur consistance est ferme (leur composition étant fibreuse), leur mobilité complète. Outre les douleurs par l'attouchement, elles offrent aussi des douleurs spontanées. Celles-ci diminuent ou disparaissent par une compression circulaire au-dessus, ou bien à la fois au-dessus et au-dessous. Leur volume varie entre celui d'un grain de blé, d'un pois ou, au plus, d'une fève de marais.

TRAITEMENT. — Extirpation.

402. NÉVRÔMES. — Leur grosseur varie depuis celle d'un grain de millet jusqu'à celle d'un petit melon. Ils proviennent de la dégénérescence du tissu cellulaire qui sépare les fibres ou filets nerveux. Ceux-ci, étant distendus, peuvent former une poche. Ces tumeurs sont mobiles latéralement; elles ne peuvent être déplacées qu'avec peine, et occasionnent alors des douleurs très-vives, suivant la direction des filets nerveux et de leurs distributions. Ces tumeurs sont sujettes à récidiver.

TRAITEMENT. — L'extirpation.

403. KÉLOÏDE. — « Constituée par une ou plusieurs excroissances plus ou moins proéminentes, d'une dureté analogue à celle du squirrhe, rondes ou s'étendant en longueur, ou quadrilatères, rénitentes sous le doigt, aplaties dans le milieu, relevées par leurs bords en forme de bourrelet, projetant, par leurs parties latérales, comme des racines qui s'implantent dans le derme, comme les pattes d'un crabe, ou bien offrant l'apparence d'une cicatrice de brûlure (ALIBERT). » La surface de la kéloïde est luisante, sa coloration est rouge ou rosée, surtout dans les changements de temps ou après un repas excitant, ou à l'époque des menstrues. D'autres fois elle est plus pâle que le reste de la peau.

Cette tumeur est un peu plus chaude que le reste du corps, elle est souvent le siége de douleurs lancinantes. Telle est la kéloïde, dont le début n'est souvent qu'une légère saillie **dure** et aplatie.

TRAITEMENT. — On ne connait qu'un seul cas de guérison, même par l'extirpation.

404. KYSTES OU LOUPES. — Ce sont des tumeurs sous-cutanées, globuleuses, circonscrites par une poche qui, perçue à travers la peau, semble faire corps avec la tumeur. Elles sont indolentes, la peau qui les recouvre est naturelle et reste fort longtemps libre d'adhérence avec ces tumeurs, qui sont fort mobiles.

Celles que l'on observe dans l'épaisseur des membres diffèrent, par leur structure, des kystes que l'usage nomme loupes. Selon la consistance liquide ou de miel, ou de suif, on leur a donné le nom de mélicéris, stéatome, athérome. Le mélicéris est fluctuant, il cède à la pression, mais il se relève immédiatement. L'athérome est pâteux, il ne reprend que lentement sa forme après la compression. Le stéatome est inégal, dur, peu compressible, peu élastique. Lorsque les loupes sont solitaires, ce qui n'est pas très-rare, elles sont ordinairement d'un volume plus considérable.

TRAITEMENT. — Résolutifs, ponctions, caustiques, énucléation.

405. LIPOMES. — Ce sont des tumeurs graisseuses, froides, molles, légèrement adhérentes aux parties voisines, et, par conséquent, d'une mobilité très-obscure ou nulle, à moins qu'elles ne soient pédiculées. Elles acquièrent un volume quelquefois monstrueux. Quoi qu'elles soient ordinairement sous-cutanées, elles peuvent se développer partout où il y a de la graisse. Elles sont, le plus souvent, creusées de quelques sillons. Si on essaie de faire glisser la peau sur leur surface, on ne trouve pas, comme dans les loupes, ou les engorgements ganglionnaires, de surface lisse, résistante, aussi distincte. Elles n'ont d'autre inconvénient que d'être pesantes et difformes.

TRAITEMENT. — L'extirpation.

406. NOEVI. — Ils sont caractérisés par des taches ou des tumeurs rouges, violacées, dont la couleur et même le volume diminuent par la pression et augmentent dans les efforts ou dans une position déclive. Quand ils proviennent de la dilatation des capillaires artériels, elles paraissent sous forme de taches rouges de la peau; quand elles sont dues aux vaisseaux veineux, elles sont ordinairement sous la peau, elles paraissent sous forme de tache ou de tumeur violacée, mollasse, bosselée, s'affaissant sous la pression. Les tumeurs mixtes sont violacées en un point, rouges en d'autres.

Ces tumeurs offrent quelquefois des battements; d'autres fois, une certaine fluctuation qui, si la tumeur est profonde, peut faire confondre celle-ci avec un abcès.

Les nœvi, chez les enfants naissants, ont quelquefois l'aspect d'une piqûre de puce. Puis la tache s'élargit, devient saillante; la peau finit même par s'amincir, s'ulcérer et laisser échapper du sang. L'ulcère se couvre quelquefois d'une cicatrice blanche, d'autres fois il donne naissance à des fongosités qui ne paraissent être que du sang coagulé. Les tumeurs sanguines sont souvent simples et homogènes, d'autres fois elles se marient avec le cancer.

TRAITEMENT. — 1° Compression associée ou non à l'eau froide, aux astringents; 2° cautérisation sur plusieurs points et renouvelée trois ou quatre fois; 3° cautérisation en nappe de M. Velpeau; 4° cautérisation profonde ou destructive; 5° vaccination; 6° ligature unique ou multiple; 7° ligature des artères nourricières; injections au perchlorure de fer.

406 *bis*. **VARICES.** — Caractérisées par des bosselures de la peau soulevée par une dilatation permanente des veines. Ces tumeurs sont inégales, noueuses, molles, tortueuses, indolentes, compressibles, sans pulsations et d'une couleur bleuâtre, livide.

Elles disparaissent par la compression et la position horizontale et la couleur naturelle reparaît plus ou moins; au contraire la station debout et la marche les grossit.

On les a observées dans toutes les régions du corps, même sous la langue; mais, dans l'immense majorité des cas, c'est à l'hypogastre, aux cuisses, et surtout à la jambe qu'elles apparaissent. Une varice de la grosseur d'une noix a été prise pour un lipôme et opérée dans la région claviculaire. L'œdème, une pesanteur, un engourdissement du membre ou siégent les varices, la douleur quelquefois insupportable de ce membre et l'ulcération des tumeurs, sont des complications plus ou moins fréquentes. Les veines se transforment souvent en cordons plus ou moins durs, sous l'influence d'un coagulum sanguin qui encroûte leur paroi. On observe aussi un épaississement, un induration du voisinage. La veine irritée par le coagulum s'abcède quelquefois et donne naissance à des hémorrhagies que la syncope ou la compression ont toujours empêchées d'être mortelles, suivant Delpech. — Quand les varices sont occasionnées par la compression de la jarretière, est-il vrai que la dilatation des veines soit plus remarquable au-dessus qu'au-dessous ?

TRAITEMENT. — Bas lacé, bandage roulé, bandelettes diachylum; oblitération par la pince de Breschet; incision de la veine, évacuation des caillots et pansement à la charpie cératée; ligature, cautérisation, excision, acupuncture.

407. ANÉVRYSME VARIQUEUX. — Tumeur sanguine formée par la dilatation des parois d'une veine communiquant avec une artère. Cette tumeur paraît soit quelques jours, soit quelques semaines après une blessure faite à l'artère et à la veine, soit par la saignée, soit par toute autre cause. Elle est d'abord du volume d'une noisette, puis d'une noix allongée ; dans aucun cas, elle ne s'étend guère au delà de six ou huit centimètres au-dessus et au-dessous de la communication et se perd insensiblement. On observe à son centre la cicatrice de la saignée ou de la blessure. — Quand elle est située au bras, elle augmente lorsque celui-ci est pendant, elle diminue lorsqu'on le tient fort élevé ou lorsqu'on exerce sur la tumeur une compression même légère. Des pulsations isochrones à celles du pouls, très-distinctes au centre de la tumeur, mais qui se réduisent à de simples ondulations vers ses extrémités ; un bruissement ou un sifflement pareil à celui de l'air que l'on fait sortir d'une seringue caractérisent la tumeur formée par la varice anévrysmale simple. On l'a observée dans plusieurs régions.

Quand cette varice est compliquée d'anévrysme faux, ce qui a lieu quand l'artère ayant été traversée de part en part, l'une des ouvertures comunique avec la veine et l'autre avec le tissu cellulaire périphérique, alors, en comprimant la tumeur variqueuse, on fait disparaître la tumeur, ses battements et le singulier tremblement qui les accompagne, mais au-dessous l'on trouve une autre tumeur dont les battements simples ne ressemblent point à ceux de l'anévrysme variqueux.

Les symptômes fonctionnels sont souvent légers; ils consistent dans l'engourdissement du membre, le sentiment du froid, la faiblesse musculaire, la diminution de sensibilité.

TRAITEMENT. — Compression méthodique. Elle est loin d'être toujours sans de graves inconvénients. — **Ligature lorsqu'il y a complication d'anévrysme faux consécutif.**

408. ANÉVRYSME EXTERNE. — « C'est une tumeur placée sur le trajet d'une grosse artère ou à côté, du volume d'une noisette à celui des deux poings. Ordinairement elle offre des pulsations isochrones aux battements du pouls, et cesse de battre quand on comprime l'artère entre la tumeur et le cœur. Ces battements sont au contraire plus forts quand on comprime l'artère du côté opposé. La tumeur, molle ou dure au toucher, disparaît quelquefois en totalité ou en partie sous la pression. » (Dict. Fabre.) Les battements de la tumeur ne donnent point la sensation d'un seul soulèvement, mais celle d'une véritable expansion par dilatation de ses parois. L'anévrysme faux (traumatisme, etc.) pourrait être distingué, selon quelques auteurs. à un susurrus, ou bruit que l'oreille perçoit dans la tumeur. Ce bruit a été aussi constaté dans l'anévrysme vrai. Le développement de la tumeur est insensible, mais, à la suite d'un effort, elle subit quelquefois un accroissement immédiat fort notable.

Les signes mentionnés peuvent être voilés ou disparaître quand l'anévrysme est ancien, volumineux, irrégulier ; lorsque ses parois sont épaissies, que le membre est infiltré ; lorsque la crevasse de l'artère est tournée vers un os, ou qu'un abcès se trouve placé au-devant de la tumeur anévrysmale.

A la longue, ces tumeurs produisent de vives douleurs, suivant le trajet des nerfs ; l'infiltration, l'engourdissement du membre ; l'abcès du voisinage ou de la tumeur elle-même ; l'usure des os contigus.

La gangrène ou l'inflammation suppurée et oblitérante du sac, la compression de la tumeur sur l'artère peuvent être des causes de guérison spontanée.

TRAITEMENT. — Les différents modes de compression et de ligature.

409. HERNIES. — « Ce sont des tumeurs de volume très-divers, formées lentement ou subitement, sans changement de couleur à la peau, à base immobile, couvertes de téguments glissants, réductibles le plus souvent par la seule position horizontale ou par le taxis, avec ou sans gargouillement, reparaissant par la position debout ou par l'acte de tousser, laissant sentir au doigt, après la réduction, l'ouverture qui lui avait donné passage. La hernie intestinale est ronde, pédiculée, élastique, légère, facilement réductible, gargouillant pendant la réduction, augmentant après chaque repas, s'accompagnant quelquefois de coliques. La hernie épiploïque est ordinairement petite, molle, pâteuse au toucher, difficilement et lentement réductible, pas de gargouillement ni coliques. La hernie entero épiploïque offre ces deux groupes de caractères à la fois. » (*Dict. de Fabre.*)

Les régions où elles ont été observées sont les suivantes : à l'anneau inguinal; à l'anneau crural; à l'ombilic; à travers les aponévroses abdominales, en dehors du muscle droit; au trou sous-pubien; à travers l'échancrure ischiatique, sous les muscles fessiers; au périnée; dans le vagin; aux grandes lèvres;

TRAITEMENT. — Réduction et brayers ; opérations destinées à oblitérer l'ouverture.

410. HERNIE ENGOUÉE. — Elle est produite par l'accumulation de matières intestinales dans la tumeur. Celle-ci devient dure, pesante. Le météorisme, la constipation, les hocquets, les nausées, les vomissements surviennent. Les matières vomies sont d'abord chymeuses, puis bilieuse, puis stercorales.

HERNIE ÉTRANGLÉE. — *Étranglement externe.* — Outre les symptômes de l'engouement, on constate une vive douleur de la hernie sous la pression, de la fièvre et l'irréductibilité absolue à peu près généralement.

Étranglement interne. — Il existe quand la hernie étant réduite, les accidents persistent, ou bien par le passage d'une portion de hernie, entre une bride et un segment de l'anneau, dans l'acte de la réduction. L'indication première, c'est de faire ressortir la hernie, s'il est possible.

411 bis. L'HYDROPISIE du sac, avec ou sans communication avec une ascite, est une des complications de la hernie. Elle réclame quelquefois la *ponction.*

TRAITEMENT. — 1° Pompement rectal au moyen d'une longue sonde à laquelle on adapte une seringue destinée à pousser et à aspirer des lavements; 2° applications froides, *intus et extra*; 3° taxis prolongé et méthodiquement forcé. Cette méthode, vantée par les spécialistes, est réprouvée par les chirurgiens; 4° émissions sanguines; 5° bains prolongés; 6° purgatifs; 7° tabac, belladone. On donne 1 gramme, 2, 3 et 4 grammes d'infusion d'une demi-heure à une heure par jour; deux lavements; 7° herniotomie.

412. LÉPOIDE. — Petite tumeur semblable à une croûte ronde, écailleuse (λεπίς, écorce d'arbre), de couleur brune, qu'on observe sur la face des vieillards. Une ulcération cancéreuse succède quelquefois à la chute de cette croûte.

413. ENCÉPHALOCÈLE. — Congénitale ou accidentelle. La première se montre au niveau d'une suture ou d'une fontanelle, la seconde au niveau d'un point du crâne carié ou trépané.

Quand l'encéphalocèle congénitale est volumineuse, les téguments n'existent pas ou sont privés de cheveux, fort amincis et sous forme d'une membrane rougeâtre, demi-transparente, molle et très-facile à déchirer.

« Dans les autres circonstances, la tumeur est arrondie, lisse, égale, circonscrite, souvent rétrécie à sa base, ordinairement sans changement de couleur à la peau, peu ou point douloureuse, agitée par des pulsations isochrones à celle du pouls. Elle est soulevée et offre une augmentation de volume dans une expiration profonde, les cris, la toux, l'éternûment. Elle est non transparente et plus ou moins réductible » (*Dictionnaire de Fabre*). Si on la comprime, l'assoupissement, la paralysie momentanée se manifestent. On sent autour de la tumeur les bords de l'ouverture du crâne. S'il y a complication d'hydrocéphale, la tumeur peut être transparente, les battements et la réductibilité peuvent manquer.

TRAITEMENT. —1° Compression, 2° ponction, 3° ligature, 4° incision. Tous ces moyens sont fort hasardeux.

414. CÉPHALOEMATOME. — Ce sont des tumeurs dont le volume varie entre celui d'une noisette et celui d'un œuf. Elles sont de forme arrondie ; elles siégent sur les os du crâne avant ou après l'accouchement, souvent elles ne se montrent que quelques jours après ce dernier ; elles sont rénitentes et offrent une fluctuation souvent très-évidente, quelquefois obscure ; elles sont molles à leur sommet, un bourrelet osseux les entoure d'une manière constante, sinon au début, du moins quelques jours après. L'os n'est point perforé comme dans l'encéphalocèle ; une pression graduellement plus forte de la circonférence au centre parvient toujours à retrouver l'os sous-jacent. Elles ne siégent point sur les sutures comme les encéphalocèles, mais en pleine surface osseuse. La compression ne développe jamais de phénomènes encéphaliques. Ce n'est que très-exceptionnellement que le céphalœmatome offre des battemens. Les signes qui distinguent le céphalœmatome de l'encéphalocèle servent aussi à le distinguer d'un fongus de la dure-mère. Quant aux tumeurs sanguines sous-aponévrotiques qui succèdent à l'accouchement; elles sont plus diffuses, sans bourrelet, à cheval sur une suture, et se dissipent promptement.

TRAITEMENT. — Expectation; résolutifs; compression; caustiques; incision; séton.

414 *bis*. TUMEURS DES OS. — EXOSTOSES. — Quoique sur huit exostoses six au moins soient vénériennes, nous en mettons ici la description.

Elles forment une tumeur de volume variable, dure, incompressible faisant corps avec l'os, immobile comme lui. Cette tumeur est indolente ou douloureuse, il est impossible de la constater quand elle est dans une cavité osseuse.

Selon leur siége, elles produisent l'épilepsie, l'exorbitisme de l'œil, l'impossibilité de déglutir, l'ankylose, la douleur dans les contractions musculaires, l'œdème, les crampes, la paralysie, la rétention d'urine, les faux symptômes de la pierre, la difficulté ou l'impossibilité de la défécation et de l'accouchement.

Les exostoses syphilitiques siégent ordinairement sur des os superficiels.

Elles sont épiphysaires ou parenchymateuses. Les premières sont surajoutées à l'os par l'intermédiaire d'une substance cartilagineuse qui finit par disparaître. Elles succèdent à une contusion, sont irrégulières, inégales au toucher, quelquefois pédiculées, souvent multiples, se développent rapidement. Les secondes offrent des caractères opposés.

TRAITEMENT. — Résolutifs. Emplâtre de Vigo cum mercurio. Compression combinée ou non avec des frictions d'onguent mercuriel ammoniacé. Hunter et Cooper donnaient les acides chlorhydrique, phosphorique dans une grande quantité d'eau. Les mercuriaux, les préparations iodées, l'excision et l'enlèvement du périoste, ou bien les caustiques jusqu'à destruction du périoste amènent la nécrose et la chute des épiphysaires, l'ablation immédiate avec la scie de Heine ou le trépan est applicable aux exostoses parenchymateuses.

415. HYPERTROPHIE DES OS. — Elle a lieu, dit-on, classiquement par hypérostose, par exostose et par énostose.

Elle n'est pas locale et limitée à une face de l'os comme l'exostose, mais elle affecte toute la masse, par exemple les **trois quarts inférieurs du fémur. Le volume et le poids** sont augmentés ; le volume seul augmente dans l'ostéoporose des scrofuleux.

TRAITEMENTS. Iode, compression.

416. **KYSTES**. — Ce sont des cavités pleines de liquide ou d'une matière solide cancéreuse ou tuberculeuse. La cavité est unie ou multiloculaire.Dans ce dernier cas, le volume peut être énorme.

Au début, on constate une tumeur osseuse faisant partie de l'os, indolente, sans changement de couleur à la peau, gênant les fonctions du voisinage, la mastication, la phonation ; produisant, selon le siége, la paralysie, des vertiges, la céphalalgie, des fractures. Plus tard on constate la possibilité d'affaisser la parois osseuse amincie de la cavité, la crépitation que produit cet affaissement, et en dernier lieu la fluctuation, si le contenu est liquide.

TRAITEMENT. — L'ouverture et les injections détersives pour les kystes liquides, l'arrachement de la tumeur solide contenue dans le kyste. Si le kyste est hydatique, il faut extirper ou détruire par des pansements caustiques la membrane intérieure.

Tubercules. — Rare chez l'adulte. Siégant plus fréquemment au centre qu'à la superficie de l'os. Diagnostic le plus souvent impossible.

417. **SPINA VENTOSA**. — Diffère peu des kystes et offre les mêmes symptômes. Il occupe ordinairement les extrémités articulaires, mais on l'observe aussi dans la diaphyse des os longs. Aux phalanges il est fusiforme, il ressemble à une engelure, sauf l'aspect de la peau qui est naturelle dans le principe, et qui plus tard s'ulcère en plusieurs points. La tumeur est légèrement élastique ; au tibia elle peut dépasser le volume d'une tête d'adulte.

TRAITEMENT. — Palliatif. Si la constitution est altérée, traitement des kystes, amputation.

418. **SPINA BIFIDA**. — *Hydrorachys* caractérisé par une tumeur de volume quelquefois considérable, molle, fluctuante, parfois diaphane, compressible et souvent un peu réductible. Cette tumeur occupe un point du rachis ordinairement vers sa partie inférieure. Elle est formée par l'afflux du liquide rachidien à travers une ouverture du rachis. La compression de la tumeur amène souvent des désordres cérébraux.

TRAITEMENT. — Ponction souvent renouvelée avec une ai‑
guille. Compression avec une bande ou un moule en plâtre.

419. CANCER DES OS. — La tumeur osseuse qu'il produit est
quelquefois précédée de douleurs; d'autres fois ces douleurs
n'existent ni avant, ni pendant son développement. Quand elle
a acquis un volume considérable, la peau est luisante, amincie,
sillonnée de veines qui donnent au doigt la sensation de gout‑
tières creusées dans l'os. Plus tard, la surface de la tumeur n'est
plus régulière, mais parsemée de mamelons dont quelques-uns
sont ramollis et d'autres fermes, résistants. L'os n'est pas dé‑
veloppé seulement dans le sens excentrique, mais aussi parfois
dans le sens de la longueur qui est augmentée. Si l'on com‑
prime la surface, elle s'affaisse en fournissant quelquefois une
crépitation analogue à celle du parchemin. Des battements iso‑
chrones à ceux du pouls et un léger bruit de souffle sont parfois
observés. Les ulcérations, les hémorrhagies, et surtout les si‑
gnes de la cachexie cancéreuse, sont plus fréquents. Les doul‑
leurs des rhumatismes sont erratiques, les douleurs ostéocopes
sont augmentées par la pression et par la nuit, l'exostose est
indolente et très-lente à se développer. — La ponction consta‑
tera le *kyste*.

420. ANÉVRYSME DES OS. — Cette tumeur est quelquefois pré‑
cédée de douleurs lancinantes, elle fait corps avec l'os, elle est
peu développée, ses limites sont vagues et se perdent dans les
parties molles; à une certaine époque la peau se nuance de
rose ou de violet et laisse voir des veines qui rampent dans le
tissu cellulaire. On a observé des battements artériels, mais
jamais de bruit de souffle jusqu'ici. La consistance de la tu‑
meur entièrement développée est molle en certains points, résis‑
tante sur d'autres, et ceux-ci, lorsqu'on les presse, font enten‑
dre une certaine crépitation. La tumeur disparaît par une
pression continue, elle est parfaitement immobile. Le dernier
caractère n'appartient pas à l'anévrysme des simples artères;
quant au cancer, il ne disparaît pas par la pression.

TRAITEMENT. — L'ablation.

421. PERIOSTOSE GOMMEUSE. — Ce sont des tumeurs ayant la
forme de nodosités, dures, incompressibles, adhérentes à un os,
ayant été précédées d'empâtement local et de douleurs plus
aiguës la nuit, variant pour le volume entre celui d'un noyau
de cerise et au plus celui d'un œuf, bien circonscrites, solitaires

ou multiples, mais jamais confluentes. Ces tumeurs se résolvent ou deviennent de véritables exostoses ou s'abcèdent. Dans le dernier cas, elles fournissent peu de pus comparativement à leur volume. Le fond jaunâtre de la plaie peut être évacué comme le bourbillon d'un furoncle et laisser à nu une surface osseuse nécrosée ou bourgeonnante.

TRAITEMENT. — Anti-syphilique.

422. **PÉRIOSTOSE FONGUEUSE.** — C'est une tumeur adhérente à un os, ordinairement lobulée, d'une consistance élastique en certains points, plus molle en d'autres, pouvant acquérir le volume des deux poings et même celui d'une tête d'adulte.

TRAITEMENT. — Amputation ou ablation.

423. **PÉRIOSTITE.** — Caractérisée par une douleur fixe, aiguë, souvent confondue avec une douleur rhumatismale, mais offrant cette particularité qu'elle siége sur un os, offrant ou non une légère tuméfaction, sans changement de couleur à la peau.

TRAITEMENT. — Les mercuriaux, l'iode, les vésicatoires, les incisions profondes atteignant le périoste lui-même.

424. **RACHITISME.** — Ramollissement des os. Il succède aux maladies chroniques de l'intestin chez les enfants. — L'enfant devient triste, il s'amaigrit et s'affaiblit; il a la diarrhée, ses urines offrent un dépôt calcaire, il sue facilement. Les extrémités osseuses (épiphyses) grossissent, les membres inférieurs se déforment, la colonne vertébrale se dévie, les membres supérieurs ne sont que fort peu déformés. La poitrine se rétricit transversalement, le sternum est bombé, les côtes ne prêtent qu'un faible point d'appui à la respiration diaphragmatique. — L'intelligence des enfants rachitiques est ordinairement précoce; ils sont rarement phthisiques.

TRAITEMENT. — Amers, ferrugineux, huile de foie de morue.

425. **FACE.** — *Kyste.* — Tumeur indolente, mobile, élastique. Une lumière placée à côté de la joue et regardée à travers la cavité buccale manifeste la transparence de la tumeur. Si elle siége sur un autre point, on se sert d'un procédé analogue.

On les a confondus avec un polype du sinus maxillaire, mais celui-ci détermine la déviation de la cloison des fosses nasales, la déformation de la voûte palatine, l'aplatissement de l'arcade alvéolaire.

TRAITEMENT. — Il faut, quand on les opère, ne pas comprendre dans l'incision le canal de Sténon et autant que possible les filets du facial.

425 *bis*. **CANCER DE LA FACE.** — « La peau qui en est le siége durcit, devient inégale, bosselée. Autour de l'engorgement on remarque des plis. La membrane muqueuse, si le cancer siége aux lèvres, devient terne, violacée. » (VIDAL.)

Une légère desquammation au début, puis des crevasses, puis un ulcère à bords indurés et renversés avec, ou plus souvent encore, sans douleurs lancinantes, indiquent un cancer qui finirait par détruire en largeur et en profondeur. Un bouton, une verrue ou un noyau induré dans l'épaisseur des lèvres l'ont précédé.

TRAITEMENT.—L'ablation avec le fer, ou les caustiques, ou les deux.

425. **HYPERTROPHIE DE LA PAROTIDE.** — On n'en a observé que deux cas. Dans celui de M. Bérard, la tumeur était dans la région parotidienne, du volume du poing, arrondie, résistante, sans bosselure; elle augmentait ou semblait augmenter, et prenait une teinte violacée quand le malade criait ou faisait des efforts; la compression paraissait aussi en diminuer le volume. M. Bérard la prit pour une tumeur érectile.

TRAITEMENT. — On essaya des frictions mercurielles, de la compression, des purgatifs, des vésicatoires volants.

426. **CONCRÉTIONS.** — Plater parle d'une tumeur indolente, du volume d'un œuf, à base d'une dureté inégale, et dont le centre était mou. Elle s'ouvrit après quelques maturatifs. Des tentes de charpie en firent sortir une trentaine de granules de matière terreuse.

427. **POCHE SALIVAIRE.**— Elles sont très-grandes au-devant de la glande parotide. M. Bérard en a observé une de la grosseur d'un œuf, molle, fluctuante. Les ganglions voisins étant engorgés, il la prit, avant l'ouverture, pour un abcès froid. Il n'en sortit que de la salive.

428. **CANCER DE LA PAROTIDE.** —Il atteint la glande elle-même,

ou bien se développe devant ou derrière elle. La tumeur atteint quelquefois le volume d'une tête d'enfant à terme. Son ulcération offre les caractères cancéreux.

Si, dès le début, on constate un engorgement superficiel, bosselé, plus ou moins mobile, la parotide pourra rester saine. Si la tumeur reste longtemps à se développer, quelle soit d'une dureté pierreuse, immobile, ayant son grand axe vertical, c'est la glande elle-même qui est prise ou les ganglions qu'elle contient.

TRAITEMENT. — L'extirpation. Elle n'est pas indiquée si la tumeur envoie des prolongements au pharynx.

429. KYSTES DES MAXILLAIRES. — Se développent lentement, toutefois, leur progrès, après un certain temps, peut devenir très-rapide. Si des douleurs existent, elles sont sourdes, parfois comme névralgiques. La forme du maxillaire, ordinairement modifiée sur ses deux faces, ne l'est quelquefois que sur une seule. Dans ce dernier cas, la déformation peut être comparée à une demi-sphère surajoutée au maxillaire. La crépitation n'existe que lorsque le développement est considérable. Les ganglions voisins sont sains, tandis qu'ils sont engorgés dans l'ostéosarcome (cancer).

TRAITEMENT. — Ponction et désorganisation des parois du kyste par irritation suppurative. Pour les kystes à produit solide, après dissection des téguments, on arrache avec des pinces ; on rugine et on cautérise les parois.

429 _bis_. HYDROPISIE ET ABCÈS DU SINUS MAXILLAIRE. — Caractérisés par une tumeur faisant saillir la joue, la voûte palatine, obturant plus ou moins les narines, pouvant dévier le nez et produire un certain degré d'exorbitisme, tuméfiant la portion gingivale du maxillaire, et pouvant gêner la parole et la respiration. Quand la tumeur est très-développée, elle s'affaisse et se relève avec crépitation par la compression. Le premier symptôme des abcès est une douleur analogue à une douleur de dent, mais s'étendant plus loin que celle-ci vers le nez, l'œil, l'orbite et les sinus frontaux, s'accompagnant parfois de pulsations dans le sinus. La douleur augmente jusqu'à formation d'une tumeur dure au-dessous de l'os jugal ; tumeur qui s'étend graduellement à la joue, et que l'on peut sentir derrière l'arcade dentaire.

La matière de l'abcès s'écoule quelquefois entre les dents ou par les fosses nasales. Ces tumeurs solides projettent les parois du sinus dans tous les sens.

TRAITEMENT. — Perforer le bord alvéolaire au fond des alvéoles (3ᵉ et 4ᵉ molaire de préférence). L'ouverture doit être assez grande pour admettre l'extrémité du petit doigt. Lorsque la matière est évacuée, on bourre le sinus de bourdonnets, de charpie liés ensemble. Au bout de quelques temps, on se contente d'injections. La déformation ne disparait que lentement.

430. TUMEUR DU SINUS. — Des polypes, des végétations sarcomateuses, cancéreuses, peuvent aussi déjeter le nez, faire saillir la joue, déformer la voûte palatine, exorbiter l'œil. Leur diagnostic est facilité quelquefois par la ponction.

TRAITEMENT. — L'extirpation.

431. CORPS ÉTRANGERS.—Ce sont des pois, des noyaux de cerise, etc., que les jeunes enfants engagent dans les fosses nasales. Quoique les méprises ne soient pas sans exemple, l'œil ou l'exploration avec la sonde parviennent généralement à les constater.

TRAITEMENT. — Une pince, une anse en fil de fer nous ont suffi dans plusieurs cas. On propose de porter un fil à travers les fosses nasales jusque dans l'arrière gorge; là on lui attache un léger tampon de charpie, et on retire par l'extrémité du fil qui pend hors des narines. On peut aussi, quelquefois, repousser le corps dans l'arrière-gorge.

432. 1° ULCÈRES SIMPLES. — Ils fournissent une humeur peu abondante qui forme une croûte dont la chute met à nu une surface rouge, granulée, sans odeur.

TRAITEMENT. — On fait tomber la croûte au moyen de lotions émollientes, et on lave ou l'on oint avec les détersifs et les astringents de plus en plus énergiques.

433. 2° ULCÈRES PUTRIDES MALINS. — C'est l'ozène symptomatique. Ils sont vénériens, dartreux, cancéreux ou scorbutiques. Ils produisent une humeur ichoreuse d'une odeur insupportable et ne respectent pas même la charpente osseuse dans leur progrès.

TRAITEMENT.—Celui de la cause syphilitique, scorbutique, etc.

434. OZÈNE. — Fréquent chez les personnes dont le nez est écrasé, quelle que soit d'ailleurs la bonté de leur constitution. L'odeur exhalée par les malades est insupportable et les rend incommodes à tous. Le nez, d'ailleurs, n'offre ni écoulement ni ulcération. Les malades n'accusent point de douleur locale, mais ils sont constamment privés d'odorat.

TRAITEMENT.— Au début, on peut essayer des dérivatifs (purgatifs, vésicatoires, etc.), un traitement général spécial à la cause scorbutique, scrofuleuse, etc., constatée ou présumée. On fait des injections chlorurées, astringentes, pendant une ou plusieurs années. On peut même essayer du nitrate d'argent.

435. ULCÈRES VÉNÉRIENS. — Ils ont une marche envahissante. On les a vus détruire toute la peau. Leurs bords n'ont point la dureté squirrheuse, leur fond est grisâtre. Ils ne se couvrent point de croûtes aussi marquées que les ulcères dartreux. Ceux-ci sont d'ailleurs plus superficiels. Le progrès des ulcères vénériens est beaucoup plus rapide que celui des ulcères cancéreux, et la matière est plus abondante.

436. ULCÈRES CANCEREUX. — Ils succèdent à une petite tumeur, à un bouton, ou simplement à une espèce d'excoriation dont l'humeur se condense en croûtes. Ils sont presque toujours indolents, et quand la douleur se manifeste elle est vive, lancinante. Les vaisseaux voisins sont plus ou moins dilatés. Marche envahissante mais moins rapide, bords durs.

437. ULCÈRES DARTREUX. — Ils pénètrent rarement au delà de la peau. Leurs bords sont plats et irréguliers, les malades sont scrofuleux.

438. TUMEURS DU NEZ. — Les follicules sébacés sont hypertrophiés et forment des tumeurs comme des têtes de clou. Au sommet se voit un point brunâtre qui est l'orifice du follicule.

TRAITEMENT.—On fait pénétrer jusque dans son fond un crayon très-aigu de nitrate d'argent. Si le volume était égal à celui d'une noisette, il vaudrait mieux l'extirpation.

439. ÉLÉPHANTIASIS DU NEZ. — Le nez se transforme en une masse d'un rouge violacé ou simplement grisâtre, couverte de bosselures. La maladie est indolente. Elle peut acquérir le poids de plusieurs livres.

440. BOURSOUFFLEMENT DE LA MUQUEUSE DES NARINES. — Caractérisé par l'aspect de la muqueuse et par une gêne plus ou moins grande pour respirer par le nez. On l'observe surtout chez les vénériens, les dartreux, les scrofuleux. Il a été confondu avec les polypes.

TRAITEMENT. — Il faut combattre la diathèse. Localement, on fait des injections astringentes, dessicatives.

441. POLYPES. — Les symptômes diffèrent suivant le volume du polype. Au début, ils consistent dans la gêne de respiration et un peu de coryza ; lorsqu'ils forment tumeur mais ne remplissent point le nez, il y a de légères douleurs au sommet des narines, des démangeaisons. Le malade a la sensation d'un corps étranger dans les narines ; il se mouche sans cesse et porte les doigts dans le nez, et le besoin qu'il en a ne fait qu'augmenter à mesure qu'il le satisfait. Des écoulements muqueux, purulents, ou sanguins, si le polype est muqueux, se manifestent. La respiration se fait mal par la narine affectée, elle est sifflante. Le coryza est fréquent. Si le polype est pédiculé, il flotte dans la narine et le malade en a conscience. Tous ces phénomènes sont plus marqués par un temps humide ou froid, quand le polype est muqueux.

Si le polype remplit la narine sans la distendre, l'odorat se perd, la voix est nasillarde.

Quand le polype ne peut plus être contenu dans la narine, s'il est muqueux, il fait saillie par les ouvertures antérieure ou postérieure, s'il est fibreux il dévie la cloison, soulève le nez, abaisse le voile du palais et la voûte osseuse elle-même, il use ou perfore tous les os voisins, il chasse l'œil de l'orbite, il envoie des prolongements à travers les fentes de la base du crâne, telles que la spheno-maxillaire, la ptérygo-palatine, les trous du sphénoïde, etc., etc.

TRAITEMENT. — Exsiccation avec ou sans bourdonnets compressifs ; 2° cautérisation ; 3o excision ; 4° arrachement ; 5° ligature.

442. KYSTES DU COU. — Ils forment une tumeur arrondie, fusiforme ou bilobée, de volume quelquefois énorme. Ceux qui se développent sur la ligne médiane dépassent rarement le volume d'un œuf ou d'une orange. Leur surface est ordinairement lisse ; leur fluctuation est assez prononcée, à moins que les parois du kyste ne soient épaisses. Ordinairement, ce n'est qu'au bout d'un

temps fort longtemps que ces tumeurs déterminent des accidents. Ces accidents consistent dans le déplacement de la trachée, la gêne de la phonation, de la déglutition, de la respiration, de la circulation. La tumeur pénètre quelquefois dans la
poitrine. Les kystes du cou sont quelquefois multiloculaires, ils
ont été parfois confondus avec les goitres; on ne les a jamais vus
s'ouvrir spontanément.

TRAITEMENT. — La ponction est abandonnée, l'injection provoque des accidents et est suffisante; le séton est très-utile.
L'incision, suivie de moyens propres à déterminer la suppuration, est le meilleur moyen. L'excision peut être indiquée si les
parois sont très-épaisses. La dissection est bonne tout au plus
quand la tumeur est très-superficielle et isolée de tout organe
important.

443. **FISTULES DU LARYNX.** — Elles offrent ce caractère particulier que l'air de la respiration sort par leur orifice.

444. — **EMPHYSÈME DU CORPS THYROIDE.** — A la suite d'un violent accès de toux survient brusquement une tumeur molle, indolente, crépitante, sans changement de couleur à la peau,
élastique, réductible et augmentant de volume quand le malade
retient la respiration. Cette tumeur, demeurant assez limitée,
ne peut être confondue avec un emphysème de la partie antérieure du cou.

TRAITEMENT. — Compression suivie d'un collier compressif.
L'incision suivie de l'extirpation d'un foyer d'air, aurait réussi.

445. **GOITRE.** — Caractérisé par une tumeur située au devant
du cou, plus ou moins dure, de volume variant entre celui d'une
noix, et celui de plusieurs fois le poing, pouvant remonter jusqu'aux oreilles et descendre plus ou moins au devant de la poitrine; tantôt régulière, tantôt plus développée d'un côte, sans
changement de couleur à la peau, ne produisant que des phénomènes de compression, tels que la raucité, le croassement de
la voix, la difficulté de respirer, le gonflement des veines, des
vertiges, des congestions cérébrales. L'apoplexie et la suffocation ont été observées.

La crépitation distingue l'emphysème, la fluctuation caractérise les kystes et les abcès, le défaut d'élasticité et une grande
mollesse appartiennent à l'engorgement du tissu cellulaire, les
engorgements scrofuleux des ganglions du cou, ne partent pas

d'un point central comme le goître, mais de plusieurs points isolés qui finissent par se réunir, le squirrhe est dur et bosselé, l'anévrysme offre des battements qui ne disparaissent pas quand le malade courbe la tête.

TRAITEMENT. — Dépayser le goîtreux, proscrire les efforts et les cris, administrer les iodés à l'intérieur et à l'extérieur. Cravates compressives, vésicatoire pausé avec une pommade iodée. Sétons, ils ont été portés impunément jusqu'à seize, mais ils ne sont pas toujours sans danger.

446. GOITRE SCROFULEUX. — Succède au simple; le volume est considérable, la tumeur est divisée en lobes dont la consistance plus dure, n'est pas la même pour tous les lobes. Le tissu cellulaire périphérique est plus compacte, plus épais.

447. GOITRE LYMPHATIQUE. — Les portions les plus dures du corps thyroïde paraissent transformées en vésicules rondes, dont le volume augmente progressivement, parfois transparentes par l'interposition d'une lumière, rénitentes, pleines d'un liquide dont la nature et la couleur sont variables depuis l'albumine jusqu'à celle de l'infusion de café. Les parois des kystes sont parfois cartilagineuses, parfois osseuses. Si les kystes sont médiocrement tendus, mais seulement dans ce cas, il peut y avoir fluctuation.

TRAITEMENT. — Celui des kystes. L'extirpation n'a réussi que deux fois.

448. GOITRE EXOPHTALMIQUE. — Observé chez les hommes, il est de beaucoup plus fréquent chez les femmes, surtout avant l'âge de trente ans.

Les yeux deviennent gros, brillants et procidents, alors même qu'il n'est pas encore question de goître. On est frappé de la singularité du regard. Les malades sont myopes, jamais strabiques. Ils dorment les yeux entr'ouverts, bien que, par une volonté ferme, l'occlusion presque hermétique soit possible; ce qui n'a pas lieu dans la paralysie de la septième paire.

Généralement, ce sont les désordres du côté du cœur qui ouvrent la scène. Il y a des palpitations que Graves dit avoir entendues à quatre pieds de distance, et, M. Trousseau et d'autres, à, seulement, quinze ou vingt centimètres de la poitrine. Les premiers débuts du goître ne sont pas très-sensibles, surtout chez les hommes où il est comprimé et caché par la cravate. Lorsqu'il est apparent, ses lobes sont inégalement développés; il est le siége de battements qui en ont imposé pour un anévrysme.

Il y a des battements énergiques et un bruit de souffle au cœur; les vaisseaux du cou offrent ce bruit de souffle; la tumeur elle-même, outre ce bruit qui est double, comme dans les anévrismes, est le siége d'un mouvement d'expansion.

Tandis que le pouls carotidien est très-développé, tous les autres, au bras, à la cuisse, restent dans les conditions ordinaires. Il n'y a point de solidarité.

Les malades sont très-irascibles, ne peuvent quelquefois supporter le moindre bruit, la moindre contrariété. Ils dorment peu; ils ont une faim surprenante. L'un d'eux a déraisonnablement engraissé, d'autres maigrissent beaucoup; on a aussi noté dans les yeux des battements tellement douloureux, qu'il semblait aux malades que l'œil allait sortir de l'orbite. Le pouls oscille entre 100 et 150 pulsations. « Cette maladie est essentiellement paroxystique; elle croit, reste stationnaire, retrocède, cesse et reparait avec la plus étonnante facilité. » (Trousseau.) Il y a parfois des accès de suffocation, tels que le chirurgien songe déjà à tout l'arsenal de la trachéotomie.

TRAITEMENT.— L'iode échoue, il provoque même des accidents. Même observation pour le fer, même lorsqu'il y a de la chlorose.

Les applications de glace sur le cou, la saignée, la digitale à haute dose ; les purgatifs ont réussi.

449. ENGORGEMENT DU TISSU CELLULAIRE PÉRITHYROIDIEN. — Se reconnait à sa mollesse et à son défaut d'élasticité.

450. TUMEURS FIBREUSES. — Solitaires ou multiples, elles sont ordinairement d'un volume médiocre. Elles sont dures, bosselées, à peu près indolentes, mais elles compriment la trachée et pèsent beaucoup. Si elles contiennent des lamelles osseuses, elles crépitent sous la pression.

TRAITEMENT. — L'extirpation.

451. SQUIRRHE DU CORPS THYROIDE. — Il se développe très-lentement et fait éprouver dès le début des douleurs lancinantes. Des kystes se forment sur sa surface et laissent échapper un liquide sanieux; gêne de la respiration et de la déglutition.

452. ENCÉPHALOIDE DU CORPS THYROÏDE. — La tumeur se développe rapidement et établit rapidement aussi ses adhérences.

Elle est bosselée, lancinante, élastique surtout dans les points saillants. Des veines variqueuses rampent à sa surface. Si un ulcère se forme, de son sein s'échappe bientôt une fongosité source de fréquentes hémorrhagies. Compression des organes voisins.

453. TUBERCULES. — Tumeur dure, indolente, résistante. Elle se ramollit et s'abcède quelquefois. L'ouverture peut se faire dans la trachée ou l'œsophage. A la peau l'ouverture est souvent fistuleuse.

454. TUMEURS VASCULAIRES. — Caractérisées par le développement rapide et considérable d'une tumeur dont la surface, mais surtout la base et le voisinage, sont sillonnés de vaisseaux tellement dilatés qu'on les voit à travers la peau ainsi que leurs battements.

La tumeur est chaude, dure, tendue, elle offre à la main des battements très-nets, surtout sur le trajet des gros vaisseaux. Précoce compression de l'œsophage, de la trachée, épistaxis; étourdissements.

455. EXCORIATIONS ET CREVASSES DU MAMELON. — Elles sont combattues par les astringents et par l'usage des bouts de sein.

Les éruptions croûteuses sont avantageusement traitées par la pommade au précipité blanc et d'autres.

Les chancres n'offrent aucune particularité remarquable dans cette région.

456. ECCHYMOSE SANS CONTUSION. — C'est une tache sanguine qui survient quelques jours avant les menstrues et qui s'accompagne de sensibilité très-grande des tissus qu'elle occupe et de douleurs qui parfois s'étendent dans tout le bras.

TRAITEMENT. — Compresses trempées dans un mélange composé de : acétate d'ammoniaque cinq grammes, alcool une once ; régulariser la menstruation.

457. HYPERTROPHIE GLANDULAIRE. — Son développement est insensible et ne s'accompagne d'aucun trouble particulier de la santé, sauf l'irrégularité et la diminution des menstrues qui sont assez fréquentes. En outre, la voix devient rauque par moment. Quant à la tumeur, tantôt elle se maintient dans sa situation naturelle, tantôt elle descend plus ou moins bas et ne tient qu'à un mince pédicule. La consistance est au moins égale et souvent supérieure à celle de l'état normal. Le poids s'est élevé jusqu'à soixante-quatre livres. On n'est pas d'accord sur la possibilité de la dégénérescence.

TRAITEMENT. — Purgatifs; calomel à doses fractionnées. Émissions sanguines générales et locales; emménagogues, iode, charbon animal à l'intérieur. L'amputation.

458. HYPERTROPHIE GRAISSEUSE. — Mêmes symptômes que pour la précédente. Mais une ulcération fongueuse, caverneuse, ichoreuse finit par se former, après des douleurs et de la chaleur, dans un point de la glande, et elle finit par emporter la malade, si, de bonne heure, on n'a point recours à l'amputation.

459. HYPERTROPHIE CELLULO-FIBREUSE. — Elle succède à l'une des inflammations que nous avons décrites (voyez *abcès*), ou bien à une inflammation sourde, latente.

La glande est plus dure, moins bosselée, moins élastique; son tissu paraît plus homogène que dans l'état normal. Il ne faut pas confondre avec une tumeur squirrheuse.

TRAITEMENT. — Sangsues, émollients, une ou plusieurs saignées; frictions à l'iodure de plomb, à l'hydriotate de potasse; compression bien faite.

460. — TUMEURS FIBRINEUSES. — Leur volume est tantôt celui d'une noisette, tantôt celui de la tête. Leur caractère c'est d'être irrégulières, bosselées, élastiques; d'autres fois, leur consistance est comme fongueuse.

TRAITEMENT. — L'ablation.

461. TUMEURS LAITEUSES. — Ces tumeurs peuvent être diffuses ou circonscrites; leur consistance est variable. On ne les reconnaît donc qu'à leurs caractères négatifs et par cette circonstance qu'elles ont succédé à l'engorgement laiteux. Elles ont été observées, même en dehors du sein, sous la clavicule.

TRAITEMENT. — Si leur consistance est prononcée, l'ablation.

462. TUMEURS TUBERCULEUSES. — Ce sont de petites tumeurs sous-cutanées, ou plus profondes, multiples, se distinguant à peine des lobules de la glande. — Elles s'accompagnent ordinairement, chez les femmes pâles et lymphatiques, de ganglions cervicaux.

462 *bis*. TUMEURS OSSEUSES — Ne rien faire ou les extirper, mais il faut y regarder à deux fois si la tumeur est irrégulière et mal circonscrite.

463. TUMEURS RHUMATISMALES, GOUTTEUSES. — Ce sont des tumeurs dures, indolentes ou douloureuses, qui diminuent par un traitement antiarthritique.

464. TUMEURS SCROFULEUSES. — Elle simulent assez bien le cancer à ses diverses périodes. Dures et indolentes dans le principe, elles deviennent le siége d'ulcère à bords renversés, à surface fongueuse, s'entourent de veines dilatées.

Le traitement antiscrofuleux et l'aspect des malades dont les lèvres sont épaisses, le nez écrasé, les angles des mâchoires saillants, peuvent éclairer l'observateur.

465. KYSTES. — La variété hydatique se développe assez rapidement pour acquérir en une année le poids de plusieurs livres. Les autres variétés se développent beaucoup plus lentement. Leur fluctuation n'est pas aussi manifeste que dans la première variété. Ils n'offrent pas non plus le frémissement hydatique. Les kystes séro-sanguins sont souvent multiloculaires; ils sont bosselés. Les séro-muqueux ne sont pas bosselés, ils se développent sans influencer l'état général.

TRAITEMENT. — Ponction, injections iodées, séton; extirpation.

466. CANCER DU SEIN. — Voici comment M. Nélaton en résume le diagnostic :

1º Nul signe à lui seul ne caractérise la tumeur cancéreuse;

2º Sur *cent* tumeurs dures, inégales, insensibles à la pression et qui existent depuis plus d'un an, *quatre-vingt-dix-neuf* sont cancéreuses;

3º Sur *mille* tumeurs dans les conditions précédentes, et qui ont résisté au traitement des phlegmasies chroniques, des engorgements scrofuleux laiteux, dartreux ou arthritique, *neuf cent quatre-vingt-dix-neuf* sont cancéreuses;

4° Lorsqu'une tumeur dure, indolente, irrégulière, insensible à la pression, existe depuis plus d'un an, s'il y survient des élancements douloureux, instantanés, et que, dans les intervalles des élancements, elle soit toujours absolument indolente et insensible à la pression, elle est cancéreuse. — L'erreur serait une exception extrêmement rare.

TRAITEMENT. — Si la cachexie cancéreuse existe, si les ganglions du cou et de l'aisselle sont indurés, si le cancer est largement ulcéré et adhérent aux côtes, dans ces quatre circonstances M. Nélaton n'opère point.

467. INDURATION CHEZ L'HOMME. — La glande est inégale, dure, épaissie, mobile, mais il faut comprimer avec une certaine force pour développer de la douleur.

TRAITEMENT. — Saignée locale, générale, les cataplasmes, les pommades résolutives, les purgatifs, les amers.

468. — TUMEURS EMPHYSÉMATEUSES DE L'AISSELLE. — Elles sont traumatiques ou consécutives à une lésion des poumons; il y a distension de l'aisselle sans changement de couleur à la peau. — Crépitation, sonorité très-grande à la percussion.

469. TUMEUR SANGUINE. — Elle survient subitement après des efforts pour réduire une luxation de l'épaule.

470. TUMEURS GANGLIONNAIRES. — Les cancéreuses sont bosselées, lancinantes. Elles donnent lieu, après leur ulcération, à l'issue d'une grande quantité de sang. Les ganglions tuberculeux se développent lentement; leur volume, très-variable, peut égaler celui de la tête; leur consistance est très-dure ou mollasse, friable. Des douleurs violentes, l'œdème des membres supérieurs, les accompagnent.

La tumeur simplement ganglionnaire, est très-mobile, sans battement.

471. — HERNIE DU POUMON. — Tumeur sonore, élastique, réductible.

472. ORCHITE AIGUE. — Le testicule acquiert rapidement un volume considérable; il forme dans le scrotum une tumeur ovoïde, aplatie latéralement, très-douloureuse à la pression. Le scrotum prend ordinairement une couleur rouge; le cordon est lui-même souvent engorgé, et la constriction qu'il éprouve à l'anneau provoque parfois des hoquets, des nausées, des vomissements et même des convulsions. Il y a de la fièvre, un enduit saburral à la langue. — L'orchite peut quitter un testicule pour attaquer l'autre.

Dans la hernie congénitale étranglée, il y a une tumeur à l'anneau inguinal, l'abdomen est tendu, partout douloureux, et le testicule n'est pas gonflé. L'examen du testicule empêchera de confondre avec une hernie étranglée, dans laquelle une portion de l'intestin aurait passé dans la tunique vaginale.

L'orchite simple commence par le testicule, l'orchite blennorrhagique par le cordon. — La résolution, la suppuration, l'induration, l'hydrocèle, la gangrène, sont les diverses terminaisons de l'orchite.

TRAITEMENT. — Suspensoir, saignées, sangsues sur le cordon ; — 2° compresses imbibées dans : cendres d'un fagot de sarment et eau deux litres ; faites bouillir une demi-heure, sel ammoniac trente-deux grammes, vinaigre un verre. Renouveler les compresses toutes les deux heures. Compression avec les bandelettes.

473. ORCHITE CHRONIQUE. — Succède à la forme aiguë, au rétrécissement de l'urètre, à la présence d'un corps étranger. Le gonflement débute par l'épididyme, qui est en même temps induré. L'épididyme n'est pas confondu dans le testicule, et, quand celui-ci est tuméfié et induré, il conserve en général l'égalité naturelle de sa surface, mais sa forme est plus arrondie. La douleur, lorsqu'elle se développe, est légère. Cette maladie est sujette à des exacerbations qui peuvent amener la suppuration.

TRAITEMENT. — Spécifiques fondants, dilatation de l'urètre s'il est rétréci.

474. ENGORGEMENT ENCÉPHALOIDE. — Il débute généralement par le testicule et fort rarement par l'épididyme. Le testicule grossit et peut acquérir successivement et fort souvent par saccades, le volume d'un œuf de poule, des deux poings, ou même peser cinq ou six livres. La tumeur, dans sa totalité, a une forme ovalaire à grosse extrémité inférieure. Elle perd tôt ou tard l'égalité de sa surface, des fongus s'en échappent, qui, fort souvent finissent par perforer les tuniques, puis le scrotum, et se faire jour à l'extérieur. Les veines du scrotum, celles du cordon sont dilatées ; le scrotum prend une couleur violacée, il finit par adhérer aux bosselures de la tumeur.

Ce qui attire d'abord l'attention du malade, ce n'est pas la douleur, mais le gonflement du testicule. La tumeur est, au début, d'une dureté squirrheuse, laquelle fait plus tard place, partiellement ou dans la totalité de la tumeur, à une consistance molle et cependant élastique, imitant la fluctuation. A une époque avancée, des masses encéphaloïdes recouvrent l'aorte vers la région lombaire. La douleur, nulle au début ou obscure, apparaît ensuite avec un caractère lancinant et retentit dans les lombes.

Pour ne pas confondre avec l'hydrocèle, il faut comparer le poids, la forme et le caractère indolent ou douloureux de la tumeur.

Traitement. — L'ablation. Elle est souvent suivie de récidive.

475. ENGORGEMENT SQUIRRHEUX. — Tumeur très-dure, pesante, à surface irrégulière, sans adhérences à la peau, et se montrant d'abord au corps du testicule, tels sont le début, et, pendant fort longtemps quelquefois, les seuls symptômes.

Puis le volume augmente sans devenir très-considérable, des douleurs comme des coups d'aiguilles traversent rapidement la tumeur. La peau contracte des adhérences avec le testicule et présente en plusieurs points des dépressions irrégulières. Le cordon et les veines du scrotum augmentent de volume. La peau s'amincit, s'ulcère, laisse échapper un liquide ichoreux, irritant, mais jamais de fongosités. Les bords de l'ulcère sont durs, irréguliers ; tandis que certaines parties de la tumeur sont dures, celles qui avoisinent la tumeur sont molles et friables.

La consistance molle de l'encéphaloïde, son volume ordinairement plus grand, les fongosités qui s'élèvent de son ulcération le distinguent du squirrhe.

Traitement. — L'ablation au moment opportun.

476. ENGORGEMENT TUBERCULEUX. — La tumeur siége dans le testicule ou en dehors de lui. Elle est dure, inégale, *raboteuse*, sans changement de couleur à la peau. Sa dureté n'est pas si grande que celle du squirrhe. Il n'y a pas de douleurs lancinantes. S'il vient à s'abcéder, l'abcès fournit un pus séreux, caséiforme, jaunâtre et non un liquide ichoreux ; ses bords n'ont pas la dureté de ceux du squirrhe. Les fistules y sont fréquentes.

TRAITEMENT. — Bains alcalins, sulfureux, compresses d'eau salée, frictions iodées mercurielles. A l'intérieur, l'iodure de fer, les toniques.

477. HYDROCÈLE. — La forme de la tumeur au début est celle du testicule hypertrophié. A mesure qu'elle se développe, elle prend celle d'une poire à sommet tourné vers le ventre, parfois elle offre dans sa longueur un étranglement circulaire sous forme de calebasse. Très-rarement la base est tournée en haut. L'éraillement des tuniques sous-scrotales produit quelquefois des bosselures sur la surface, qui est d'ailleurs unie.

Le volume varie selon l'âge de la tumeur. Elle contient en moyenne de quatre à dix onces de liquide; parfois on en a extrait de deux à quatre litres.

La consistance est élastique et fluctuante même, si la tunique vaginale qui lui sert d'enveloppe n'est pas trop distendue. Si le testicule ou la tunique vaginale sont engorgés, le poids de la tumeur est supérieur à celui d'une égale quantité d'eau, mais seulement dans ce cas.

Si l'on place une lumière de telle façon qu'elle ne puisse arriver à l'œil sans traverser la tumeur vers sa partie externe, antérieure et supérieure, on constate sa transparence. Cette transparence n'existe pas si la tumeur contient du sang ou si le testicule n'est pas à sa place ordinaire.

L'hydrocèle est une tumeur indolente qui ne gêne que par des tiraillements du ventre qui retentissent dans les lombes.

Le poids considérable de la tumeur opposé à son médiocre volume, et l'absence de transparence distinguent l'hypertrophie simple du testicule.

Rien, dit M. Velpeau, ne ressemble plus à une hydrocèle qu'un testicule sain soutenu par un épididyme hypertrophié. On en peut dire autant d'une masse encéphaloïde ramollie. En effet, il arrive que l'encéphalocèle est parfaitement indolente, bien fluctuante, et qu'en arrière on trouve une masse dure qui donne l'idée de l'épididyme ou du testicule. Mais on trouve des points durs ailleurs qu'à l'endroit de l'épididyme prétendu. Il n'y a point de transparence, et en outre, la pression du point dur ne provoque pas les douleurs insupportables que produirait la pression du testicule.

La hernie se développe du ventre vers le scrotum : elle est opaque, réductible ou non, elle est le siége de gargouillement.

TRAITEMENT. — Ponction, injection iodée. Si l'injection a produit une infiltration, il faut faire des scarifications profondes, sur un grand nombre de points; antiphlogistiques et cataplasmes.

Avant de ponctionner, il faut bien s'assurer de la position du testicule. La ponction a été suivie d'hémorrhagies dans des cas fort rares.

Si l'hydrocèle était multiloculaire, la ponction serait remplacée par une large incision.

478. HYDROCÈLE CONGÉNITALE. — Elle est réductible et exige l'usage d'un brayer.

479. HYDROCÈLE ENKYSTÉE DU CORDON. — Elle forme une tumeur oblongue, rénitente, élastique, très-rarement fluctuante, indépendante de la tunique vaginale, où l'on trouve bien distinct le testicule et l'épididyme. Elle est aussi parfaitement limitée du côté du ventre où l'on reconnaît quelquefois le cordon testiculaire. Elle dépasse rarement le volume d'un gros œuf.

TRAITEMENT. — La ponction et l'injection, proscrites par quelques auteurs, sont conseillées par M. Velpeau.

Hydrocèle chez la femme. Tumeur indolente, élastique, fluctuante située sur les côtés de la vulve.

480. VARICOCÈLE. — Une pesanteur du testicule, des coliques et des douleurs dans les lombes à la suite de longues courses, tels sont les symptômes initiaux. Plus tard, les bourses sont le siége d'une tuméfaction molle, pâteuse qui donne à la main la sensation d'un amas de vers qui seraient dans le scrotum, et, dans l'intervalle desquels les doigts peuvent se toucher en quelque sorte. La peau du scrotum est flasque, irrégulière, mamelonnée ; elle s'affaisse au devant de la cuisse et arrive quelquefois jusqu'à son milieu. Çà et là dans le scrotum flasque et mou, la palpation perçoit de petites nodosités dures. Si la maladie est de vieille date, la verge est totalement cachée et le testicule ne se trouve qu'avec peine ou pas du tout.

On fait coucher le malade, on soulève ses bourses aussi haut que possible et on les y maintient un peu de temps, si les bourses se dégonflent, c'est un varicocèle et non une hernie. On obture l'orifice du canal, et en même temps on fait lever le malade, si es bourses se gonflent de nouveau, c'est un varicocèle et non une hernie.

TRAITEMENT. — Suspensoir bien adapté; éviter la danse, la station debout, les bains chauds. Lotions fraîches chaque matin, compression des veines. Ligature sous cutanée. M. Nélaton, je crois, n'est point partisan de l'opération.

481. FONGUS DU TESTICULE. — C'est le plus souvent à la suite d'une contusion qu'il se manifeste par un gonflement très-douloureux et très-dur du testicule. Contrairement à ce qui se passe dans le squirrhe et l'encéphaloïde, c'est aussi de fort bonne heure que s'établit une adhérence avec amincissement et ulcération de la peau, et, par l'ouverture, s'échappe une fongosité, quelquefois pédiculée, de consistance ferme, peu sujette au saignement; puis les téguments engorgés dans le voisinage se dégorgent, la douleur disparaît, et la fongosité n'apparaît plus que comme un corps étranger qui empêche la cicatrisation.

TRAITEMENT. — Excision de la fongosité.

482. SPERMATOCÈLE. — Le mal débute brusquement par un gonflement et une douleur ordinairement commune aux deux testicules et aux cordons. Les malades ne peuvent marcher que courbés et en soutenant le scrotum. Cette maladie peut prendre le caractère d'une véritable orchite.

TRAITEMENT. Les bains froids, le suspensoir, le repos, les sangsues.

483. HÉMATOCÈLE. — « La peau, dit M. Velpeau, prend, à la suite d'un choc violent, une couleur rouge violacée, marbrée de taches noires; la tumeur formée par la distension du scrotum est sans rides, lisse, égale, peu douloureuse au toucher. Dans certains cas, la tuméfaction et la coloration s'étendent jusqu'au prépuce. Les téguments du périnée lui-même sont quelquefois ecchymosés. »
C'est là ce qu'on appelle hématocèle extra-vaginale par infiltration.

TRAITEMENT. — Résolutifs; styptiques; suspensoir; repos; diète; sangsues, point d'incision.

484. HÉMATOCÈLE EXTRA-VAGINALE PAR COLLECTION. — Si le sang forme une collection entre la peau et le tissu cellulaire dont elle est doublée, la gangrène en peut résulter. Si la collection est médiocre, les moyens précédents peuvent suffire, dans le cas contraire, il faut des incisions, sans quoi des phlyctènes se forment, la peau se gangrène, et les testicules, se voient pendus à leurs crémaillères. La fluctuation est le seul signe à ajouter à la variété précédente. Elle peut succéder à des exploits d'agilité.

485. HÉMATOCÈLE VAGINALE. — La tumeur ressemble à celle de l'hydrocèle, mais sa consistance est comme fibreuse, la pesanteur plus grande, la transparence nulle. On trouve le testicule aplati et fixé sur un point de la périphérie. (Velpeau.)

TRAITEMENT. — Si l'épanchement est faible, on essaye des résolutifs et des antiphlogistiques; s'il est considérable, et s'il paraît bien liquide, on le traite comme un hydrocèle.

Lorsque les caillots, des concrétions ont transformé la tunique vaginale en une coque épaisse, les uns extirpent la tunique vaginale, d'autres en excisent une partie, d'autres se contentent des incisions profondes auxquelles M. Velpeau ajoute le séton.

486. SPERMATORRHEE. — Son nom la définit. Lorsqu'elle n'a lieu que pendant la nuit et à d'assez longs intervalles, ce n'est pas une maladie, mais un phénomène physiologique. Si elle se repète trop souvent, elle constitue un premier degré de maladie.

Lorsqu'elle se produit le jour ou dans l'état de veille, c'est surtout pendant la défécation et la miction qu'elle a lieu. Le sperme au début a encore ses qualités, puis il perd peu à peu son odeur, sa couleur, même ses zoospermes et prend de plus en plus l'apparence du fluide prostatique. C'est surtout avec les dernières gouttes d'urine qu'il s'échappe. On trouve dans les urines des petites granulations comme des grains de semoule, un nuage semblable à celui qui se forme dans une décotion d'orge concentrée mais offrant en plus des points brillants; enfin le microscope constate la rareté, l'imperfection ou même l'absence des zoospermes.

La paralysie, la gastralgie, les névroses les plus graves peuvent en être la suite.

TRAITEMENT. — Réfrigérants sous toutes les formes; bains sulfureux; pessaire anorectal; anneau du pénis préventif des érections; acupuncture; cautérisation prostatique; les acides; le cubèbe et le copahu... etc, etc.

487. TESTICULE VÉNÉRIEN. — Tandis que l'orchite débute par l'épididyme, le testicule vénérien débute par le corps même de l'organe qui s'engorge, s'indure et, tantôt conserve sa forme et sa surface unie, tantôt se couvre de bosselures. Le testicule vénérien peut acquérir trois ou quatre fois son volume. Il est indolent.

TRAITEMENT. — Antisiphylitique.

488. VARICES DU TESTICULE. — Un cas a été observé par Brodie à Londres. La tumeur avait le volume d'une fève ; elle était douloureuse, surtout le soir.

489. BLENNORRHAGIE. — Huit ou quinze jours au plus après la contagion se manifestent ;

Une chaleur continuelle du canal surtout, pendant la miction dont le besoin est plus fréquent ; un prurit à l'orifice du canal, qui est humecté par une sécrétion plus abondante et produisant sur le linge des taches plus foncées à leur circonférence. La marche, la défécation, mais surtout la miction rendent les douleurs beaucoup plus vives. La sécrétion purulente est épaisse, jaune ou verte, abondante. Le testicule et le périnée sont pesants. L'urètre forme quelquefois sur les corps caverneux infléchis de son côté un cordon dur.

490. GOUTTE MILITAIRE. — Caractérisée par la secrétion chronique, mais peu abondante d'un mucus plus clair, tachant le linge, et par une légère cuisson du canal. Elle succède souvent à la blennorrhagie et peut durer des années. Un chancre larvé dans le canal donne à la blennorhagie un caractère spécifique.

L'introduction dans les yeux du pus blennorrhagique produit une ophthalmie spécifique. D'autres fois la blennorhagie elle-même peut disparaître et être remplacée par une arthrite ou une orchite blennorrhagique.

TRAITEMENT. — Suspensoir, régime sévère ; sangsues au périnée ; injections avec eau, cent grammes, nitrate d'argent, cinq centigrammes ; renouvelées douze fois en deux jours. On prend six grammes de cubèbe par jour ou douze grammes de copahu, on continue jusqu'à suppression depuis dix jours.

Le régime, les bains, le repos, les émollients font disparaître insensiblement la blennorrhagie non virulente. Le copahu peut être solidifié avec la magnésie. Il n'agit pas si bien dans la période aiguë.

La Balanite est la blennorhagie de la surface du gland.
La Balano-posthite, celle du gland et du prépuce.

491. PHIMOSIS. — Le phimosis congénital consiste dans une longueur exagérée du prépuce et dans la difficulté ou l'impossibilité de le repousser derrière le gland. Il peut être à un degré voisin de l'imperforation.

Lorsqu'en l'absence du phimosis congénital ou concurremment avec lui, une inflammation se développe dans le prépuce sous l'influence de l'une des trois maladies précédentes, le prépuce se gonfle, devient rouge, chaud, le phimosis est inflammatoire; si au contraire, après une cautérisation par exemple, le prépuce reste de couleur naturelle ou transparent, mais tuméfié, le phimosis est séreux.

TRAITEMENT. — Les injections, les bains, les cataplasmes, l'opération.

492. PARAPHIMOSIS. — Les mêmes causes agissant sur un prépuce trop étroit et qui momentanément se trouve derrière le gland, engorgent le prépuce, en rétrécissent de beaucoup l'orifice qui étrangle le gland. Celui-ci se gonfle en proportion et augmente ainsi l'étranglement. La gangrène soit du prépuce, soit d'une partie du gland, en peut résulter et des adhérences s'établissent entre le prépuce et les corps caverneux.

TRAITEMENT. — Le taxis aidé des bains froids, de la compression partielle ou totale. En cas d'insuccès, et, s'il n'y a point d'adhérences de l'anneau constricteur, l'opération. Si le paraphimosis est chronique, on relève le pénis sur le ventre en l'enveloppant d'une compresse imbibée d'eau de chaux.

ELEPHANTIASIS DU SCROTUM. — On en a vu qui pesaient soixante et même cent-dix livres.

493. CANCER DES RAMONEURS. — Caractérisé par une verrue qui après être longtemps restée stationnaire et indolente, s'irrite, s'entr'ouvre et secrète une matière ichoreuse et corrosive. Du centre de la tumeur ulcérée s'élèvent des végétations nombreuses. Ses bords sont renversés, squirrheux; l'ulcération envahit le scrotum, le périnée, la région inguinale. Les ganglions inguinaux grossissent, forment des tumeurs squirrheuses. Des escarres d'apparence gangréneuse tombent et laissent des excavations qui pénétrent dans le testicule. Celui-ci, à la longue, est envahi.

TRAITEMENT. — L'ablation.

ERYSIPÈLE DE LA VULVE. — Il est toujours œdémateux. Le gonflement qu'il détermine est quelquefois énorme. Il cause une cuisson très-vive et quelquefois une sécrétion muco-purulente ou même des escarres superficielles.

TRAITEMENT. — Prévenir les adhérences.

496. INFLAMMATION DES FOLLICULES VULVAIRES. — Douleurs, cuisson assez vive et secrétion blanchâtre qu'il ne faudrait point confondre avec la leucorrhée. La présence de petites élevures d'où suinte du pus spontanément ou par la pression épargneront la confusion.

TRAITEMENT. — Introduire un stylet par l'ouverture du follicule, ouvrir celui-ci avec le bistouri, cautériser le fond avec du nitrate d'argent.

497. TUMEURS SANGUINES. — Leur volume peut égaler celui du poing, leur évolution est très-rapide, la gangrène en est souvent la terminaison.

TRAITEMENT. — Résolutifs au bistouri suivant la grosseur.

498. KYSTES DES GRANDES LÈVRES. — L'irréductibilité les distingue de la hernie.

479. TUMEURS FIBREUSES. — La ponction exploratrice sera quelquefois le seul moyen de les distinguer des kystes.

500. HYGROMA. — C'est une tumeur sous-cutanée, située dans l'un des points où l'on trouve des bourses muqueuses, en général au-devant d'une surface osseuse, mais que M. Velpeau a rencontrée sur la face antérieure et sur la face externe de la cuisse.

La tumeur est indolente, elle gêne cependant les mouvements. Elle est plutôt rénitente que fluctuante, elle est immobile : si elle vient à être le siége d'une irritation inflammatoire, celle-ci se calme rapidement. La douleur qui résulte de cet état n'est que passagère; tandis que si elle provenait d'un abcès, elle serait persistante. Il peut arriver que les parois de ce kyste, par suite d'inflammations répétées, acquièrent un demi-pouce d'épaisseur.

TRAITEMENT. — Solution d'hydrochlorate d'ammoniaque; frictions mercurielles, d'iodure de plomb, d'iodure de potassium, vésicatoires volants répétés. Incision, excision, ponction suivies d'injection.

501. ÉPANCHEMENTS SANGUINS. —Ils offrent, suivant la consistance de leur contenu, l'apparence du méticéris ou du stéatome. Ils sont fréquents dans les bourses muqueuses antérotulienne et olécranienne. Si le kyste est mou, peu rénitent, s'il fournit une fluctuation obscure, il contient du sang liquide; si au contraire la tumeur est flasque, spongieuse, le sang est coagulé; si les doigts perçoivent une espèce de bruissement et de fluctuation obscure, il y a des grumeaux mélangés avec le liquide.

TRAITEMENT. — Résolutifs, opération.

502. INFLAMMATION DES BOURSES ET GAINES SYNOVIALES. — Tumeur plus ou moins apparente, sous une peau de couleur naturelle, ou tout au plus rosée, si la tumeur est superficielle. Dans ce dernier cas, il y a en outre un peu de chaleur. Les mouvements sont difficiles ou impossibles.

Une douleur continue, gravative, accompagnée d'engourdissement permanent et d'élancements passagers, accompagne cette tumeur qui, par compression, renforce les battements artériels, et rend visibles les moindres rameaux veineux.

Au doigt, la synoviale enflammée forme une espèce de panaris qui demande à être débridé.

Des adhérences tendineuses avec impossibilité des mouvements lui succèdent.

503. TÉNOSYNITE. — Caractérisée par un gonflement toujours médiocre sur le trajet des muscles long abducteur, et court extenseur du pouce ou dans d'autres régions. Il y a de la chaleur et une légère douleur que les mouvements augmentent. Le signe pathognomonique, c'est la crépitation manifeste que l'on obtient en prenant la région malade d'une main, tandis qu'on lui imprime des mouvements avec l'autre.

TRAITEMENT. — Résolutifs, compression, repos, ou ce dernier moyen tout seul.

504. GANGLION OU KYSTE SYNOVIAL. — C'est, dit le dictionnaire de Fabre, l'hydropisie des bourses tendineuses, comme l'hygroma est l'hydropisie des bourses sous-cutanées. La différence consiste dans le siége et aussi dans le volume. Celui du ganglion dépasse rarement le volume d'un œuf de poule, celui de l'hygroma ne connait pour ainsi dire point de limites. — Cette tumeur est plus fréquente au poignet, mais on peut l'observer partout.

Le kyste synovial se développe lentement, il gêne les mouvements surtout quand il siége au pied. Il est résistant, indolent, d'une mobilité plus ou moins notable. A la région carpienne, ils sont bilobés, et, si l'on comprime un des lobes, il se vide et l'autre se distend. S'ils ne sont pas trop pleins, et qu'il y ait des corps étrangers mêlés au liquide, ils font entendre une sorte de bruissement. Si le kyste est au doigt, celui-ci a la forme d'un fuseau.

Le kyste synovial n'est pas réductible, tandis que la hernie de la synoviale d'une articulation disparait par un taxis plus ou moins prolongé.

TRAITEMENT. — La ponction, l'écrasement, la compression, l'incision, l'excision.

505. HERNIE DE LA SYNOVIALE ARTICULAIRE. — La réductibilité, le siége et les signes négatifs la caractérisent.

506. ABCÈS SOUS-CUTANÉS DE LA MAIN. — Ils sont plus graves que les sous-épidermiques. Ils ne s'étendent au poignet que dans le cas où ils fusent à travers les trous de l'aponévrose palmaire.

TRAITEMENT. — Quand on a incisé l'épiderme, il est possible que l'on aperçoive le pus, mais il sort par des ouvertures insuffisantes du derme. Il faut inciser celui-ci.

507. ABCÈS PROFONDS. — Ils proviennent de panaris, d'amputations. Ils fusent par la gaine des tendons et gagnent facilement l'avant-bras. Ils s'accompagnent de fièvre.

TRAITEMENT. — Avant la suppuration, on emploie les irrigations froides, la compression sur un matelas de charpie dans la paume de la main. Elle doit partir de l'extrémité des doigts et séparément. On peut y adjoindre l'onguent mercuriel.

Immédiatement après la suppuration, il faut inciser, puis on exercera une compression méthodique.

508. TUMEURS ÉRECTILES. — Plus fréquentes à la partie supérieure de la paume de la main. Dupuytren eut affaire à un prétendu lipôme, que l'opération seulement lui fit reconnaître pour une tumeur érectile. La tumeur avait le volume et la consistance d'une figue. Une compression exploratrice ne la fit pas diminuer.

509. TUMEURS CANCÉREUSES. — Elles sont rares, ont une forme bosselée, offrent des douleurs lancinantes.

510. RÉTRACTION APONEVROTIQUE DES DOIGTS. — Attribuée par Dupuytren au raccourcissement de l'aponévrose palmaire. L'autopsie démontre en effet la tension de cette aponévrose, ainsi que celle de deux cordons qu'elle envoie au côté des doigts malades, et l'intégrité des tendons. M. Goyrand et M. Velpeau l'attribuent à des brides fibreuses qui unissent l'aponévrose palmaire à la peau, et dont quelques-unes vont se fixer, soit aux gaînes tendineuses, soit sur les côtés non-seulement des premières, mais quelquefois aussi des autres phalanges. Ce sont ces brides de nouvelle formation, que Dupuytren aurait peut-être confondues, selon M. Goyrand, avec des expansions phalangiennes de l'aponévrose palmaire.

Cette rétraction épargne généralement le pouce et l'index, et se montre sur les autres doigts, débutant souvent par l'annulaire. Elle s'annonce par une raideur dans la paume de la main, et une gêne croissante, puis une impossibilité absolue pour étendre les doigts, dont la pulpe finit par toucher la paume de la main dans les cas les plus prononcés.

Une corde arrondie, manifeste surtout dans les efforts d'extension, se fait sentir sur la face palmaire des doigts et de la main. Son point le plus saillant est au niveau de l'articulation métacarpo-phalangienne, ses extrémités sont vers la seconde phalange et le milieu de la paume de la main. Sur cette bride, au niveau du doigt, se remarquent des plicatures de la peau en arc de cercle. Les articulations sont très-libres dans le sens de la flexion. Cette maladie est particulière aux hommes de peine.

TRAITEMENT. — Division des brides.

512. RÉTRACTION TENDINEUSE NON PARALYTIQUE. — La corde se fait sentir profondément dans la paume de la main sous l'aponévrose; les fléchisseurs sont tendus à l'avant-bras; en fléchissant la main sur l'avant-bras, le malade peut étendre ses doigts à volonté.

TRAITEMENT. — Ténotomie.

513. **PANARIS**. — On en distingue quatre variétés. La première, dite sous-épidermique, siége sous l'épiderme. L'extrémité du doigt est chaude, gonflée, prurigineuse; les douleurs sont ordinairement très-supportables, le gonflement fait le tour de l'ongle. Ce gonflement est rapidement remplacé par la mollesse et une véritable fluctuation. Le pus, et c'est là une complication qui est loin d'être générale, peut s'amasser au-dessous de l'ongle qui est, dans ce cas, très-compromis. Le gonflement peut s'étendre à une grande partie de l'extrémité du doigt, sans qu'il en résulte de gonflement manifeste dans les couches les plus profondes.

La deuxième variété, dite sous-cutanée ou du tissu cellulaire, retentit facilement sur la surface dorsale du doigt à cause de la souplesse de la peau. Elle y produit un gonflement érysipélateux. Le pus ulcère le derme, décolle l'épiderme et forme une cloche beaucoup plus étendue que l'ulcération.

La troisième variété siége dans les coulisses fibro-synoviales. Elle se distingue des autres par son extension rapide du côté de la main.

Sauf la première variété, toutes les autres et principalement celle de la gaîne et celle du périoste causent des douleurs térébrantes insupportables. L'insomnie, l'extension de l'inflammation au bras, à l'épaule, quelquefois le délire et les convulsions sont la suite du panaris.

TRAITEMENT. — Cataplasmes de glace, vésicatoires volants, sangsues, incisions profondes.

514. **RÉTRACTION PARALYTIQUE**. — Les doigts sont infléchis dans la main, mais au lieu des caractères que nous avons mentionnés dans les autres variétés, on constate une paralysie des muscles extenseurs. Cette paralysie laissant les muscles fléchisseurs sans contrepoids, ceux-ci se raccourcissent, et une rétraction permanente se produit.

TRAITEMENT. — La ténotomie ne ferait qu'aggraver le mal, on conseille des ressorts qui puissent remplacer l'action des extenseurs.

515. MAL PERFORANT DU PIED. — Maladie obscure dans sa nature. Ses principaux caractères sont :

1° Le plus souvent au début une production cornée à la plante du pied, et sur les parties les plus saillantes.

2° Formation d'un ulcère entouré de toutes parts, d'un cercle épidermique très-épais, et laissant suinter un liquide séro-sanguinolent, ichoreux plutôt que purulent

3° Inflammation des bourses séreuses, des synoviales tendineuses et articulaires et du périoste.

4° Ostéite, carie et nécrose (docteur Leplat). Le durillon n'est pas une condition essentielle de cette maladie. La compression longtemps prolongée et l'idiosyncrasie en sont les véritables causes.

TRAITEMENT. — Livré encore au génie médical de chaque praticien.

516. EMPHYSÈME. — Il a lieu à la suite des contusions, des fractures de côte avec rupture du poumon, ou déchirure de la trachée. La peau est d'ailleurs fort souvent indemne.

C'est un gonflement général ou limité au voisinage de la région contusionnée. Dans un cas cité par Littré, son épaisseur était de onze pouces au devant de la poitrine. Ce gonflement est incolore et indolent. Il se laisse déprimer, mais son élasticité ne lui permet pas, comme à l'œdème, de garder l'impression du doigt. Quand il devient général, c'est très-rapidement qu'il envahit, et il produit une énorme distension de la peau, n'épargnant que le cuir chevelu, la plante des pieds et la paume des mains. Les lèvres, les paupières sont immobilisées par le gonflement. Son caractère pathognomonique, c'est la crépitation, le bruit, comme de vessie desséchée et pleine d'air, qu'on produit quand on comprime la région emphysémateuse. Il y a une sonorité exagérée à la percussion.

La respiration est ordinairement fort gênée, bientôt le malade ne peut respirer qu'à la condition d'être assis sur son lit. S'il y a fracture de côtes, l'hémoptysie n'est pas rare.

L'emphysème général est survenu quelquefois spontanément à la suite de la suppression de la gale, dans certains empoisonnements. On l'a observé aussi après l'exposition au froid, après la piqûre des insectes et des serpents, dans les affections gangréneuses, dans quelques cas de fractures du nez et des sinus frontaux, après la réduction des luxations.

TRAITEMENT. — Compression, incision, etc.

517. HYDROPISIE. — Nom générique donné aux épanchements de sérosité qui peuvent s'effectuer, soit dans les cavités des séreuses, soit dans les vacuoles du tissu cellulaire.

Œdème. — C'est l'infiltration de sérosité qui a lieu dans une région.

Anasarque. C'est cette même infiltration généralisée dans tout le tissu cellulaire sous-cutané ou même intermusculaire. Pour les hydropisies ou collections de sérosité dans les cavités séreuses, (Voir les numéros 227,234).

L'œdème et l'anasarque forment un gonflement local ou général. Ce gonflement est d'abord mou, puis résistant ; il n'est pas élastique, mais il est pâteux, et conserve l'impression du doigt fortement poussé dans la région infiltrée. Les mouvements de cette région sont gênés en proportion du gonflement. La chaleur de cette région est, au début et dans certaines maladies, vive, sèche et âcre, mais elle finit par descendre au dessous du degré normal, et même ce phénomène a fort souvent lieu au début.

On distingue :

1º *L'hydropisie par irritation directe ou sympathique.* — L'exposition au froid, l'ingestion de boissons glacées pendant la sueur, la suppression de la sueur des pieds peuvent la produire chez des sujets jeunes et vigoureux. D'autre part, certaines gastro-entérites déterminent l'ascite.

2º *Hydropisie par pléthore ou hypérémie.* — On la rencontre chez les sujets nourris de mets trop succulents ; après la suppression d'hémorrhagies habituelles.

Ces deux premières variétés forment ce qu'on appelait l'hydropisie active.

3º *Hydropisie par anémie.* — Chlorose, scorbut, cancer, hémorrhagies.

4º *Hydropisie par obstacle à la circulation veineuse ou par maladie de cœur.* — L'oblitération des veines par compression ou adhérence de leurs parois, produit l'œdème de la région où se rendent leurs rameaux. Il est bien entendu que ce phénomène n'a lieu que pour les veines importantes.

Oblitération de la veine-cave supérieure. — Elle produit l'œdème de la face, du cou, des membres supérieurs. Les veines de ces régions sont gonflées. La respiration est très-dyspnéique, la tête est pesante (le sang stagne plus ou moins dans les sinus du cerveau). Le sang revient au cœur par la veine-cave inférieure.

Oblitération de la veine-porte. — Elle a pour conséquence

fatale l'ascite, avec cette circonstance que les veines sous-cutanées sont engorgées.

Oblitération des veines iliaque et cave inférieure. — L'œdème des membres inférieurs, un seul ou les deux, selon la veine, en est la suite. Les veines émanées des tégumenteuses s'anastomosent avec les intercostales, les mammaires, les axillaires.

5° *Hydropisie par suite d'une altération des reins.*

6° *Hydropisie consécutive à un trouble de l'innervation.* — Cette cause est encore une simple hypothèse.

Les quatre dernières variétés d'hydropisie sont dites passives.

TRAITEMENT. — Contre les hydropisies actives, on emploie les émissions sanguines générales ou locales, et la diète au début. Contre les hydropisies passives, en emploie, selon les cas, les diurétiques, les sudorifiques, les purgatifs, auxquels on adjoint quelquefois le fer et les amers. Parmi les diurétiques : la digitale, la scille, l'urée, le nitrate et l'acétate de potasse. Mouchetures, ponctions.

518. PHLEGMATIA ALBA DOLENS — Si la fièvre de lait et le gonflement des mamelles ont été réguliers, ce n'est que le cinquième ou même le vingtième jour que se déclare cette maladie. Dès ce moment, les lochies et le lait tarissent, les mamelles s'affaissent. Une pesanteur douloureuse se fait sentir dans le bassin, l'aine et la cuisse Dans cette dernière région, la douleur suit la direction des vaisseaux cruraux. Elle précède l'engorgement, et quelquefois s'accompagne d'une rougeur suivant la direction des vaisseaux ; l'engorgement paraît à la cuisse, d'où la douleur disparaît pour se porter à la jambe, en attendant que l'apparition du gonflement dans cette région la fasse disparaître. Même observation pour le pied. C'est ordinairement le membre inférieur gauche qui est pris, rarement tous les deux le sont, la moindre pression, le plus léger mouvement réveillent la douleur qui est moindre quand un coussin, placé sous le jarret, tient le membre à demi-fléchi. La peau est d'une blancheur laiteuse, luisante ; l'engorgement ne conserve pas l'impression du doigt. Les scarifications n'amènent point de sérosité. Le pouls est entre quatre-vingt-dix et cent trente ; la peau tantôt sèche, tantôt moite. Anorexie, douleur à l'épigastre ou à la poitrine, soif intense.

La résolution est la règle ; la suppuration et la gangrène sont exceptionnelles.

La douleur, sa progression rapide de haut en bas, ainsi que

celle de l'engorgement, le défaut d'impression digitale, etc., suffisent pour établir le diagnostie.

TRAITEMENT. — Si la réaction est faible, on laisse la saignée, on se contente des sangsues sur le trajet des vaisseaux. Émollients, allaitement artificiel, fumigations vulgaires pour les lochies.

L'émétique à haute dose, la compression, etc., ont été essayées.

519. BÉRIBÉRI AIGU. — Maladie spéciale aux Indes. Elle est caractérisée par un anasarque qui devient très-rapidement général, par une oppression extrême, des syncopes, des battements de cœur tumultueux, une constriction violente dans la région du sternum. Ces phénomènes tantôt reviennent par accès irréguliers, tantôt se développent et se terminent en trois semaines ou un mois. Exceptionnellement, ils peuvent tuer en un ou deux jours.

TRAITEMENT. — Ventouses rachidiennes, vésicatoires, purgatifs, diurétiques, bains de vapeur.

520. ELÉPHANTIASIS ARABUM. — Il est caractérisé par un épaississement induré de la peau et du tissu cellulaire souscutané. Son siége de préférence est aux membres inférieurs, au scrotum, à la vulve, aux mamelles.

On constate sur le trajet des veines et des vaisseaux lymphatiques une douleur et une sorte de cordon noueux parfois indiqué par un ruban érythémateux.

En outre, les progrès du mal se font par recrudescences plus ou moins rapprochées, dont le début est signalé par des frissons suivis de réaction fébrile, de soif quelquefois inextinguible, l'inappétence, de vomissements et de délire. Des sueurs très-abondantes succèdent au frisson.

Au début, la peau est encore lisse, plus résistante, plus blanche; puis elle se rembrunit, devient rude; parfois, elle est le siége d'un léger suintement; elle se recouvre de squammes, d'écailles analogues à celles de l'ichthyose, de petites végétations molles, fongueuses, de crevasses, d'ulcérations couvertes de croûtes jaunes, très-épaisses, d'abcès indolents et intarissables. La région malade devient énorme et difforme.

TRAITEMENT. — Antiphlogistique, compression, massage, douches de vapeur.

521. PLÉTHORE. — Elle est, dans sa forme type, caractérisée par une belle coloration de tout le système cutané, principalement à la face. Les personnes pléthoriques ont les mouvements moins faciles, leur pouls est large, dur, les battements du cœur sont énergiques, plus lents. Le cœur paraît comme hypertrophié à la percussion. Le poumon est moins sonore, ses vésicules sont moins expansives; des lassitudes, un assoupissement facile, un sommeil lourd et plein de rêves; des bouffées de chaleur, une pesanteur de tête, un peu d'oppression, la constipation; tels sont les principaux symptômes accusés par les personnes pléthoriques.

Il n'est pas rare de trouver des personnes dont la coloration ne décèle point de pléthore, qui accusent même quelques symptômes appartenant à la chlorose, et qui cependant se trouvent bien d'une saignée.

TRAITEMENT. — Saignée, laxatifs, légers diurétiques, régime doux. Si la pléthore paraît provenir du retard des menstrues, on applique les sangsues à l'hypogastre.

522. CHLOROSE. — La peau et les muqueuses, le cœur et les artères, le système nerveux, l'estomac et les fonctions menstruelles en fournissent les caractères.

Peau et muqueuse. — Elles sont plus ou moins décolorées. La peau, surtout au visage, peut être d'un blanc jaunâtre, transparent, verdâtre. Les yeux sont cernés, languissants, par exception le visage est passablement coloré.

Les gencives et les muqueuses sont pâles. Un peu de bouffissure à la face ou de gonflement aux malléoles ne sont point rares, surtout le soir.

Cœur. — *Vaisseaux.* — *Respiration.* — Le pouls est plus faible. Il peut être lent, mais en général il s'accélère. Les battements du cœur sont souvent irréguliers, ils s'entendent dans une grande partie de la poitrine. Quelquefois ils sont sourds, mais en général l'impulsion est plus forte et le bruit plus clair. Ce bruit s'accompagne ordinairement d'un bruit de souffle. Ce bruit ou celui de diable, de ronflement est à peu près constant dans les artères principales, surtout à la base du cou. L'irrégularité et la forte impulsion des battements donnent quelquefois l'idée d'une maladie de cœur. Le traitement sert de critérium; la dyspnée que les malades éprouvent dans une ascension tient aussi aux désordres de la circulation.

Système nerveux. — Dix-neuf chlorotiques sur vingt ont des névralgies, principalement dans un point de la face ou du cou;

l'hystérie est une complication fréquente, la chorée, l'épilepsie, la folie ne sont pas sans exemple. Les rêves pénibles, les palpitations, les syncopes, les douleurs de tête sont souvent observés.

Fonctions de nutrition. — L'appétit est diminué ou dépravé. Les malades recherchent les acides, les fruits verts, le plâtre, etc. Les douleurs d'estomac sont fréquentes; les vomissements et la constipation sont plus communs que la diarrhée.

Menstruation. — Tantôt elle est diminuée, tantôt elle est augmentée. Quelquefois elle est suspendue. Le sang évacué est plus pâle; les époques sont souvent précédées et suivies de leucorrhée; celle-ci peut même les remplacer.

TRAITEMENT. — Ferrugineux, aliments substantiels, amers, bain de mer, équitation, Vichy, Plombières, Passy.

523. SCORBUT. —La lassitude, la tristesse, le refroidissement et la pâleur de la peau, marquent le début; le teint du visage devient plombé.

Les gencives sont gonflées, rougeâtres, douloureuses, facilement saignantes, parfois même elles laissent échapper un liquide sanieux et fétide.

Diverses parties du corps se couvrent de taches qui offrent successivement toutes les nuances de l'ecchymose. Les membres s'infiltrent de sérosité et de sanie; ils prennent une couleur rougeâtre, brunâtre, marbrée.

Les mouvements sont fort pénibles, des hémorrhagies surviennent, se multiplient; les gencives se désorganisent, les dents vacillent et tombent à la suite de la carie des os maxillaires.

Une salive sanieuse s'écoule abondamment de la bouche endolorie, celle-ci exhale une odeur repoussante.

La plus légère pression fait naître un ulcère dont les bords sont durs, épais, la surface saignante et qui ronge et détruit même les gros troncs vasculaires.

De fortes contractures, des douleurs rhumatoïdes croissantes se manifestent dans les membres; les articulations sont gonflées.

A une période avancée, les malades sont affaiblis par des pertes de sang; l'appétit disparaît, la constipation fait place à la diarrhée; le pouls est dépressible. Tout ce qui précède, concerne le scorbut froid avant que le malade soit totalement épuisé, le pouls prend quelquefois une allure fébrile, quelques organes s'enflamment, ou même, complication redoutable, apparaît le **typhus.**

Les malades meurent dans une syncope, dans un effort de locomotion.

Le degré de difficulté des mouvements, de la dyspnée, du gonflement articulaire, ainsi que les défaillances et les syncopes, etc, mesurent la gravité du mal.

TRAITEMENT. — Éloigner le froid humide, l'abus et non l'usage des spiritueux, donner de l'air au vaisseau; rendre la liberté aux prisonniers, etc., etc.

Tisanes, vins et sirop de cresson, de cochléaria, jus de citron, collutoires aluminés et chlorurés; cautérisation légère, cataplasmes de pulpe d'orange sur les ulcères, cautérisation.

524. MALADIE D'ADDISSON. — Langueur, débilité, incapacité morale et physique insensiblement croissante; appétit diminué ou perdu; pouls petit et faible, ou large, mais mou et compressible. Le malade dépérit, mais sans avoir la peau sèche et ridée, et sans l'extrême émaciation qui ordinairement succède aux affections de nature maligne longtemps prolongées. Il accuse de la douleur ou au moins du malaise à la région épigastrique. Il survient parfois des vomissements qui peuvent devenir d'une fréquence et d'une persistance désolantes. Les conjonctives sont bleuâtres; la peau, sur toute sa surface, au cou, aux extrémités supérieures, au pénis, au scrotum, au pli de l'aisselle est d'un ton enfumé, d'un aspect sale, rappelant celle du quarteron, ce troisième degré de la négrerie. Cette nuance a été nommée par Addisson *peau bronzée*; elle n'existe pas à l'aréole du mamelon ni aux ongles. Ceux-ci sont blancs et anémiques, on constate d'ailleurs fort souvent des bruits de souffle au cœur et dans les vaisseaux. Les voies digestives peuvent être en bon état, seulement les malades comme le cancéreux ont un dégoût plus ou moins invincible pour la viande. Cette maladie est anatomiquement caractérisée par des altérations variées des capsules surrénales. C'est une variété d'anémie qui n'est sous la dépendance d'aucune cause ordinaire, telle que: diarrhée, hémorrhagies, chlorose, purpura, fièvres, maladies des reins, miasmes, strumes, etc, (Trousseau, *passim*.)

TRAITEMENT. — La maladie confirmée est incurable.

525. SCROFULES. — La diathèse scrofuleuse offre les caractères suivants. Embonpoint suffisant; peau blanche et fine; la tête et les lèvres sont volumineuses. le scrofuleux a été ou il est sujet aux coryza, aux ophthalmies, aux angines. Sous les mâchoires, sur les côtés du cou, aux aînes, aux aisselles on trouve des ganglions qui, en dehors de toute inflammation, sont mobiles, distincts des tissus voisins et indolents, mais que l'inflammation et des abcès développent plus tard et font adhérer à la peau.

Ces tumeurs ganglionnaires suppurent souvent, et dans ce cas, la peau s'amincit, s'ulcère, et la cicatrice est toujours irrégulière, indélébile.

Ces malades sont sujets aux abcès froids, aux tumeurs blanches, à la carie, à la nécrose des os.

L'adénite simple, en dehors de l'élément scrofuleux, reconnaît une cause, soit directe et immédiate, soit atmosphérique. L'engorgement farcineux à la forme d'un cordon noueux, il n'est pas aussi dur; il y a des abcès multiples.

TRAITEMENT. — L'iode, le fer, les amers, les eaux et les bains de Kreuznach, de Nauheïm, les bains de Salins, etc., etc.

626. CHROMHYDROSE. — Sorte de coloration bleu indigo qui apparaît sur une portion plus ou moins étendue de la face ou même du corps et qui disparaît par le lavage, mais se reproduit rapidement. Elle est due au suintement d'une humeur colorante que l'on voit sourdre par un pointillé très-fin sur les surfaces que l'on vient de nettoyer. Les malades offrent ordinairement des désordres de la menstruasion, tels sont les caractères attribués à cette maladie dont l'existence est encore problématique.

527. PURPURA. — On le distingue en actif ou sthénique, et en passif ou asthénique.

Il est caractérisé par des taches rouges, pourprées ou livides, souvent très-larges, mais dont la dimension ordinaire ne dépasse pas celle d'une lentille. Elles sont discrètes ou agglomérées, et proviennent d'une suffusion sanguine entre le derme et l'épiderme. Elle sont séparées par une peau de couleur naturelle, leur contour se rembrunit de plus en plus, puis jaunit, et la tache disparaît à la manière d'une ecchymose et fait place à de nouvelles.

La durée du purpura varie entre quelques jours et quelques mois. Les taches du purpura ne disparaissent point par la pression.

537 *bis*. PURPURA HEMORRHAGICA. — Les taches ne se montrent ni à la face ni aux mains; il n'en est pas toujours ainsi pour la muqueuse buccale. La moindre pression de la peau peut

en amener une; toutes les ouvertures naturelles, tous les organes intérieurs, peuvent laisser suinter du sang lentement, mais
d'une manière continue. Quand la fièvre existe, c'est sous la
forme paroxystique et de la fièvre hectique.

Il y a des douleurs profondes à l'estomac, aux lombes, au
ventre, à la poitrine; le malade tousse (congestion pulmonaire),
il a des syncopes; l'œdème et l'anasarque peuvent résulter du
purpura.

TRAITEMENT. — Contre la forme sthénique : saignée, bains et
boissons acidulés;

Contre la forme asthénique : vins cordiaux, décoction de quinquina aiguisée d'eau de Rabel ;

Contre les hémorrhagies : injections astringentes, tamponn-
nement;

Contre les douleurs : vessies pleines de lait chaud; les opiacés peuvent produire l'anorexie.

528. ERYSIPÈLE — Il est ordinairement précédé de frisson, de
malaise. Il se montre sous forme de rougeur plus ou moins étendue de la peau, qui est en même temps légèrement tuméfiée,
douloureuse et chaude. En outre, on remarque un engorgement
des ganglions voisins, et cet engorgement précède l'apparition
de l'érysipèle lui-même. Au début, la rougeur est peu foncée,
elle est rosée seulement; elle a pour caractère de n'être point
fixe en un point, mais d'être rapidement envahissante; elle disparaît sous la pression, à moins, prétendent certains auteurs,
qu'elle ne soit très-foncée; elle n'est pas toujours exactement
circonscrite, mais se fond sur les bords avec la couleur de la
peau.

La tuméfaction n'est pas fort sensible à l'œil, mais si le doigt
est promené sur la peau, il constate un bourrelet, une saillie,
quand il arrive à la surface érysipélateuse. Sur cette surface
la douleur est vive et cuisante, ou sourde et purigineuse.
La chaleur est très-élevée, disent certains malades, le thermo-
mètre accuse au plus 3 ou 4° d'augmentation. Tous les con-
tacts sont douloureux, les mouvements sont difficiles ou impossibles.

Le malade est sans appétit, il a la langue saburrale, il a des
nausées ou il vomit; son pouls est fréquent et dur; il y a parfois du délire.

Les progrès de l'érysipèle durent ordinairement deux ou trois
jours, puis il pâlit, jaunit, et, s'il y avait des vésicules sur sa
surface, il se recouvre de squammes ou même de concrétions,

' a peau se ride. Dans les cas les plus ordinaires, la desquammation est furfuracée.

L'érysipèle peut être borné à une partie très-limitée : le nez,
par exemple. — La terminaison par délitescence avec métastase
n'est pas sans danger.

TRAITEMENT. — Selon les cas : saignées, sangsues entre le
cœur et l'érysipèle; scarifications légères; fomentations d'eau
de sureau ; onguent mercuriel ou simplement axonge. —Lotions
et onctions astringents. Vésicatoire ou cautérisation sur les
limites, quand il n'y a pas ou qu'il n'y a plus de bourrelet; compression.

Les purgatifs, le tartre stibié en lavage, conviennent contre
l'état saburral.

529. ÉRYTHÈME SIMPLE. — Il apparaît d'emblée ou après un
léger mouvement fébrile, sous forme de plaques rouges, sans
saillie ni bourrelet, disparaissant par la pression, d'un diamètre de quelques lignes à quelques pouces et plus entre lesquelles
la peau est saine. On n'y remarque ni l'ardeur ni la douleur de
l'érysipèle, mais seulement une cuisson ou un prurit.

L'engelure est une de ses variétés. Il prend les noms de *fu-
gax*, s'il est sous l'influence d'une fièvre ou de la diarrhée; de
læve, s'il se greffe sur l'anasarque ; de *paratrina,* s'il vient à la
suite d'un décubitus prolongé dans les fièvres graves; d'*inter-
trigo*, sur les surfaces sujettes à un frottement, chez les enfants
et les personnes d'un embonpoint remarquable.

530. ÉRYTHÉME PAPULEUX. — Ce sont de petites taches rouges, irrégulièrement arrondies, de la largeur d'un centime,
saillantes et comme papuleuses. Selon l'épaisseur ou la saillie,
on lui donne le nom de *marginatum, tuberculatum.* La variété
dite *centrifugum,* apparait comme un point papuleux, mais
ayant une grande tendance à s'étendre et à s'élargir. Il ne
s'accompagne jamais d'ulcération, et cependant à la place qu'il
occupait ou observe une cicatrice.

531. ÉRYTHÉMA NODOSUM. — Ce sont de petites tumeurs ovoïdes fort dures, semées comme des nœuds, principalement sur
les membres inférieurs et quelquefois aussi au menton des personnes lymphatiques.

La difficulté des mouvements, l'anorexie, un état fébrile l'accompagnent.

L'érythème papuleux est circonscrit, la roséole est générale, les plaques de l'urticaire sont plus saillantes, non violacées, plus bizarres dans leur évolution.

Les papules du lichen urticatus sont plus petites, non violacées, plus arrondies, plus solides, plus prurigineuses.

Le voisinage des gourmes, la nuance plus cuivrée et ne disparaissant pas sous le *doigt*, *leur tenacité plus grande* distinguent les tumeurs gourmeuses.

TRAITEMENT. — Topiques adoucissants, laxatifs, bains tièdes; et, dans certains cas même, la saignée.

532. **ROSÉOLE**. — *Fausse rougeole*. Un très-léger frisson, de la somnolence, des rêvasseries, *peu ou point de prurit la pré-cèdent*.

Elle est caractérisée par des taches rosées, disparaissant par la pression, *s'évanouissant pour reparaître en d'autres régions*. Leur configuration est souvent semi-lunaire, ou bien par larges plaques. La durée est rarement de plus de trois jours; à sa suite la peau est quelquefois farineuse. Il y a parfois une angine fort légère. On distingue les variétés : *œstiva, autumnalis, annulata, infantalis, variolosa, miliaris*.

533. **EPHÉLIDES**. — *Éphélide lenticulaire*. — Ce sont des taches petites, arrondies, jaunâtres, *répandues sans ordre sur les parties habituellement découvertes*.

La peau qui les sépare est ordinairement de couleur naturelle. *Elles sont très-persistantes* et souvent congéniales; elles ne sont ni saillantes, ni douloureuses, ni furfuracées, ni prurigineuses.

Les taches purpurines sont livides, passagères, elles s'accompagnent de quelques troubles de la santé.

TRAITEMENT. — Éviter le soleil, pommade de concombre, etc.

Éphélide solare. — Les taches sont beaucoup plus brunes et sous forme de larges plaques.

Éphélide hépatique. — Elle constitue le masque des femmes enceintes.

Elles s'accompagne de démangeaison qui, si elle est satisfaite, devient quelquefois insupportable. Sa nuance est feuille morte, rhubarbe ou soufre. Les taches sont isolées au début et arrondies, elles se multiplient ensuite et forment des plaques assez larges pour que la peau naturelle fasse tache entre elles. Ces plaques ne paraissent pas saillantes à l'œil, mais elles le sont quelquefois au toucher ; elles s'accompagnent d'une légère desquammation furfuracée.

Le pityriasis versicolor n'est point prurigineux, il fournit une desquammation plus abondante et par plaques plus larges.

Les taches siphylitiques sont cuivrées, non prurigineuses, sans desquammation.

Les *nævi* sont ordinairement saillants; ils reposent sur une peau plus dense, ils ne sont ni prurigineux, ni sujets à la desquammation.

TRAITEMENT. — Laxatifs, eaux de Barèges ou d'Enghien, coupées au début avec de l'eau d'orge, bains sulfureux, et, les jours intermédiaires, lotions avec la dissolution suivante : eau 1 kil., sulfure de potasse 30 grammes.

534. PITYRIASIS. — Outre le pityriasis simple et le pityriasis nigra, on distingue les deux variétés suivantes :

Pityriasis rubra. — Ce sont des taches farineuses qui, au début, sont de la grandeur d'une lentille, et qui, par la suite, forment de larges plaques ; sous les farines ou furfures, la peau est rouge.

Dans une autre forme, les taches occupent toute l'étendue du tégument ; la peau est rouge comme celle d'un vésicatoire ; les furfures plus larges constituent de véritables lamelles, dont quelques-unes ont la largeur de l'ongle.

Le *Pityriasis versicolor* est caractérisé par des plaques dont le diamètre varie entre quatre centimètres et un décimètre. Leur nuance est jaune fauve ou safran et rappelle celle des taches hépatiques ; la desquammation furfuracée est quelquefois très-abondante et continuelle.

L'iycthose est congéniale; ses écailles sont imbriquées, grandes, épaisses, grisâtres.

L'eczéma repose sur une surface enflammée, sèche ou humide.

L'éphélide est sans desquammation.

Les taches siphylitiques aussi, et, en outre, elles sont cuivrées et ont des antécédents.

TRAITEMENT. — Prendre garde au rasoir ; bains alcalins, douches de vapeur ; boissons laxatives, pommades astringentes; lotion d'eau au 125°, eau de son vinaigrée ou saturnée.

535. GALE. — Deux à vingt jours après la contagion, selon l'âge, le tempérament et la saison, se déclare sur la partie qui a reçu la contagion, une démangeaison. Bientôt après apparaissent, grosses à peu près comme la tête d'une épingle, de petites élevures papuleuses, rosées ou pâles, selon le coloris du galeux, et dont le sommet offre une petite vésicule pleine de sérosité limpide. Ces vésicules sont acuminées à leur sommet; elles se multiplient en raison de la malpropreté du malade, et peuvent couvrir tout le corps.

Le grattage ou les frictions avec les pommades font naître entre ces vésicules d'autres élevures, tantôt pustuleuses, tantôt papuleuses.

Une ligne ponctuée, formée par le soulèvement de l'épiderme, part d'un bon nombre de vésicules, parcourt deux ou trois millimètres, et se termine à une autre vésicule au sommet de laquelle est un point noir formé par l'acarus. La ligne ponctuée est un sillon, un tunnel creusé par l'arachnide nocturne. La gale est très-prurigineuse surtout après les *ingesta* excitants, solides ou liquides.

Le *lichen* est papuleux; le *prurigo* est papuleux aussi, et ses papules déchirées au sommet, offrent un petit caillot de sang, tandis que la vésicule psorique déchirée verse une sérosité limpide qui forme une concrétion jaunâtre.

Le grattage calme les démangeaisons de la gale, tandis que souvent elle ne fait qu'exaspérer celle du prurigo.

L'eczéma impétiginodes se distingue aux croûtes ou aux squammes jaunes.

TRAITEMENT. — Pommades, bains et lotions sulfureux, ou sulfuro-alcalins; la pommade sulfuro-alcaline d'Émery est employée en friction aux mains et aux pieds.

536. **ECZÉMA SIMPLEX.** — Un léger prurit attire l'attention du malade, sur l'éruption de vésicules très-petites, agglomérées, transparentes, indolentes et d'un aspect brillant. La sérosité limpide qu'elles contiennent se trouble, prend un aspect laiteux, puis se résorbe et la vésicule disparaît par une desquammation insensible.

Il y a quelquefois plusieurs éruptions successives d'eczéma simplex. Quand il siége entre les doigts, il ne diffère de la gale que par l'absence des sillons de cette dernière, l'intensité moindre du prurit, la contagion, etc.

L'eczéma solare ne diffère du précédent que par la cause qui est le soleil, par la sensation de fourmillement qui est souvent portée jusqu'à la cuisson, et par un cercle rouge qui entoure quelquefois la vésicule.

Eczéma rubrum. — La région qui doit en être le siége, se gonfle, fait éprouver une chaleur ardente, elle prend une teinte rouge. On dirait un érysipèle si, par un examen attentif, on ne découvrait une multitude de vésicules vivement enflammées, et renfermant une sérosité très-claire. Ce liquide se trouble au bout d'un ou deux jours, et prend une teinte blanchâtre, puis la vésicule se rompt, le liquide qui s'en écoule a une odeur désagréable. Il excorie, il gerce et tuméfie la peau voisine qui est rouge, douloureuse, et souvent cruellement prurigineuse. Ce liquide tache et raidit le linge, il se concrète et forme des squammes jaunâtres, minces, plus ou moins larges, qui donnent à la peau un aspect écailleux.

Eczéma impetiginodes. — C'est l'eczéma rubrum avec cette particularité que l'humeur des vésicules se concrète en squammes jaunâtres, molles, d'apparence croûteuse; mais il n'y a pas de pustules vraies comme dans l'impétigo. Au déclin de l'âge, l'eczéma laisse une teinte brune persistante.

536 *bis*. **ECZÉMA CHRONIQUE.** — Il est caractérisé par de larges squammes minces, jaunâtres, irrégulières, lesquelles souvent semblent être produites par un soulèvement de l'épiderme, plutôt que par le dessèchement et la concrétion du liquide des vésicules. La plus minutieuse attention ne découvre que très-rarement des vésicules. Ordinairement, l'eczéma s'accompagne d'engorgement des ganglions voisins.

Les grosses vésicules ou les bulles distinguent l'herpès phlycténodès; le défaut de peau saine entre les groupes de vésicules, l'absence de suintement, de squammes et d'excorations caractérisent la miliaire.

L'érysipèle miliaire ou vésiculeux n'a point, avec des proportions aussi remarquables que l'eczéma, la rougeur, le prurit et le suintement.

Le pemphygus diutinus est reconnaissable au début à ses grosses bulles, et plus tard à ses larges squammes répandues sur toute la surface cutanée ou à peu près.

TRAITEMENT. — Lotions, bains émollients, tisanes simples contre l'eczéma simplex, contre l'eczéma chronique : bains alcalins ou sulfureux; pommades au goudron, au sous-carbonate de potasse, à l'alun; solutions arsenicales, vésicatoire, camphrer les pommades en vue des démangeaisons, fumigations au cinabre ou sulfureuse contre l'eczéma de la vulve, contre l'eczéma des oreilles : douches de vapeur, et, en cas de rétrécissement, tentes de gentiane ou d'éponge préparée. En désespoir de cause, les malades vont à Barège, Uriage, chercher leur guérison.

537. HERPÈS. — Il est caractérisé par de petites vésicules réunies en groupes. Ces vésicules sont globuleuses, elles grossissent successivement, deviennent opaques, se rompent et se terminent par des croûtes plus ou moins légères, ou même se sèchent sans former de squammes notables. La durée de ces phénomènes est de dix à vingt jours. Cette éruption est précédée et s'accompagne de chaleur, de fourmillement, de légère tuméfaction de la peau et même de douleur. Celle-ci ne disparaît pas toujours avec l'herpès.

Herpès phlyctenodès. — Après un malaise et un mouvement fébrile quelquefois bien prononcé, apparaissent une foule de petits points rouges, presque imperceptibles, agglomérés, en nombre souvent considérable, relativement à l'espace. Le lendemain, cet espace est rouge, enflammé, couvert de vésicules saillantes, résistantes au toucher, et dont le volume varie entre celui d'un grain de millet et celui d'un pois. Elles sont transparentes le premier jour, puis elles prennent une teinte opaline, argentée. En quatre ou cinq jours, elles s'affaissent, se vident et se transforment en croûtes brunâtres, tandis que sur d'autres points l'éruption avortée se termine par desquammation. A la desquammation succède une rougeur qui parfois persiste et peut même s'accompagner d'ulcération. Chez les vieillards, l'éruption se fait avec cuisson et brûlure qui persistent quelquefois. Les vésicules de l'eczéma sont plus petites, éphémères, celles du pemphigus sont de larges bulles, distantes et semées sur tout le corps; celles de l'érysipèle apparaissent tard.

Herpès circinnatus. — Les vésicules sont groupées en cercle dont le centre est ordinairement intact. Quelquefois l'intérieur de l'anneau rougit et devient le siége d'une desquammation furfuracée, mais jamais on n'y rencontre de vésicules. Après la desquammation il reste un cercle ou des cercles rosés; leur persistance constitue l'état chronique. Quand la plaque d'Herpès circinnatus n'est que de la grandenr d'une pièce de un franc, le centre aussi bien que les bords sont vésiculeux.

Herpès Iris. — Des petites taches au centre desquelles se forme bientôt une vésicule entourée de vésicules plus petites, tel est l'herpès Gris à son début.

Dans l'espace de deux ou trois jours, la vésicule centrale s'aplatit et prend une teinte jaunâtre; en outre le groupe vésiculeux qui est autour d'elle s'entoure de quatre zones concentriques dont la première, en partant du centre, est rouge brun, la deuxième, jaunâtre, la troisième, rouge foncé, la quatrième rosée. Ces zones peuvent toutes, mais surtout la première, se couvrir de vésicules.

Herpès Labialis. — C'est l'herpès phlyctenodes borné aux lèvres et constitué par une ou plusieurs vésicules dont quelques unes peuvent être placées sur la muqueuse.

Herpès præputialis. — Même observation que pour la variété précédente.

Herpès zona ou zoster.—Il est quelquefois précédé d'une fièvre assez vive. Dix-neuf fois sur vingt, il siége au côté droit, partant de l'épine dorsale pour arriver jusqu'à la ligne médiane du ventre, formant ainsi une demi-ceinture de la largeur de la main. Les groupes de vésicules qui le constituent, tantôt forment une série continue, tantôt laissent des espaces de peau intacts.

Il peut siéger au bras, au cou, à la fesse. L'éruption s'accompagne en général de vives douleurs, de cuisson, d'élancements.

L'éruption est caractérisée par des taches rouges sur lesquelles apparaissent bientôt des vésicules dont le volume varie entre celui d'une lentille et celui d'un pois. La peau qui les supporte est légèrement tuméfiée ; quand ces vésicules atteignent la grosseur d'une amande, c'est que plusieurs sont réunies.

Le Zona est quelquefois chronique.

TRAITEMENT. — La diète, le repos, le petit lait seul ou additionné de crême de tartre soluble ; la limonade.

Lotions d'eau vinaigrée, ou d'eau végéto minérale, ou aluminée. Il est quelquefois nécessaire de passer la pierre infernale sur l'éruption. S'il y a des ulcérations, elles sont pansées avec un linge fenêtré enduit de cérat saturné. Les vésicatoires volants sont indiqués contre les douleurs qui persistent.

538. PEMPHIGUS. — Après deux ou trois jours de malaise, de chaleur et de cuisson dans tout le corps, accompagnés ou non de frisson et de fièvre, apparaissent une ou plusieurs taches rouges, circulaires ou ovales, dures, légèrement saillantes, et qui, soit aussitôt, soit au bout de deux jours, se recouvrent d'une ampoule (bulle) de la grosseur d'un pois ou même d'une noisette. Tantôt la bulle recouvre toute la tache, tantôt elle laisse autour d'elle une zone rouge, tantôt même l'une ou l'autre de ces taches manque d'ampoule. Dans ces derniers cas, si l'on frotte la tache avec le doigt, l'épiderme s'enlève facilement. Les taches sans bulles sont moins rouges que les autres, en outre, la rougeur est plus vive les premiers jours.

Quand les taches sont agglomérées, plusieurs ampoules peuvent se réunir et égaler le volume d'un œuf d'oie, fort souvent taches et ampoules se forment sur des régions du corps fort éloignées les unes des autres.

Vingt-quatre ou quarante-huit heures après l'éruption, la bulle se rompt. Elle est remplacée, soit par des croûtes minces et brunâtres ou blanches et farineuses sur leurs bords, soit par des squammes sèches épidermatiques.

Quelquefois les croûtes sont précédées d'une légère excoriation. Il y a plusieurs éruptions successives.

Pemphigus diutinus — Plus commun que le précédent, il est souvent répandu sur tout le corps des personnes usées.

Il débute par des taches rouges qui se couvrent de vésicules. Ces vésicules, par un accroissement rapide, se transforment en bulles dont quelques-unes peuvent offrir le volume d'une noix ou d'un gros œuf d'oie.

Dans cette forme, l'excoriation qui succède à l'évacuation des bulles est la règle. En même temps que ces bulles se rompent, d'autres taches se forment, et d'autres qui étaient déjà formées se couvrent d'ampoules.

Le prurigo, l'herpès peuvent se mêler avec lui.

L'ampoule qui résulte d'une brûlure ou d'une application de cantharides est absolument semblable aux bulles du pemphigus.

TRAITEMENT. — Contre la forme aiguë légère : petit lait, limonade, ou même tisanes laxatives et la diète.

Si la phlegmasie est plus intense, sangsues à l'anus, bain simples ou gélatineux et les boissons précédentes.

Contre le pemphigus diutinus, s'il est local ; lotions d'eau de mauve d'abord, puis avec une dissolution de sous-carbonate de potasse ou d'alun.

Si l'éruption est générale : bains et tisanes rafraîchissantes au début, puis bains alcalins, purgatifs doux ; lotions acidulées où teintes avec l'eau végéto-minérale contre la démangeaison ; ou bien dans le même but : décotion de tête de pavot, de jusquiame, ou de morelle.

Opiacés contre l'insommie, s'il y a faiblesse ou épuisement, eau vineuse, décotion de quinquina acidulée, ferrugineux doux. Il suffit quelquefois d'un régime doux et d'une habitation bien exposée à la campagne.

539. RUPIA. — Il peut se montrer dans toutes les régions du

corps, mais il affecte une préférence pour les membres inférieurs et les lombes. Ses plaques sont très-distantes les unes des
autres.

Les bulles du *rupia simplex* sont de la largeur d'une pièce
d'un franc. Elles se développent d'emblée sans rougeur préalable; elles sont pleines d'un liquide plus trouble que celui du
pemphigus. Ce liquide s'épaissit promptement et forme des
croûtes épaisses, surtout au centre, rugueuses, brunâtres, rappelant une écaille d'huître. Cette croûte tombe au bout de quelques jours et laisse à nu une ulcération superficielle, qui se cicatrise assez promptement ou se recouvre d'une nouvelle croûte
qui, elle-même, peut faire place à une autre.

Une teinte rouge, livide, succède à la cicatrisation des ulcérations.

Rupia proeminens. — Ses ampoules se développent sur une
plaque rouge préexistante.

La croûte une fois formée s'agrandit par l'extension de l'auréole qui l'entoure et par la sécrétion séreuse. Ces croûtes sont
de forme conique; elles sont d'abord très-adhérentes, mais cette
adhérence ne persiste pas et disparaît même quelquefois assez
promptement. La croûte tombe et laisse à nu une ulcération
d'une étendue et d'une profondeur variable. Cette ulcération
tantôt se recouvre d'une nouvelle croûte, tantôt reste longtemps
à se cicatriser.

Rupia escarrotica. — Il diffère des autres en ce que la croûte
manque; ses périodes sont les suivantes : taches livides, bulles,
ulcérations sans intermédiaires de croûtes.

Le liquide du pemphigus n'est pas sanieux, sa croûte est plus
mince; elle n'est point rugueuse ni conique.

TRAITEMENT. — Habitation et vêtements chauds; régime analeptique et fortifiant. — Vin aromatique contre les ulcérations;
cautérisations au nitrate d'argent; pommades au protoiodure
de mercure; bains alcalins.

Les émollients conviendraient bien mieux dans le rupia escarrotica.

540. ECTHYMA AIGU. — Après quelques jours de malaise, de
céphalalgie, de constipation ou de diarrhée et même de fièvre,
apparaissent dans l'ordre suivant à peu près, ainsi exposé par
M. Rayer :

1° Une tuméfaction du derme, sous forme d'élevures rouges

pisiformes, discrètes et non agglomérées, semées çà et là sur la peau;

2° Au sommet, rarement sur toute l'étendue de ces élevures, et sous l'épiderme, se dépose une sérosité purulente;

3° Peu de temps après, le centre de l'élevure se perfore, et dans l'ouverture se concrète une matière pseudo-membraneuse;

4° Cette matière et l'épiderme lui-même disparaissent, et à leur place apparait une pustule déprimée au centre et entourée d'un bourrelet dur et volumineux;

5° A cette pustule succède une croûte sous laquelle est une petite cicatrice, dont le centre est enchâssé dans le point où l'on avait observé la perforation.

Si deux pustules se réunissent il en résulte une plus grosse, déformée, irrégulière. Ce n'est guère que huit à dix jours après l'élevure rouge que la croûte est formée. Sa chute a lieu ordinairement en un septénaire; ces croûtes sont brunâtres, épaisses, rugueuses, fortement adhérentes. Une macule rouge ou livide leur succède, et à celle-ci, quand le derme a été entamé, une cicatrice persistante.

Tous ces phénomènes s'accompagnent d'une démangeaison très-vive.

Ecthyma chronique. — L'auréole des pustules est d'un rouge plus foncé; les pustules sont vésiculeuses et ont parfois l'aspect de la fausse vaccine. Elles sont de la grosseur d'un pois et contiennent une sérosité opaque ou un pus mal élaboré; leur chute laisse une empreinte qui n'est pas suivie de cicatrice.

On distingue : 1° l'*ecthyma infantile;*

2° l'*ecthyma luridum.* — Ses pustules sont plus larges; leur base plus proéminente, plus rude; aux environs des ulcérations qu'elles produisent se manifeste une certaine dureté dans les muscles, et une subinflammation caractérisée par une couleur rouge, livide. Si les croûtes et les ulcérations sont très-larges, la forme seule des croûtes établit la différence entre elles et le rupia;

3° *Ecthyma cachecticum.* — Diffère peu du précédent.

TRAITEMENT. — L'appareil fébrile ou la constitution du malade peuvent réclamer une saignée ou des sangsues sur les limites de l'éruption.

Bains généraux ou partiels à l'eau de mauve ou gélatineux; cataplasmes de fécule de pomme de terre, pommade de concombre.

Contre l'ecthyma chronique, on emploie les ferrugineux, le vin de quinquina, les bains de mer.

Les évacuants peuvent être indiqués; le traitement local est celui du rupia.

541. ACNE OU VARUS SÉBACÉ — Se rencontre sur le nez et le front des personnes jeunes à peau blanche. Ces régions sont le siége de légères saillies au sommet desquelles se voit un point noir comme un grain de poudre, ce qui l'a fait nommer *acne punctata*. Si l'on exprime ces saillies entre les doigts, il en sort une matière suifeuse semblable à un petit ver. D'autres fois, au lieu d'un point noir, c'est une croûte molle, d'un gris noirâtre, formée par l'exsudation d'un liquide huileux figé à l'orifice. Il peut arriver qu'un grand nombre de follicules étant pris par le mal, le haut de la figure soit couvert d'un masque brunâtre. Quelquefois cette sécrétion est assez abondante pour former des croûtes épaisses d'un gris terne; les follicules sont alors largement ouverts, quelquefois même ulcérés. Cette dernière variété peut être confondue avec l'impétigo ou mélitagre.

Acne miliaris. — (Chez les personnes jeunes à peau uniformément pâle ou brune.) Ce sont de petits grains saillants, arrondis, luisants, fort semblables au millet. Ils disparaissent à l'époque de la puberté.

Acne disseminata. — Alibert et *le Dictionnaire de Fabre*, considèrent cette éruption comme étant de nature pustuleuse. Il siége préférablement sur la moitié supérieure du corps; ce sont des boutons rouges, luisants, durs, pénétrant profondément dans le derme, représentant de petits furoncles; tantôt ces boutons se résolvent au bout d'un temps fort long (*acne indurata*), tantôt ils disparaissent en se perforant au sommet qui devient acuminé, et expulsant un peu de matière purulente au milieu de laquelle se trouve un peu de matière sébacée.

L'orgeolet chronique, ou furoncle de la paupière, est nommé par Alibert : *varus orgeolet.*

542. VARUS GUTTA ROSEA (ACNE). — *Couperose.* — Se voit au nez, aux joues, plus rarement au menton et au front.

Quelquefois il est caractérisé par des taches d'un rose ou d'un rouge vifs; d'autres fois, sur ces taches apparaissent de petites élevures tuberculeuses, dures, arrondies, qui disparaissent en laissant une nuance plus foncée avec ou sans desquammation furfuracée. Entre ces petits tubercules rouges, on voit quelquefois des grains noirs de varus sébacé; d'autres fois, ces tubercules suppurent et prennent l'aspect pustuleux.

Des picotements, des bouffées de chaleur, des démangeaisons accompagnent ces éruptions.

543. VARUS MENTAGRA (ACNE). — Ne se montre que sur la moitié inférieure du visage, principalement au menton, et quelquefois à la lèvre supérieure.

Une ou plusieurs pustules éclosent et mûrissent en 24 ou 48 heures sur une base cutanée rouge et légèrement tuméfiée. Si elles ne sont déchirées par le malade, elles crèvent au bout de six ou sept jours et versent un pus blanc, crémeux, qui représente fort bien, après sa déssiccation, une couche limoneuse dont on aurait enduit la région malade. A la suite d'un bon nombre d'éruptions, la peau s'épaissit et prend un aspect tuberculeux, ce qui a trompé Willan et Bateman sur la nature du mal.

Les croûtes de l'impétigo sont d'un jaune d'or et non d'une couleur sale et brunâtre comme la mentagre. De plus, les pustules et les vésicules d'impétigo ne sont point profondément implantés dans le derme.

Les pustules de la couperose ont quelquefois une nuance rouge cuivre, qui les rapproche des syphilides pustuleuses, mais celles-ci se disposent en cercle, en fer à cheval, en spirales ; de plus, quand elles s'ulcèrent, l'ulcération prend les caractères syphilitiques.

TRAITEMENT. — Une saignée ou quelques sangsues sur le siége de l'éruption peuvent, au début, et selon les circonstances, modifier heureusement la mentagre.

Lotion d'eau de son vinaigrée, d'eau de cerfeuil ou de laitue. Cataplasmes de fécule de pomme de terre pour faire tomber les croûtes, pommade de concombre.

Comme résolutifs, on emploie les cataplasmes saupoudrés de soufre ; lotions ioduro-sulfureuses ou d'eau de savon additionnée d'alcool de lavande, contre les indurations de la peau, douches de vapeur.

Un vésicatoire, de très-légères cautérisations au nitrate d'argent peuvent triompher de la chronicité. Ne point raser la barbe mais la tailler très-ras. Épilation.

544. IMPETIGO. — Caractérisé à sa naissance par de petites taches distinctes ou se touchant par leurs bords, rouges, peu saillantes et promptement couvertes de pustules. Ces pustules sont en général petites, mais elles acquièrent quelquefois le volume des pustules d'ecthyma avec cette différence qu'elles ne siégent pas sur une base indurée. Elles sont quelquefois éphémères, d'autres fois elles manquent, et les croûtes, semblables à du miel desséché, se forment par la concrétion d'une humeur visqueuse qui s'écoule des gerçures.

Trente-six ou quarante-huit heures après leur formation, ces pustules laissent échapper un liquide purulent qui se concrète et forme des croûtes jaunâtres, très-friables, demi-transparentes. Ces croûtes recouvrent une surface enflammée d'où suinte un liquide séro purulent qui accroît d'autant l'épaisseur des croûtes déjà formées. Ce liquide s'échappe aussi des gerçures que laisse à découvert la chute des croûtes.

Impetigo chronique. — Ne diffère du précédent que par des générations successives soit de pustules, soit de croûtes directement formées par les gerçures ou même de véritables ulcérations. De plus le derme finit par s'épaissir et s'indurer.

Les croûtes revêtent quelquefois une coloration noirâtre (impetigo nigricans) et acquièrent une épaisseur très-considérable. La démangeaison est plus vive dans cette forme.

Impetigo figurata. — Ce sont des groupes de pustules ne dépassant pas la grandeur d'une pièce de trente sous; ces groupes sont ronds quand ils siégent sur la face, plus larges et ovales sur les membres.

Impetigo sparsa. — Les pustules sont disséminées çà et là en forme de plaques irrégulières ou de trainées. Sur les membres il affectionne les plis articulaires ; il couvre quelquefois le visage des enfants d'un masque jaune.

Impetigo erysipelatodes. — Ne se distingue que par une rougeur plus vive, une tuméfaction plus grande, un mouvement fébrile prononcé au début.

Impetigo rodens. — Il corrode la peau et le tissu cellulaire sous-cutané lentement mais profondément.

C'est plutôt une variété de Lupus.

Impetigo scabida. — *nigricans.* — Chez les vieillards il occupe quelquefois tout un membre. Ses croûtes sont brunâtres, épaisses, fendillées analogues à l'écorce de certains arbres. Il est très-opiniâtre et produit une démangeaison assez vive; il détruit les ongles et leur enlève leur poli.

Les concrétions de la mentagre n'ont ni la demi-transparence ni le brillant de l'impetigo (*Voir* syphilides crustacées.)

TRAITEMENT. — Cataplasmes de fécule, lotions émollientes pour faire tomber les croûtes.

Bains ou même émissions sanguines contre l'irritation. Ventouses scarifiées contre l'engorgement de la peau. Lotions et pommades à l'iodure de soufre; purgatifs tous les huit ou dix jours, bains de vapeur ou d'eau minérale sulfureuse.

545. ECZEMA AIGU DU CUIR CHEVELU. — C'est une fausse teigne. Il peut être limité à une portion du cuir chevelu ou au contraire envahir le voisinage, la face elle-même.

Le cuir chevelu est tuméfié, tendu, rouge ; il fournit en abondance une humeur visqueuse par laquelle les cheveux sont agglutinés en mèche ou en touffes. Cette humeur en se desséchant, forme des croûtes lamelleuses jaunes ou brunes.

Les malades poussés par une impérieuse démangeaison se frottent la tête contre les épaules, se déchirent avec les ongles. Un grand nombre de poux pullule entre les cheveux. Les ganglions voisins sont engorgés.

TRAITEMENT. — Une grande propreté, des lotions émollientes guérissent en deux mois.

546. ECZÉMA CHRONIQUE. — Le fluide visqueux se tarit à la longue, le cuir chevelu reste rouge plus ou moins sec, et se couvre de squammes minces, jaunâtres, blanches sur leurs bords, se renouvelant sans cesse et finissant par prendre l'aspect squammeux et furfuracé de l'eczéma chronique.

On s'est demandé si cette maladie n'avait pas été décrite par Alibert sous le nom de teigne amiantacée. Il compare les squammes aux feuillets du mica, de l'amiante et aux pellicules qui garnissent les plumes des jeunes oiseaux. Il fait observer que ces squammes séparent les cheveux en mèches, et les accompagnent dans toute leur longueur.

TRAITEMENT. — Voir celui de la maladie suivante.

Plique. — Spéciale à la nation Polonaise. Une humeur très-abondante agglutine les cheveux, tantôt sous forme de mèche, lorsqu'ils sont rares, tantôt sous forme d'un feutre inextricable sous lequel pullulent ordinairement un grand nombre de poux.

TRAITEMENT. — Couper les cheveux ras, cataplasmes et lotions émollients, lotions d'eau de suie, iodurées, sulfureuses. Pommades astringentes, tisanes amères, purgatifs fréquents, etc.

547. IMPETIGO ET PORRIGO LARVALIS. — C'est l'achor muqueux d'Alibert. L'achor est une très-petite pustule pleine d'un liquide couleur de miel et qui en se desséchant forme des croûtes minces, brunes ou jaunâtres. Il siége sur le cuir chevelu ou même sur le visage qui est alors recouvert d'une croûte jaune d'or. Ces croûtes sont molles, humides, peu adhérentes. Elles forment des plaques tantôt séparées, tantôt contiguës ; le suintement abondant et la concrétion continuelle leur donnent souvent une épaisseur considérable et une odeur nauséabonde. Sous les croûtes la peau est d'un rouge vif, luisante, superficiellement ulcérée. Cette maladie s'accompagne aussi d'une armée de poux. Lorsque la maladie est en voie d'amélioratiou, les croûtes se dessèchent, se fendillent et finissent par se convertir en squammes entièrement semblables à celles de l'eczéma. Une furfuration qui persiste même lorsque la peau a repris sa couleur naturelle succède à çes squammes.

548. IMPETIGO GRANULATA. — La porrigine granulée, dit Alibert se manifeste par des croûtes irrégulières et de couleur brunâtre. Elles sont très-friables quand elles sont sèches, et se détachent par fragments inégaux qu'on prendrait pour des fragments de mortier détaché des murs et sali par l'humidité et la poussière. Ces fragments, d'une dureté quelquefois pierreuse, se voient suspendus à la partie moyenne des cheveux ou à leur extrémité. La tête des enfants est infestée par la vermine. Lorsque cette fausse teigne est humide, elle exhale une odeur nauséabonde. On voit çà et là des pustules enchâssées dans le derme et qui ne dépassent pas la peau.

549. TEIGNE FURFURACÉE. — C'est le pityriasis capitis, désigné par le vulgaire sous le nom de crasse farineuse. Elle s'accompagne d'un prurit quelquefois assez vif. Un mouvement de la tête, l'action de se moucher font pleuvoir sur les vêtements du malade une multitude de pellicules semblables par la grandeur à du son. Certains eczémas chronique ressemblent au pityriasis, mais ils ont des antécédents que n'a point ce dernier.

Traitement des fausses teignes. — Ne point trop se hâter de les guérir. Couper les cheveux ras ; lotions d'eau de mauve, cataplasmes ; lotions et pommades soufrées, iodurées, sulfurées, astringentes ; tisanes amères, légers purgatifs plus ou moins fréquents, etc.

On rappelle les fausses teignes par des onctions de beurre rance ou par un vésicatoire à la nuque.

Le pityriasis demande des lotions et des bains alcalins, des douches de vapeur.

550. TEIGNE VRAIE. — C'est le favus scutiformis et urcéolaris.

Il est caractérisé par de petits points jaunâtres, peu ou point saillants, déprimés en godet que souvent traverse un cheveu ou un poil, selon le siége. Ces points ne sont autre chose que des croûtes sèches, fortement adhérentes, enchâssées dans la peau qui, sous ces croûtes, est excoriée. Cette ulcération finit par s'étendre aux bulbes des cheveux. Ceux-ci deviennent grêles, lanugineux, et tombent pour ne plus reparaitre.

Des poux quelquefois, de la démangeaison, une odeur nauséabonde et des engorgements ganglionnaires compliquent le favus.

551. VARIÉTÉ URCEOLARIS. — Dans cette forme, le godet est bien distinct ; ses bords sont relevés, un peu saillants. Lorsqu'un grand nombre sont réunis et contigus, ils forment une surface gaufrée rappelant un peu les alvéoles d'une ruche à miel ; leur couleur est jaune soufre, mais les applications émollientes les macèrent et les blanchissent.

Vainement on nettoie le tégument : elles se forment de nouveau avec le même aspect.

552. VARIÉTE SCUTIFORMIS. — C'est le porrigo scutulata. Il n'y a point de godet distinct ; les points jaunes s'agglomèrent et forment des plaques croûteuses arrondies en médaillon (*teigne nummulaire*), dont la largeur varie entre quelques lignes et un à deux pouces.

Il arrive que ces plaques sont tellement nombreuses et contiguës qu'elles forment sur la tête une calotte épaisse dont la surface est inégale, raboteuse, d'un jaune grisâtre, dont les limites, vers le front et les temps, sont bordées par une couronne de cheveux grêles lanugineux. La circonférence de cette calotte est irrégulièrement festonnée de manière à rappeler, par ses dentelures, les plaques nummulaires primitives.

Une douloureuse tension que la compression calme, une démangeaison cruelle, et des poux par myriades accompagnent cette maladie.

Sous la calotte, dont nous avons parlé, stagne une sanie putride qui ronge les cheveux jusque dans leurs bulbes. On observe aussi des abcès et des engorgements ganglionnaires. Les teigneux maigrissent et ne se développent pas.

Si la guérison n'arrive point avant la destruction des cheveux, il y a calvitie.

TRAITEMENT. — Faire tomber les croûtes et pratiquer fréquemment l'épilation avec les topiques, n° 1 et n° 2, des frères Mahon, ou tout autre.

553. ALOPECIE. — C'est un genre de calvitie, décrit par Alibert sous le nom de *favus sine favis*. Le mal se manifeste par une tonsure régulièrement circulaire et plus ou moins grande. Dans l'enceinte de cette tonsure, les cheveux sont cassés à une ou deux lignes au-dessus du derme. La peau qui les nourrit est plus compacte, plus serrée, très-sèche, elle rappelle cet aspect de la peau qu'on nomme chair de poule. En la grattant, elle se couvre d'une poussière blanche semblable à une fine farine.

Cette maladie s'étend en circonférence; M. Gibert lui a donné le nom de *pityriasis decalvans*.

554. PRURIGO. — Ce sont des petites papules plus ou moins prurigineuses, sans changement de couleur, et fort souvent surmontées d'un point noir formé par un caillot de sang noir que le grattage fait sourdre Ces papules sont, en général, de la grosseur d'une des petites éminences cutanées qui constituent la chair de poule, mais elles peuvent être plus larges, plus saillantes et aplaties. Leur démangeaison est plus forte le soir et la nuit; elles siégent aux épaules et sur la face externe des membres, quelquefois même sur tout le corps.

Le prurigo peut se compliquer d'eczéma, d'impétigo, d'ecthyma, et même de furoncles et d'abcès.

TRAITEMENT. — Si la constitution et l'âge s'y prêtent, une saignée, ou seulement, si l'éruption est locale, quelques sangsues, des bains tièdes.

Si le malade est affaibli, on a recours aux toniques, aux dépuratifs, aux dérivatifs; tisanes laxatives ou alcalines : houblon, patience, gentiane; bains alcalins purs ou avec la gélatine, pommades calmantes, camphrées.

Acide muriatique oxygéné à la dose de 4 à 12 grammes par degrés successifs dans un véhicule agréable.

555. URTICAIRE AIGUE. — Caractérisée par des élevures de la peau, rosées ou non, prurigineuses, saillantes, de deux lignes à un pouce et plus d'étendue, paraissant brusquement ou après un mouvement fébrile et de l'embarras gastrique, disparaissant après quelques heures, reparaissant à des époques tantôt régu-

lières, tantôt irrégulières ou ne se montrant plus, selon les va
riétés.

Urticaria febrilis. — Un mouvement fébrile précède l'éruption
d'un jour ou deux et l'accompagne; les boutons paraissent au
milieu de taches irrégulières d'un rouge vif.

Urticaria ab ingestis. — Paraît à la suite de certains aliments.
Il y a des vertiges, des nausées, des vomissements.

Urticaria confluens. — La confluence a pour résultat la formation de larges plaques et un prurit violent.

Urticaria perstans. — Les élevures persistent de une à trois.

Urticaria chronique.

Urticaria evanida. — Les élevures sont de forme irrégulière.
L'éruption disparaît facilement, mais ses retours, pendant un
long espace de temps, en font un urticaire chronique.

Subcutanea. — Souvent l'éruption manque, il n'y a qu'un
fourmillement violent et des douleurs comme de coups d'ai-
guille.

Tuberosa. — Les papules ont ici la proportion de véritables
tubérosités dures, profondes, accompagnées de douleur et de
gêne dans les mouvements. Après sa disparition, le malade
reste dans une lassitude générale. Cette variété a quelquefois
occasionné une tuméfaction générale avec accès d'orthopnée.

TRAITEMENT. — Diète, régime, saignée, bains, purgatifs légers, sulfate de quinine.

556. **LÈPRE ANTIQUE.** — Éléphantiasis des Grecs. C'est une
maladie particulière aux régions équatoriales, mais qu'acci-
dentellement on rencontre dans le midi.

Elle est caractérisée, dit M. Rayer, par des tubercules peu
saillants, irréguliers, assez mous, rouges ou livides au début,
prenant dans la suite une teinte fauve ou bronzée, ordinairement indolents, susceptibles de se terminer par résolution ou
par ulcération. Son siège de préférence est à la face et surtout
au nez et aux oreilles qui deviennent le siège d'un gonflement
hideux.

Les caractères précédents sont ceux de la troisième période.

La première est caractérisée par des taches analogues à celle
du pityriasis versicolor, mais qui sont déprimées au centre, et
offrent cette particularité que les poils qu'elles supportent,
prennent la coloration de la tache elle-même, et que la peau est
insensible dans les points couverts par les taches. Dans la se-

conde période survient le gonflement de la région attaquée. Si c'est la face, il y a en outre excoration et suintement fétide des fosses nasales. L'haleine est fétide, la voix rauque.

Dans la troisième période surviennent les tubercules, et dans la quatrième leur ulcération.

La radezyge de Norwége ne serait autre chose que la lèpre avec séparation spontanée des extrémités.

557. LICHEN SIMPLEX. — Petites papules qui dépassent rarement le volume d'un grain de millet, sont rouges dans l'état aigu, rosées ou de couleur naturelle dans la forme chronique. Cette dernière forme est plus fréquente aux membres et surtout à la face dorsale des mains. Le lichen simplex comprend les variétés suivantes :

1° *Lichen pilaris.* — Les papules sont traversées par un poil. Variété rebelle.

2° *Lichen cirumscriptus.* — Les papules agglomérées forment des plaques arrondies, dont les bords ressortent notablement sur la peau. Tandis que la circonférence s'élargit par des éruptions successives, le centre guérit en conservant une certaine rougeur et un aspect furfuracé.

Le *lichen gyratus* serait une sous-variété. Il se montre sous forme de rubans disposés en spirale.

3° *Lichen lividus.* — Il est rouge foncé et livide, il est presque spécial aux extrémités, et est souvent mélangé de pétéchies pourprées.

4° *Lichen urticatus.* — Les papules sont larges, volumineuses et enflammées. Les premières disparaissent avec ou sans légère furfuration, tandis que de nouvelles apparaissent souvent sous forme de plaques.

Lichen agrius. — Caractérisé par de larges groupes de papules très-nombreuses et agglomérées et d'un rouge vif, et dont l'inflammation s'étend assez loin dans le voisinage. Le prurit est, dans cette variété, si intense, que les malades ont recours aux brosses métalliques. La peau sanglante semble dépouillée. Les papules ainsi excoriées fournissent un suintement transparent qui forme des concrétions intermédiaires aux squammes et aux croûtes. L'inflammation, si le lichen siége aux mains, peut s'étendre jusqu'à la matrice de l'ongle, qui devient rugueux et friable.

L'existence des papules et l'épaississement de la peau, le distinguent de l'eczéma rubrum.

Lichen strophulus. — Particulier aux enfants à la mamelle. Ses papules sont rouges ou blanches.

TRAITEMENT. — Peu différent de celui du prurigo et de l'eczéma.

558. **PSORIASIS.** — Caractérisé par de petites écailles nacrées, argentines, engendrées sur de petites élevures rouges, mais toujours sèches de la peau. Elles sont très-caduques, mais sont vite remplacées.

Psoriasis guttata. — En peu de temps les points rouges, couverts d'écailles, acquièrent la dimension d'une lentille. Ces saillies écailleuses semblent avoir été aspergées sur la peau. Il y a rarement des phénomènes précurseurs.

Psoriasis diffusa. — Les élevures se confondent, forment de larges plaques pouvant recouvrir tout un membre. L'éruption est souvent précédée de fièvre et d'anorexie.

Psoriasis inveterata. — C'est le précédent avec épaississement et hypertrophie de la peau. Celle-ci est fendillée et le moindre mouvement détermine des plis, des déchirures avec perte de sang. La desquammation furfuracée est commune à tous les psoriasis, mais ici elle est d'une grande abondance. Un seul membre, tout le corps peuvent être enfermés dans une gaine écailleuse. Les ongles jaunissent, se fèlent et tombent. (Cazenave et Schedel).

Psoriasis circinnata. — Lèpre vulgaire. Ce sont des anneaux squammeux au centre desquels la peau est naturelle. Tantôt ces anneaux proviennent d'une plaque de psoriasis dont le centre s'est nettoyé, tantôt les élevures rouges et couvertes de squammes se sont primitivement disposées sous forme d'anneaux. Bon nombre de ces anneaux sont incomplets.

Psoriasis gyrata. — C'est le psoriasis disposé en guirlande, en spirale. Souvent cette disposition n'est point primitive, mais elle provient de débris d'anneaux de la lèpre vulgaire.

Le psoriasis peut être localisé aux paupières, aux lèvres, au prépuce, à la face palmaire ou plantaire des mains et des pieds.

L'eczéma chronique occupe ordinairement de plus larges surfaces, ses écailles sont plus étendues et n'affectent point de forme particulière.

Les syphilides squammeuses ont une teinte cuivrée, violacée, quelquefois noirâtre ; leurs squammes ne sont pas nacrées ; à la base des plaques isolées on observe un petit liséré blanc.

TRAITEMENT. — Le sujet est vigoureux, les plaques très-rouges, saignée.

Bains simples, bains gélatineux, de vapeur. Méthode de Hamilton par les laxatifs quotidiens; à leur tête le calomel; de huit à dix grammes de sulfate de soude. La douce-amère à dose élevée. Elle produit de légers troubles cérébraux. La solution de Pearson et de Fowler. Pommades mercurielles, iodurées, au goudron.

559. **ICHTHYOSE.** — « La peau est épaissie, fendillée, recouverte de véritables écailles sèches, dures, résistantes, grises ou quelquefois d'un blanc nacré, souvent très-luisantes et entourées plusieurs fois d'une espèce de cercle noirâtre » (Cazenave.) Ces écailles ne sont que des fragments d'épiderme épaissi. Elles sont libres d'un côté mais leurs bords adhérents sont recouverts par les écailles voisines à la manière des tuiles d'un toit. Quelques-unes sont petites et entourées d'une foule de points farineux. L'avulsion de ces squammes n'est point douloureuse; elle est tout au plus un peu gênante pour les plus larges. La peau qu'elles recouvrent n'est point rouge. Le contact de celle-ci est désagréable et donne la sensation d'une peau de chagrin.

Dans d'autres cas moins graves, la peau est seulement fendillée en losanges et elle est plus souple. M. Rayer a comparé cette disposition de l'épiderme à celle qu'on remarque sur la peau des pattes de poule.

Dans l'iychthyose cornée, les écailles sont remplacées par des appendices saillants qu'on ne peut arracher sans produire une douleur et un suintement de sang.

Une transpiration plus abondante a quelquefois lieu sur les points restés sains.

Dans l'ichtyose congéniale, la peau de l'enfant n'a point son poli ordinaire, elle est sèche, rugueuse, grisâtre. La sécheresse des surfaces malades, la dureté des lamelles, même les plus petites, la teinte grisâtre et l'épaississement de la peau éloigneront l'idée d'un eczéma chronique ou d'un lichen.

TRAITEMENT. — Applications et lotions émollientes, bains de vapeur; enlever soigneusement les écailles dans un bain chaud; vésicatoire; compression avec les bandelettes agglutinatives recouvertes avec une bande continuellement imbibée d'eau froide.

560. **MOLLUSCUM.** — Caractérisé par des tubercules gros comme un pois ou un œuf de pigeon, siégeant de préférence à la face

et au cou, peu sensibles, contenant le plus souvent une matière athéromateuse, globuleuse ou aplatie, présentant rarement un pédicule, arrivant lentement à leur plus grande dimension, sans changement de couleur à la peau, ou bien de couleur fauve et brunâtre.

Buteman a observé en Angleterre un molluscum transparent, dur et contagieux.

561. BOUTON D'ALEP. — Caractérisé par une saillie dont la hauteur n'est jamais de plus de deux à trois lignes, mais dont le diamètre peut acquérir deux et même quatre pouces.

Le bouton est indolent, sans chaleur ni prurit pendant quatre ou cinq mois, puis à sa surface se forme une croûte humide, blanche ; elle s'ouvre, du pus s'écoule, et l'on voit le fond de l'ulcère inégal, bourgeonnant et rouge. La croûte se referme, s'ouvre encore, ainsi de suite pendant six mois. Pendant cette période de suppuration, le bouton est très-douloureux ; guérison au bout d'un an par une cicatrice déprimée succédant à une croûte adhérente.— Quand le bouton est unique, on le dit mâle. Quand plusieurs, quelquefois un grand nombre sont entourés de boutons plus petits, on les dit femelles.

TRAITEMENT.— On a essayé, peut-être inutilement, l'emplâtre de Vigo et le fer rouge.

562. LUPUS DARTRE RONGEANTE. — 1° *Lupus qui détruit en surface.* — Dans une première variété, dont le siége est le plus souvent au visage, quoiqu'elle puisse se montrer ailleurs, la peau devient rouge, l'épiderme s'exfolie, et cette exfoliation use le derme qui s'amincit de plus en plus. La peau est tendue, rouge, luisante. La rougeur disparait sous le doigt.

Dans une deuxième variété, « un ou plusieurs tubercules, petits, mollasses, d'un rouge sombre se forment sur une peau tuméfiée. S'il y en a plusieurs, ils se réunissent et il en résulte une surface mamelonnée, au sommet de laquelle paraît bientôt une ulcération inégale, anfractueuse, de mauvais aspect. Tandis que les premiers points ulcérés fort souvent guérissent, l'ulcère gagne le voisinage, et la cicatrice elle-même, déprimée et traversée par des brides saillantes, est souvent reprise par le lupus. Une partie de la face et du cou peut ainsi être dévorée par un ulcère unique ou multiple. Des croûtes verdâtres fort adhérentes recouvrent la solution de continuité. » (Cazenave et Schedel).

Lupus qui détruit en profondeur. — Cette forme est spéciale.

au nez dont toute la partie inférieure est détruite. Dans ce cas, les narines ont disparu, il n'y a plus qu'une seule ouverture.

D'autres fois, il y a seulement diminution de volume. Le nez s'effile, les narines amincies se rétrécissent de plus en plus. La peau est tellement amincie et transparente que l'on peut distinguer la couleur jaune du cartilage.

Lupus avec hypertrophie. — Il y a encore des tubercules dans cette forme ; mais il est très-rare que l'ulcération ne soit pas superficielle. Quelquefois même il n'y a point d'ulcération, mais tout au plus une exfoliation insensible, et cependant le tubercule est remplacé par une cicatrice déprimée qui annonce une perte de substance. Cette forme ne se montre guère qu'au visage. Son caractère c'est l'énorme tuméfaction des joues, des paupières qui laissent à peine apercevoir les yeux, et des lèvres qui sont renversées en dehors.

Les indurations qui succèdent à l'acne rosacea sont environnées d'une auréole rouge, on trouve d'ailleurs des pustules d'acne dans le voisinage.

Les tubercules de la lèpre antique sont mous, comme spongieux, arrondis, de couleur bronzée.

L'impetigo ne s'accompagne pas des ulcérations du lupus.

Le *noli me tangere* ne se trouve que chez les vieux, ses tubercules sont rouges et non violacés ; ils sont douloureux et prurigineux. Leur ulcération offre des bords durs et renversés autour d'un fond grisâtre où naissent des végétations fongueuses. Cette ulcération détruit les os eux-mêmes.

Les tubercules syphilitiques sont d'un rouge cuivre, leur altération offre le caractère syphilitique.

Traitement. — Résolutifs, caustiques, antiscrofuleux.

563. **PIAN (YAWS).** — C'est une maladie spéciale aux nègres et aux créoles. On en distingue trois formes : la squammeuse, la déprimée, la tuberculeuse.

Le pian est caractérisé par plusieurs éruptions consécutives, d'élevures qui, au début, sont grosses comme une tête d'épingle, et qui, rapidement acquièrent le volume d'une grosse mûre. Ce sont alors des tubercules indolents, à surface granulée, de consistance fongueuse et qui se recouvrent de croûtes ou de squammes, ou bien passent à l'état d'induration. Quelques-uns suppurent par leur centre qui se déprime, tandis que le pourtour conserve sa tension.

Quand les éruptions sont terminées, l'un des tubercules prend une dimension de trois centimètres de diamètre; sa surface suppure et se déprime au centre. Les nègres l'appellent *Maman Pian.*

Traitement. — Antiphlogistiques, diaphorétiques, liqueur de Van-Sviéten.

564. — ÉRUPTIONS SYPHILITIQUES. — Les syphilides, quelle que soit leur forme, ont une nuance cuivrée ou jambon. Elle manque cependant quelquefois dans la forme vésiculeuse qui est d'ailleurs la plus rare. Cette nuance, même dans les autres formes, peut en outre se modifier. Entre l'éruption, la peau intermédiaire est terreuse ou marbrée. Les malades exhalent une odeur infecte.

L'éruption se dispose ordinairement par groupes circulaires ou annulaires, auxquels il manque souvent un segment. La marche lente et chronique de ces éruptions est de beaucoup la plus fréquente. Il n'est pas rare d'observer concomitamment des éruptions simplement dartreuses, ce qui augmente de beaucoup les difficultés du diagnostic.

565. SYPHILIDE EXANTHÈMATEUSE. ROSÉOLE. — Elle apparait le plus souvent avec les accidents primitifs ; Ses taches sont petites, irrégulières, rouges pendant quelques jours, puis d'un rouge cuivre obscur. Elles disparaissent sous le doigt et sont presque invisibles dans l'inaction ; elles produisent un léger prurit, disparaissent vite, mais elles laissent une teinte cuivrée persistante. La longue durée, la teinte cuivrée, le grand nombre des taches n'appartiennent pas à la roséole ordinaire.

566. EXANTHÈME DU PHARYNX. — Il peut aussi exister sur d'autres muqueuses. Au pharynx il produit une gêne pour avaler, une rougeur et une légère tuméfaction de l'arrière gorge et des glandes sous-maxillaires.

567. — SYPHILIDE MACULEUSE. MM. Cazenave et Schedel la considèrent comme la forme chronique de la roséole. Les macules syphilitiques sont rondes ou ovales, quelquefois irrégulières. Leur diamètre varie entre deux ou cinq centimètres. Leur nuance est rouge cuivre ou d'un brun noirâtre, surtout chez les vieillards anticipés ou réels. La pression du doigt ne les fait qu'imparfaitement disparaître. Il n'y a point de prurit, point de desquammation, tout au plus un peu d'exfoliation. On les observe surtout à la face.

Les éphélides sont irrégulières, plus petites ou plus larges, la desquammation furfuracée y est manifeste et souvent aussi le prurit.

566. SYPHILIDE VÉSICULEUSE. — Très-rare. Les vésicules sont un peu plus grosses et plus globuleuses que celles de l'eczéma simplex et sont entourées de l'auréole cuivreuse. D'autre fois elles se rapprochent de la varicelle, mais elles ont en plus l'aspect terne et cuivré.

569. SYPHILIDE BULLEUSE. — Le pemphygus est très-rare. Pur de toute autre éruption, le Rupia l'est aussi, il ne l'est pas autant quand il est mêlé avec d'autres.

L'auréole cuivrée, la couleur verdâtre des croûtes, l'ulcération sous-jacente à bords taillés à pic, à fond grisâtre, l'exfoliation épidermique consécutive dénonce le caractère syphilitique du rupia.

570. SYPHILIDE PUSTULEUSE. — Quand l'éruption est phlysaciée, on observe un point rougeâtre qui s'élargit en prenant une auréole cuivrée, livide, tandis que le centre sécrète du pus dont la concrétion forme une croûte noirâtre. Une cicatrice déprimée ou une simple tache foncée succède à cette croûte. Les pustules acquièrent quelquefois le volume de l'ecthyma, dont elles prennent le nom. Si plusieurs se réunissent, elles forment de larges plaques croûteuses.

L'auréole cuivrée, la pénétration de la croûte dans l'épaisseur du derme, l'ulcération à bords durs, taillés à pic et violacés, à fond grisâtre, lui sont propres ainsi que la disposition plus ou moins circulaire.

570 bis. PUSTULES PSYDRACIÉES. — Nombreuses ou clairsemées, précédées ou non de mouvement fébrile, elles sont petites, conoïdes, d'un rouge terne, à base dure et entourée de l'auréole cuivreuse. Elles ressemblent fort à l'acne et en prennent le nom.

Leur sommet est rempli de matière purulente. A cette matière succède une croûte petite, d'un jaune terne grisâtre qui est remplacée par une cicatrice ronde, blanchâtre qui, si une ulcération l'a précédée, est déprimée, brune d'abord, puis d'un blanc mat.

Autour de cette cicatrice persiste longtemps une tache livide, cuivrée ou grisâtre.

La base de l'acne rosacea est rouge, elle ne s'ulcère pas; elle n'est pas suivie de tache livide autour d'une cicatrice déprimée.

561. SYPHILIDE PAPULEUSE. — MM. Cullerier et Ratier y voient non-seulement le type mais encore l'élément générateur de tous les genres de syphilides.

Dans la forme aiguë apparaissent, précédées ou non de fièvre, des papules peu saillantes, légèrement coniques, d'une couleur rouge cuivre. Rarement ces papules sont partout disséminées, plus souvent elles se disposent par plaques ovalaires, entre lesquelles sont des papules disséminées. L'auréole des papules donne souvent une coloration rouge cuivre à la peau intermédiaire aux papules.

Il y a peu ou point de démangeaison, la desquammation n'a lieu que sur un petit nombre de papules, mais toutes laissent une tache jaunâtre d'assez courte durée.

Dans la forme chronique, les papules sont plates, rondes, peu saillantes, de nuance jaune cuivre, sans auréole. La peau qui les sépare n'est point maculée. Le prurit dans cette forme n'existe que chez les sujets vieux ou cachectiques.

Une pellicule grisâtre, succédant à une seconde ou à une troisième etc., use jusqu'à disparition complète la papule qui est remplacée par une petite tache arrondie, jaune grisâtre.

La syphilide papuleuse ne paraît jamais avec les symptômes primitifs.

Le lichen simple n'offre pas les symptôme suivants : papules nombreuses, teinte cuivrée, absence de prurit et taches succédant aux papules.

572. PSORIASIS SYPHILITIQUE. — Il est caractérisé par des plaques de la grandeur de celles du psoriasis guttata, cuivrées, légèrement saillantes, peu ou point prurigineuses, lisses et arrondies. Des squammes minces, grisâtres, assez adhérentes les recouvrent.

Ordinairement, ces plaques sont discrètes et isolées, mais, par exception, deux ou plusieurs sont contiguës et forment de larges plaques irrégulières, en partie lisses, en partie recouvertes de squammes. Autour de chaque disque, l'épiderme déchiré forme un petit liséré blanc qui n'appartient pas au psoriasis guttata simple. Ce liséré est très-adhérent, s'il n'est pas constant, il est au moins très-fréquent. Biett a donné le nom de **Psoriasis** cornée à une variété que l'on observe à la paume des **mains** et à la plante des pieds. Dans cette variété les plaques cuivrées ont quatre lignes de diamètre; leur centre plus proéminent contient une matière cornée. Ces plaques se réunissent fort souvent et sont sillonnées de rhagades et de fissures. La desquammation diminue au fur et à mesure que l'amélioration se prononce davantage. Il n'y a point de taches consécutives.

LÈPRE SYPHILITIQUE. — Au début c'est une élevure papuleuse, d'un rouge violacé noirâtre, lisse et non couverte de squammes, qui s'élargit circulairement jusqu'à 3 ou 4 lignes de diamètre. Alors le centre se déprime et les bords nettement accusés font une saillie en forme de bourrelet au-dessus de la peau qui les entoure. L'épiderme qui recouvre les plaques arrivées à ce degré de développement, prend une teinte grise, légèrement jaunâtre, puis il rougit et se détache surtout vers le centre. Cette desquammation se repète à plusieurs reprises. » *(Dict. de Fabre).*

Si les plaques continuent à s'agrandir, leur centre jaune cuivre est lisse, luisant, et l'exfoliation n'a lieu que sur les bords. On a parfois observé la couleur brun foncée du psoriasis nigricans.

En guérissant, les bords des plaques passent d'un rouge noirâtre à un jaune cuivreux, en même temps qu'ils s'affaissent de plus en plus. Lorsque les bords ont disparu, des taches d'un jaune terreux, rappellent encore pendant quelque temps la forme et la dimension des plaques.

574. SYPHILIDE TUBERCULEUSE. — La première forme est caractérisée par des tubercules gros au plus comme un pois, d'une teinte cuivrée, disposés régulièrement en circonférence et entourant une peau saine. Du sommet ou même de toute la surface d'un certain nombre de ces tubercules, se détache un petit disque d'épiderme desséché, dur, grisâtre. Aux tubercules résorbés succèdent des taches d'un rouge livide ou fauve.

Dans la deuxième forme, on observe des tubercules ovales ou pyriformes, siégeant le plus souvent à la face et au nez, du volume au plus d'une petite olive, lisses, luisants, irrégulièrement groupés, très-proéminents, indolents, ne s'exfoliant jamais, s'ulcérant rarement.

La troisième forme est caractérisée par des tubercules plus larges que ceux de la deuxième, isolés, arrondis, entourés d'une auréole cuivrée. On les observe surtout à la lèvre.

Après un temps variable, un cercle érythémateux d'un rouge violacé, une tension douloureuse se manifeste; le sommet des tubercules s'ulcère.

Soit que de nouveaux tubercules ulcérés surgissent, soit que les tubercules ulcérés, déjà existants, se réunissent, il se forme un large ulcère à bords durs, violets, profondément taillés à pic, dont le fond grisàtre, inégal et bosselé sécrète une humeur sanieuse.

Une croûte d'un jaune brunâtre, profondément enchâssée dans le derme, recouvre l'ulcère qui a une tendance à gagner les parties profondes et à carier les os.

Dans la quatrième forme, on observe des tubercules gros, arrondis, rouges, durs, sans squammes, du sommet desquels part une ulcération allongée, étroite, qui serpente, forme des zigzags, gagne du terrain d'un côté, tandis que le point de départ se couvre de cicatrices difformes, succédant à des croûtes épaisses, noirâtres, très-adhérentes.

La cinquième forme est caractérisée par des tubercules plats, circulaires, épais, s'ils siégent à la commissure des lèvres. Ils ont la grandeur d'une lentille sur le scrotum, à la verge, au pubis, à l'anus, ils ont le diamètre d'un franc. Ils sont toujours humides, sillonnés de gerçures, de crevasses.

575. SYPHILIS. MALADIE VÉNÉRIENNE. — Elle est le produit d'un fluide virulent qui, par voie d'absorption, passe de l'homme infecté à l'homme sain.

Ses manifestations sont aussi variées que le sont les tissus, les organes et les tempéraments humains; elles sont primitives, secondaires, tertiaires.

576. CHANCRE. — Signe de vérole présente, gage de vérole à venir. Le virus vérolique, suivant M. Ricord, peut cependant être détruit sur place tant que le chancre est encore dans sa période de progrès, l'infection générale n'ayant lieu qu'à la période de réparation. Pour cette question et pour d'autres sur la siphylis, le procès est encore en litige.

Le chancre vénérien ou ulcère primitif, ainsi nommé par opposition aux ulcérations vénériennes consécutives, s'établit très-généralement d'emblée quand il est déposé sur la peau ou les muqueuses dépouillées l'une de son épiderme, les autres de leur épithélium; il succède au contraire à une pustule quand il est déposé sous l'épiderme ou sous l'épithélium.

Première période. — Dans ce dernier cas, dans les vingt-quatre heures se manifeste un point rouge; du deuxième au troisième jour, le point rouge se transforme en papule qui s'entoure d'une auréole; du troisième au quatrième jour, la papule est surmontée d'une vésicule grosse comme un grain de millet; du quatrième au cinquième jour, la vésicule se change en pustule ombiliquée à son sommet; du cinquième au sixième jour, la base de la pustule prend une dureté cartilagineuse, élastique, et qui a valu au chancre le nom de chancre induré; enfin le sixième jour, on observe une croûte ayant la forme d'un cône tronqué et s'établissant par couches stratifiées. En tombant, cette croûte met à découvert un ulcère rond à bords taillés à pic, à fond grisâtre et sanieux. La forme circulaire du chancre peut manquer, si la surface où il est placé est irrégulière et anfractueuse.

Deuxième période (d'état). — Elle affecte trois formes principales décrites par M. Ricord.

Première forme. Chancre superficiel. — L'ulcération n'atteint point toute l'épaisseur de la peau ou de la muqueuse, elle s'étend plutôt en largeur et offre une forme circulaire qui la distingue des ulcérations de la balanite avec excoriation.

Deuxième forme. Chancre induré. — C'est le chancre déjà décrit dans la première période. Il siége sur une base indurée comme si la moitié d'un pois sec était placée au-dessous de l'ulcération. Cette induration de la base peut s'étendre aux bords de l'ulcère, ou même il peut arriver que les bords seuls soient indurés.

Troisième forme, Chancre phagédénique, pultacé. — L'ulcération promène autour d'elle son action destructive, mais elle ne s'étend qu'en superficie et principalement vers les parties déclives, n'intéressant que la peau et le tissu cellulaire sous-jacent. Ses bords sont minces, décollés, quelquefois engorgés, œdémateux, mais jamais indurés; son fond est grisâtre. Cette forme est en général fort rebelle.

Quelquefois, une inflammation suraiguë se manifeste, qui se termine par la gangrène et détruit le chancre.

Troisième période (de réparation). — L'auréole, si elle existait disparaît, les bords s'affaissent, s'adaptent au fond de l'ulcère qui se déterge et projette insensiblement sur le fond un tissu cicatriciel.

Aucun des caractères précédents, si tranchés qu'ils soient, ne permet d'affirmer d'une manière absolue la nature syphilitique. **L'inoculation apporte une certitude absolue. Selon M. Ricord,** cette inoculation est toujours possible dans les deux premières périodes.

TRAITEMENT. — Il faut chercher à détruire le chancre, même lorsqu'il est parfaitement développé. On emploie, selon l'apparente simplicité de l'ulcération, ou selon son caractère induré, la cautérisation au nitrate d'argent ou au caustique de Vienne.

Pansement quatre ou cinq fois par jour au vin aromatique, topiques émollients ou narcotiques, sangsues ou même la saignée s'il survient une inflammation.

Quant au chancre phagédénique, on excise les trajets fistuleux, les lambeaux flottants. En cas d'insuccès des?pansements précédents, vésicatoire sur l'ulcère, pommade au calomel et autres pommades mercurielles, pâte de Vienne.

Contre l'induration, on emploie la charpie imprégnée de pommade au calomel. Quand l'inflammation s'empare du chancre, il faut rejeter tous les topiques mercuriels; parmi les accidents primitifs de la vérole on compte aussi la blennorrhagie et quelques siphylides. (*Voir* la table).

577. BUBON INDOLENT. — Il forme au pli de l'aîne une tumeur constituée par un ou plusieurs ganglions engorgés. Cette tumeur est dure, elle ne gêne que peu ou point la progression, elle est très-lente à se former et ne suppure que très-rarement.

Bubon mixte. — Selon la période où on l'examine, il offre les caractères du bubon indolent ou du bubon inflammatoire. Il faut le distinguer d'un kyste, d'une tumeur graisseuse, d'une tumeur testiculaire, d'une hernie, de l'anévrisme ilio-crural, d'un abcès par congestion.

Quoique l'inoculation seule soit concluante, la présence d'autres manifestations syphilitiques permettra de reconnaître la nature du bubon. On entend par bubon syphilitique d'emblée, un bubon qui serait la première et unique manifestation du principe syphilitique, sans chancre ni blennorrhagie intermédiaire. L'inoculation a prouvé que ces bubons n'étaient point syphilitiques.

TRAITEMENT.— Purgatifs au début, puis saison d'eaux purgatives, puis le traitement mercuriel. Localement on emploie: 1º l'emplâtre de Vigo; 2º la compression avec ou sans bains simples et sulfureux alternativement; 3º vésicatoire Malapert; 4º pâte de Vienne et, après la chute de l'escarre, pansement à l'onguent gris. Ce dernier moyen, ainsi que l'excision, n'est employé que pour éviter la dégénérescence cancéreuse.

578. RHAGADES.—Crevasses ulcérées succédant généralement à des pustules plates et qu'on observe à la paume de la main, à la plante des pieds, entre les orteils où, sous la forme de tournioles et d'onglades, elles détruisent les ongles ou les déforment. On les observe aussi à l'anus et dans les narines. Il ne faut pas les confondre avec celles qu'on observe chez les personnes malpropres.

579. PELADE. — On l'observe surtout à la paume des mains, à la plante des pieds. L'épiderme s'épaissit, se soulève, se détache et laisse à nu le corps papillaire.

580. ALOPÉCIE. — Les vénériens deviennent chauves. Il ne faut pas en accuser le mercure, c'est le virus qui est coupable.

581. FURONCLES SYPHILITIQUES. — Ils se succèdent quelquefois des années entières sous la forme de tumeurs d'abord indolentes et molles, puis douloureuses, violacées, s'ulcérant et laissant voir une masse de tissu cellulaire mortifié. La sortie de ce bourbillon met à nu un ulcère profond, inégal à bords minces, frangés, flottants. On a observé, par suite de la réunion de plusieurs de ces ulcères, un vaste ulcère de vingt-deux pouces de **circonférence.**

582. NODOSITÉS TUBERCULEUSES. — Elles sont plus communes au scrotum où la peau devient épaisse, beaucoup plus ferme. Ces nodosités sont rarement très-douloureuses, à moins de gonflement considérable. Dans ce cas des ulcères sordides et rebelles apparaissent.

583. SYPHILIS DES MEMBRANES MUQUEUSES. — *Cavité buccale.* — On y observe l'ulcération très-superficielle analogue à une légère brûlure ; l'ulcération correspondant par sa profondeur à celle du chancre simple ; l'ulcération correspondant à celle du chancre induré. Celle-ci, sans gonflement préalable des amygdales, les creuse à l'emporte-pièce. Son fond est jaunâtre, elle détruit l'amygdale, envahit quelquefois l'orifice de la trompe d'Eustache, et produit la surdité de ce côté. Une quatrième forme d'ulcération est la phagédénique ; elle s'accompagne de fièvre, de gêne ou d'impossibilité de déglutir, d'altération de la voix et de l'ouïe. Le maxillaire supérieur peut être attaqué. On observe aussi, mais fort rarement, des excroissances ou végétations vénériennes.

Muqueuse nasale. — On y observe la forme phagédénique. Quand l'ulcère est très-élevé, il n'est dénoncé que par la suppuration. D'autres fois la suppuration est presque nulle, et cependant l'ulcération envahit la charpente osseuse elle-même. Les graves désordres syphilitiques marchent souvent d'une manière fatale, mais avec un caractère de lenteur et d'indolence qui dissimule leur gravité.

Muqueuse du rectum. — On y observe des rougeurs avec granulations et épaississement ; des ulcérations sans induration ni engorgement, et qui souvent ont succédé à des tubercules plats.

Muqueuse des organes génitaux. — On y observe toutes les variétés de végétations, choux-fleurs, etc.

Iritis syphilitique. — Il peut désorganiser l'œil dans quelques jours.

Testicule vénérien. — Voir la table.

584. DOULEURS OSTÉOCOPES — Elles sont profondes, gravatives, térébrantes, insupportables la nuit. Les os longs et les os plats en sont le siége. Au crâne, elles prennent le nom de céphalée.

585. PÉRIOSTOSE. — Quand l'os n'est pas trop profond, on observe une ou plusieurs tumeurs (nodus) vaguement circonscrites, empâtées, douloureuses. Sur les os profonds, elles sont rares et d'un diagnostic difficile. L'épaississement du périoste, des abcès en sont la suite. Les périostoses succèdent presque généralement aux douleurs ostéocopes.

Carie et nécrose syphilitiques.

Traitement général de la syphilis. — Le mercure, l'or, les sudorifiques administrés suivant diverses méthodes.

Les bains, les fumigations, les pommades au mercure et à l'iodure de soufre conviennent aux syphilides.

Les douches de vapeur conviennent à la syphilide squammeuse ; les bains de vapeur à la syphilide tuberculeuse. Les pommades au calomel, au deutoiodure, au deutoxide de mercure modifient les ulcérations. Elles ont quelquefois besoin d'une cautérisation au nitrate acide de mercure ou au nitrate d'argent.

Biett appliquait quelquefois le cérat hydrocyanique sur les ulcérations tres-douloureuses.

Les bains alcalins conviennent aux syphilides pustuleuses ; les fumigations cinabrées aux plaques ou tubercules muqueux de l'anus ou du scrotum.

FIN

[illegible]

[illegible]

[illegible]

[illegible]

[illegible]

TABLE ALPHABÉTIQUE

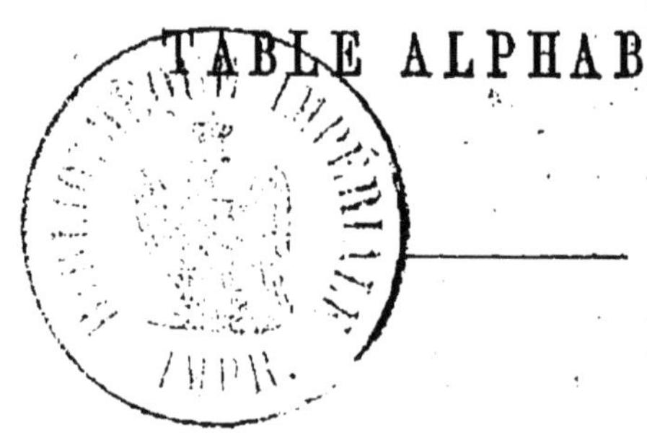

FIN DE LA TABLE

ERRATA. — Le lecteur remplacera une fois pour toutes le chiffre 149 qui se trouve à la première ligne de la première colonne du chapitre premier, par le chiffre 150.

LAGNY. — IMPRIMERIE DE A. VARIGAULT.

Lagny. — Imp. A. Varigault.